VIDA GENIAL

TAMBÉM DE MAX LUGAVERE

Alimento para o Cérebro: Proteja seu cérebro e torne-se mais inteligente, feliz e produtivo

MAX LUGAVERE

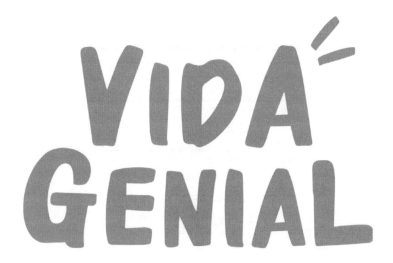

Cure Sua Mente,
Fortaleça Seu
Corpo E Torne-se
Extraordinário

Rio de Janeiro, 2023

Vida genial

Copyright © 2023 Alaúde. Alaúde é uma editora do Grupo Editorial Alta Books (STARLIN ALTA EDITORA E CONSULTORIA LTDA).
Copyright © 2023 Max Lugavere.
ISBN: 978-85-7881-633-9

Translated from original The Genius Life. Copyright © 2020 by Max Lugavere. ISB978-0-06-289281-2. This translation is published and sold by Harper Collins, the owner of all rights to publish and sell the same. PORTUGUESE language edition published by Alaúde, Copyright © 2023 by STARLIN ALTA EDITORA E CONSULTORIA LTDA.

Impresso no Brasil — 1ª Edição, 2023 — Edição revisada conforme o Acordo Ortográfico da Língua Portuguesa de 2009.

Dados Internacionais de Catalogação na Publicação (CIP) de acordo com ISBD

L951v   Lugavere, Max
        Vida Genial: Cure Sua Mente, Fortaleça Seu Corpo E Torne-se Extraordinário / Max Lugavere. - Rio de Janeiro : Alta Books, 2023.
        288 p. ; 15,7cm x 23cm.

        Inclui bibliografia e índice.
        ISBN: 978-85-7881-633-9

        1. Autoajuda. 2. Mente. 3. Corpo. I. Sensi, Christiano II. Título.

2023-522   CDD 158.1
                                            CDU 159.947

Elaborado por Vagner Rodolfo da Silva - CRB-8/9410

Índice para catálogo sistemático:
1. Autoajuda 158.1
2. Autoajuda 159.947

Todos os direitos estão reservados e protegidos por Lei. Nenhuma parte deste livro, sem autorização prévia por escrito da editora, poderá ser reproduzida ou transmitida. A violação dos Direitos Autorais é crime estabelecido na Lei nº 9.610/98 e com punição de acordo com o artigo 184 do Código Penal.

O conteúdo desta obra fora formulado exclusivamente pelo(s) autor(es).

Marcas Registradas: Todos os termos mencionados e reconhecidos como Marca Registrada e/ou Comercial são de responsabilidade de seus proprietários. A editora informa não estar associada a nenhum produto e/ou fornecedor apresentado no livro.

Material de apoio e erratas: Se parte integrante da obra e/ou por real necessidade, no site da editora o leitor encontrará os materiais de apoio (download), errata e/ou quaisquer outros conteúdos aplicáveis à obra. Acesse o site www.altabooks.com.br e procure pelo título do livro desejado para ter acesso ao conteúdo..

Suporte Técnico: A obra é comercializada na forma em que está, sem direito a suporte técnico ou orientação pessoal/exclusiva ao leitor.

A editora não se responsabiliza pela manutenção, atualização e idioma dos sites, programas, materiais complementares ou similares referidos pelos autores nesta obra.

Produção Editorial: Grupo Editorial Alta Books
Diretor Editorial: Anderson Vieira
Editor da Obra: Ibraíma Tavares
Vendas Governamentais: Cristiane Mutüs
Gerência Comercial: Claudio Lima
Gerência Marketing: Andréa Guatiello

Assistente Editorial: Mariana Portugal
Tradução: Christiano Sensi
Copidesque: Gabriela Nascimento
Revisão: Evelyn Diniz, Rafael de Oliveira
Diagramação: Rita Motta
Capa: Paulo Gomes

Rua Viúva Cláudio, 291 — Bairro Industrial do Jacaré
CEP: 20.970-031 — Rio de Janeiro (RJ)
Tels.: (21) 3278-8069 / 3278-8419
www.altabooks.com.br — altabooks@altabooks.com.br
Ouvidoria: ouvidoria@altabooks.com.br

Editora afiliada à:

Dedico este livro à minha mãe, Kathy.
Eu a amo e sinto saudades.

SUMÁRIO

Prefácio	1
Introdução	9
1. Não Desvie Do Assunto	17
2. Tempo É Tudo	53
3. O Gatilho Do Vigor	79
4. Levante A B**** Do Sofá	111
5. Mundo Tóxico	139
6. Paz De Espírito	183
7. Juntando Tudo	213
Agradecimentos	241
Notas De Referência	243
Fontes	269
Índice	273
Sobre O Autor	277

PREFÁCIO

À primeira vista, minha mãe parecia ter atendido a todos os itens da lista de demandas para ter uma vida-longa e ótima saúde. Ela não estava acima do peso, não bebia e nunca havia fumado. Consumia muitas frutas e muitos legumes e sempre se alimentava com grãos "saudáveis para o coração" com pouca gordura e sem sal. Então, foi um choque para minha família quando, em 2010, aos 58 anos, seu cérebro começou a falhar.

Foi sutil no início, mas, enquanto cozinhávamos juntos — uma de nossas atividades favoritas —, tornou-se visível que realizar tarefas simples havia se tornado algo mentalmente trabalhoso para ela. Por exemplo, eu pedia para ela me passar uma colher, e ela demorava alguns segundos a mais para responder. Era estranho ver minha mãe, de repente ter que se esforçar para isso, mas ninguém na minha família jamais havia tido problemas cerebrais. Então eu achava que estava, simplesmente, assistindo ao seu envelhecimento.

As coisas ficaram um pouco mais sérias quando ela contou ao resto da nossa família que havia consultado um médico em Nova York, mas, mesmo assim, os detalhes de sua consulta estavam enevoados, perdidos em meio ao medo e à confusão que ela provavelmente estava sentindo. Em agosto de 2011, decidimos agendar uma ida à Clínica Cleveland, em Ohio, e eu a acompanharia. Depois de realizar uma bateria de testes específicos, o neurologista ergueu os olhos de suas anotações e determinou que minha mãe tinha uma estranha doença, semelhante à Doença de Parkinson. Ele nos passou algumas receitas e nos dispensou.

2 ▷ VIDA GENIAL

Mais tarde naquela noite, fiz o que qualquer *millennial* com uma conexão Wi-Fi faria: consultei o oráculo do nosso tempo, o Google. Fiquei sabendo que os remédios que o médico havia prescrito para minha mãe tratavam não apenas a Doença de Parkinson, mas também a Doença de Alzheimer. "*Por que Alzheimer?*", eu me perguntei. Isso significava que minha mãe morreria? Ou esquecer quem eu era?

Conforme essas perguntas circulavam em minha mente, sentimentos de medo e desamparo começaram a borbulhar e espirrar como água fervendo no fogo alto. Meu coração começou a bater forte, o quarto ficou escuro, e tudo que eu ouvia era um zumbido em meus ouvidos. Eu estava tendo um ataque de pânico. Como isso poderia estar acontecendo com a pessoa que eu mais amava, e bem debaixo do meu nariz? O que poderia ser feito? Como eu poderia salvá-la?

No dia seguinte, voamos de volta para Nova York e começamos a marcar mais consultas médicas. Fui com ela em todas, porque, se existe uma coisa que a carreira de jornalismo me ensinou, foi como fazer perguntas. Desesperados por respostas, o que frequentemente ouvíamos era pouco mais do que "um diagnóstico e tchau". Na maioria das vezes, o médico adicionava um novo medicamento às prescrições da minha mãe, ou aumentava a dose de um remédio que ela já estava tomando.

Desanimados, mas ainda esperançosos, continuamos procurando. Fiz mais pesquisas, marcamos novas consultas. E minha mãe sempre mantinha uma atitude positiva. "Sou feliz por ter chegado tão longe", ela dizia.

Nos anos que se seguiram, os sintomas da minha mãe pioraram, especialmente aqueles relacionados à sua mente. A Doença de Alzheimer torna as memórias de uma pessoa efêmeras, como palavras escritas com giz numa calçada. No caso da minha mãe, foi mais como um lento estrangulamento do seu poder cerebral. Ela foi perdendo a capacidade de se comunicar com profundidade ou de forma mais elaborada, e por vezes perdia a linha de raciocínio logo após começar a falar.

A visão dela também deteriorou. Eu a pegava tentando alcançar objetos que não estavam lá, ou "errando" ao tentar pegar algo. Ler era um de seus hobbies favoritos (minha mãe adorava colecionar livros), mas ela não conseguia mais. Ela precisava de muito esforço para realizar seu autocuidado básico diário, e foi "esquecendo" de como usar o banheiro, se alimentar, tomar banho e atender o telefone. Até abrir portas se tornou um desafio. E, obviamente, ela não podia mais sair de casa sozinha.

Depois vieram os problemas de mobilidade. Gradualmente, minha mãe se tornou cada vez menos capaz de se movimentar; ela sofria de fraqueza, rigidez e instabilidade. Ela passou a se apoiar em mim, em seus cuidadores ou em meus irmãos para se sentar, se levantar e tudo o mais.

Eu era o encarregado de reabastecer sua caixinha de comprimidos, que, a certa altura, tinha quase uma dúzia de produtos farmacêuticos diferentes. Embora feitos para ajudar, os medicamentos aparentemente nunca conseguiam nada além de fazê-la se sentir pior. Muitas vezes, eu me pegava olhando para os comprimidos coloridos, imaginando como cada um deles estava interagindo com seu organismo cada vez mais frágil. Enquanto os dava a ela, muitas vezes eu tinha a sensação de que a estava enganando. Mas que escolha eu tinha?

No Dia do Trabalho de 2018, tudo mudou novamente. Eu estava em Los Angeles a trabalho, quando recebi uma ligação do meu irmão.

— Mamãe está na sala de emergência — disse-me ele.

— Por quê? — perguntei. Apenas alguns dias antes, eu havia estado com ela e a levado ao médico. Havia acontecido um declínio tanto em seu apetite quanto em sua cognição, mas a visita do médico foi, como sempre, frustrantemente corriqueira.

— Ela ficou amarela — disse meu irmão. Confusos e preocupados, meus familiares se apressaram em buscar ajuda.

— Bem, o que há de errado? — perguntei.

— Eles não sabem — disse ele. — Acham que pode ser um cálculo biliar, mas...

Antes que ele pudesse terminar sua fala, desliguei o telefone e alterei minha passagem para pegar o voo seguinte. "E agora?" Eu me perguntava, ansioso durante todo o caminho para casa.

No dia seguinte, quando cheguei ao pronto-socorro, minha mãe estava incomunicável e, de fato, um pouco amarelada. Os médicos tinham acabado de fazer uma ressonância magnética de seu abdômen.

Um cálculo biliar teria sido uma explicação perfeita para seu tom de pele incomum, mas o que eles encontraram foi muito pior: um tumor. Estava na extremidade do pâncreas da minha mãe, pressionando seu ducto colédoco. Isso fez com que a bilirrubina (o pigmento que dá cor às fezes) voltasse para o sangue, passando à pele e aos olhos. E parecia que o câncer já havia se espalhado.

Eles colocaram um *stent* em seu ducto colédoco, e fomos para casa. Levou uns dois dias para sua cor voltar ao normal. E sua cognição melhorou imediatamente. Nas doze horas seguintes, ela quase parecia com quem costumava ser. Naquela noite, com toda a minha família presente, pedimos comida chinesa e assistimos os Rolling Stones, sua banda favorita, na TV.

Porém, os três meses seguintes foram sofríveis, com suas dores, sua perda de peso e nossas tentativas desesperadas de encontrar um tratamento contra o câncer que oferecesse algum tempo para minha mãe. Brigávamos em família sobre quão agressiva deveria ser a busca por tratamento médico. Depois de visitas a três hospitais diferentes, ficou claro que os médicos não podiam proporcionar muito a ela, o que me lembrou de todas aquelas primeiras idas aos consultórios dos neurologistas. E parecia que tudo o que minha mãe queria fazer era ficar em casa. Às 11 horas do dia 6 de dezembro de 2018, aos 66 anos, ela faleceu, comigo, meus dois irmãos, Andrew e Benny, e nosso pai ao seu lado.

Minha Esperança para Você

A saúde de minha mãe deteriorou imensamente, e vê-la perder tudo foi de partir o coração. Havia algo que poderia ter sido feito para evitar sua doença? Que fatores foram os culpados por sua transformação de uma pessoa aparentemente saudável em uma pessoa arrasada por doenças? O que eu poderia fazer para melhorar as *minhas* perspectivas para uma vida-longa, com corpo e mente sãos? Perguntas como essas se tornaram minha obsessão.

Embora eu tenha começado no desespero de uma crise familiar, minha busca por respostas me ensinou mais do que eu jamais poderia imaginar sobre a saúde humana, e especialmente sobre o cérebro. Tive o privilégio de aprender com cientistas das principais instituições de pesquisa do mundo e pude colaborar com muitos deles também. Criei ferramentas educacionais usadas para ensinar a prática clínica de prevenção da demência e até fui coautor de um capítulo em um livro de medicina sobre o assunto[1]. E minhas descobertas sobre a importante conexão entre nosso cérebro e o que comemos foram a base do meu primeiro livro, *Alimento para o cérebro*. Desde sua publicação, em 2018, recebi milhares de mensagens de médicos, enfermeiros e nutricionistas de todo o mundo, e muitos deles o recomendaram a seus pacientes.

O trabalho que fiz em *Alimento para o cérebro* mudou minha perspectiva sobre dieta, mas a nutrição é uma ciência em constante evolução — e é apenas uma parte do quebra-cabeças para uma saúde ótima. Então, em meados de 2018, lancei um *podcast*, chamado *The Genius Life* [Vida Genial, em tradução livre]. Por meio dele, tive a oportunidade de aprender ainda mais sobre a conexão cérebro-corpo, com pesquisadores que trabalham nas linhas de frente da nutrição e dietética, da biologia circadiana (que examina a relação do nosso corpo com o tempo), da ciência do sono, da fisiologia do exercício e muito mais.

Por muito tempo, as pessoas acreditaram que seus genes eram seu destino. E nossos genes realmente são importantes, mas o quanto podemos atribuir nossos problemas de saúde a eles é algo ainda em debate. Nos Estados Unidos, o gene mais propenso a ter a Doença de Alzheimer, presente em uma a cada quatro pessoas, aumenta de duas a quatorze vezes o risco da doença. Em outras partes do mundo, esse mesmo gene tem pouco impacto[2]. Acredita-se também que muitos cânceres sejam desencadeados pelo nosso ambiente e estejam se tornando mais comuns. Como exemplo, o risco de uma mulher desenvolver câncer de mama ao longo da vida estava na razão de cerca de um para vinte, na década de 1960. Hoje, está na proporção de um para oito[3].

Nos últimos 70 anos, nossos genes não mudaram, mas nosso ambiente mudou — e muito. Novas pesquisas estão surgindo o tempo todo, e elas apontam para o papel fundamental que os fatores ambientais desempenham na sua saúde. Da temperatura e iluminação de sua casa aos utensílios que você usa para cozinhar e os produtos químicos empregados na fabricação dos seus móveis, tudo vem tendo um efeito profundo em sua saúde e em como você se sente — e você provavelmente *nem está ciente disso*.

VIDA GENIAL

A verdade é o seguinte: viver no mundo moderno não é bom para nós. Nosso corpo tem defesas, mas elas têm seus limites.

Para começar, a comida que comemos está nos deixando gordos e doentes. O sobrepeso é responsável por cerca de 40% dos cânceres modernos, e ter barriga e cintura grandes também são fatores relacionados ao envelhecimento cerebral acelerado[4]. Ao todo, uma em cada cinco mortes no mundo hoje se deve apenas à dieta, de acordo com uma pesquisa publicada no *The Lancet*[5].

Mas os alimentos disponíveis não são o único problema em nossa luta por corpo e cérebro mais saudável. Nossas noites agora estão inundadas de luz, causando confusão em nossos sistemas internos de marcação de tempo. Somos privados de ar puro, luz solar (e da vitamina D de que nosso corpo tanto precisa) e dos vários benefícios associados a estar na natureza. O tempo que dedicamos a exercícios físicos diminuiu drasticamente, enquanto o tempo que gastamos nos deslocando de carros ou trem ou em frente às telas de TV aumentou acentuadamente. Nossas casas estão saturadas com produtos químicos industriais não testados, que fazem estragos dentro de nós. Sofremos de uma epidemia de estresse e poucos de nós dormem o suficiente.

Essas forças se acumulam, sobrecarregando nosso corpo e nos deixando ansiosos, deprimidos e indispostos. O que é pior, passamos a acreditar que é normal estar cansado o tempo todo; que estresse crônico, ansiedade, depressão e distração fazem parte do pacote; que nos sentirmos inchados, gordos e fracos é de algum modo o nosso estado normal. Porém, isso não é verdade. Esse novo normal está encurtando a duração de nossa vida e roubando nossos entes queridos. E quando se torna insuportável, nós nos automedicamos com comida, drogas, atitudes imprudentes e, o pior de tudo, apatia. Mas não precisa ser assim.

A boa notícia é que muitos dos fatores ambientais que estão nos tornando doentes podem estar sob nosso controle. Podemos restaurar nossa saúde reorganizando nossos hábitos e os ambientes que habitamos, para que eles se assemelhem ao ambiente em que os seres humanos evoluíram e prosperaram. Isso é o que eu chamo de experienciar uma vida genial, e está ao alcance de todos.

Nas palavras de John F. Kennedy, a hora de consertar o telhado é quando o sol está brilhando. Fiquei chocado ao saber que, geralmente, a demência começa no cérebro *décadas* antes do primeiro sintoma aparecer. Até mesmo a Doença de Parkinson se revela tardiamente: quando você experimenta seu primeiro sintoma, pelo menos metade das células cerebrais associadas a ela já estão mortas[6]. Na verdade, *nenhuma* das condições que mais tememos — incluindo cânceres ou doenças cardíacas — se desenvolvem da noite para o dia. Para ter alguma chance de vencê-las, você *deve* ser proativo em relação à sua saúde. Eu escrevi este livro para ajudá-lo a construir um corpo forte, saudável e resistente, e, assim, estabelecer as bases para ter uma saúde melhor hoje e durante os anos que virão.

INTRODUÇÃO

Você já experimentou ansiedade, fadiga ou confusão mental? E lentidão, problemas de memória ou até desespero? Hoje esses sentimentos são comuns, mas não precisavam ser. Afinal, vivemos em uma época de *insights* sem precedentes sobre o funcionamento do cérebro humano, em que milhões de dólares são gastos anualmente para se descobrir as verdades sobre o nosso órgão mais poderoso. Mas esse conhecimento muitas vezes passa despercebido, permitindo que muitos sofram num silencioso desespero.

Este livro mudará isso. Nos sete capítulos a seguir, você descobrirá estratégias poderosas que podem ajudar seu cérebro a funcionar da maneira que deveria — e não apenas do modo que você se conformou que ele funcionava. Isso significa menos lentidão, ansiedade ou depressão; mais energia e uma memória melhor. Se seguidas rotineiramente, essas estratégias até reduzirão o risco de algumas das doenças mais temidas da humanidade — Alzheimer, cânceres e doenças cardíacas, para citar algumas.

A porta de entrada para curar seu cérebro é o seu corpo. Inúmeras variáveis podem afetar o seu organismo, e, como resultado, podem influenciar seus pensamentos, comportamentos e até suas emoções. Como exemplo, novas pesquisas mostram que os mesmos passos para se ter um coração forte e resistente também beneficiam o cérebro. E que, ao perder peso e ganhar músculos, fortalecemos nossa capacidade de nos sentirmos felizes e lembrarmos das coisas. Essas relações ficarão cada vez mais claras nas páginas seguintes.

Outra relação a ser nutrida — e que tem sido muito negligenciada — é a do seu corpo com o seu ambiente. Herdamos um mundo muito diferente daquele em que nossos ancestrais viveram, que era o mundo para o qual nosso corpo e cérebro foram projetados. A vida do século XXI e suas armadilhas — incluindo alimentos de conveniência facilmente obtidos, fluxos intermináveis de distração digital e certos produtos químicos aos quais uma pessoa comum é rotineiramente exposta — impõem um custo ao corpo, sobrecarregando suas defesas e predispondo-nos a doenças, mal-estar e uma vida ainda mais curta.

Curar esses relacionamentos é a chave para experienciar uma vida genial. As páginas a seguir vão lhe proporcionar uma compreensão profunda sobre aquilo que é necessário para se tornar saudável, revelando pequenas mudanças que você pode fazer em sua rotina diária, que terão um enorme impacto em como você se sente hoje e em sua saúde futura. Não importa sua idade ou formação: a hora de agir é agora, e você tem o plano em suas mãos.

⊕ Jogamos o Relacionamento No Ventilador

Por quase um século, os especialistas acreditaram que o cérebro estava desligado do resto do corpo. Apesar de estar conectado a uma cadeia de suprimento de sangue, o cérebro parecia residir em uma fortaleza restrita de solidão, vigiada por um posto de controle de células, conhecido como barreira hematoencefálica. Mas as pesquisas científicas das últimas décadas desconstruíram essa ideia. Uma nova concepção está surgindo, que prova que o cérebro e o corpo estão ligados de inúmeras formas.

Infelizmente, a vida moderna causa danos ao corpo. Muitas pessoas atualmente estão acima do peso e um em cada dois adultos tem diabetes tipo 2 ou está a caminho de adquirir a doença. Qualquer um desses cenários afeta um processo invisível chamado metabolismo, que é como nossas células criam energia. Problemas de metabolismo são extremamente comuns. Na verdade, hoje em dia os pesquisadores estão precisando se esforçar muito para encontrar pessoas com saúde metabólica ideal[1]. E quando o metabolismo falha, nosso cérebro começa a sofrer.

Se nossas células não podem criar energia suficiente, ocorrem inflamações, e elas são um sinal de ativação imunológica. Isso também acontece quando estamos doentes, e não é de admirar que muitos de nós se sintam mal o tempo todo. Animais, por exemplo, exibem claras alterações de comportamento quando estão com alguma inflamação. Eles perdem o interesse em se cuidar e socializar, e até a alimentação, um dos instintos mais poderosos que uma criatura tem, torna-se um interesse secundário. Seres humanos não são diferentes. Novas pesquisas mostram que ansiedade, anedonia (a capacidade diminuída de sentir prazer) e fadiga mental podem ocorrer em sequência à identificação de marcadores sanguíneos de inflamação[2].

Até mesmo a depressão pode ser uma resposta à inflamação. Pode ser uma surpresa para você, mas um terço das pessoas clinicamente deprimidas responde mal aos tratamentos tradicionais, mas reage bem a anti-inflamatórios[3]. Essas drogas, frequentemente receitadas para tratar dores no corpo, aparentemente reduzem as dores emocionais para uma parte dos pacientes — e isso é uma descoberta revolucionária para o campo da psiquiatria. Embora a ciência esteja evoluindo, uma coisa parece ser clara: reduzir a inflamação em nosso corpo leva a um cérebro mais feliz e saudável.

Uma poderosa ferramenta à nossa disposição é a alimentação. Hoje, nossas dietas estão saturadas de produtos ultraprocessados embalados. Esses produtos agora compõem 60% da nossa ingestão diária de energia. Densamente preenchidos com calorias inúteis e produtos químicos inflamatórios, esses alimentos são difíceis de se evitar — são tão convenientes e tão saborosos! — mas devemos acabar com o vício se quisermos que nosso corpo e cérebro floresçam. No capítulo 1, apresentarei um plano de ingestão de alimentos certos, com densidade de nutrientes, e que proporcionem saciedade, que o ajudará a tornar seu corpo mais saudável sem abandonar o prazer de comer.

Ter um cérebro e um corpo que funcionem perfeitamente requer mais do que apenas a nutrição adequada. Por uma razão; as pesquisas sugerem que o momento em que você come pode ser tão importante quanto aquilo que você come. Um antigo sistema de marcação do tempo, codificado em seus genes, regula as principais forças de defesa do seu corpo. A vida moderna fez com que esse mecanismo ficasse fora de sincronia, e isso pode ser um fator importante em quadros como doenças cardíacas, cânceres e até demência. O Capítulo 2 explora o campo da biologia circadiana, que está em rápida evolução e tem muito a nos ensinar sobre como ajustar nossos relógios para que tenhamos energia, foco, clareza e digestão ideais.

Nossa desconexão com o mundo natural é outra fonte de problemas. Seu médico pode não lhe informar muito sobre isso, mas o sol tem importância medicinal, influenciando todos os órgãos do seu corpo por meio da vitamina D que ele nos ajuda a produzir. Infelizmente, a maioria de nós não toma sol suficiente. No capítulo 3, compartilharei formas para obter (e otimizar) sua vitamina D, maneiras de minimizar os danos causados pela poluição do ar e como a temperatura ambiente pode regular a queima de gordura, a saúde mental e até mesmo o risco de Doença de Alzheimer e outras formas de demência.

Nossos pensamentos podem ditar nossas ações, mas o movimento pode mudar nossos pensamentos. Entrar em forma é simplesmente um dos melhores presentes que podemos dar ao nosso cérebro, fortalecendo sua capacidade de resistir contra a degeneração conforme envelhecemos. Para nossos ancestrais pré-modernos, o exercício fazia parte da vida diária. Mas a vida moderna praticamente eliminou nossa necessidade de esforço, estimulando ainda mais nosso caos metabólico. No capítulo 4, você descobrirá como ganhar força e músculos, acelerar seu metabolismo e limpar quase todas as teias de aranha mentais com exercícios. Incluirei orientações específicas, tanto para iniciantes como para praticantes de exercício mais avançados.

Infelizmente, alguns aspectos da vida moderna são simplesmente inevitáveis; a exposição a produtos químicos industriais nocivos é um deles. O histórico de toxinas lançadas no mercado antes que testes apropriados tenham sido feitos é longo. Alguns exemplos são pesticidas que destroem o meio ambiente, tintas à base de chumbo, isolamento de amianto nas casas e antissépticos, que afetam nossos hormônios, em sabonetes e cremes dentais. Uma pequena fração desses venenos pode acabar nas manchetes de noticiários, mas geralmente isso só ocorre depois de consequências profundas para nossa saúde e nosso meio ambiente.

Com a superexposição a metais pesados e inúmeras toxinas presentes em quase tudo, de recipientes de comida e móveis até o fio dental, seu corpo está sob ataque. Você vem se deparando com esses produtos químicos todos os dias de sua vida. O Environmental Working Group [Grupo de Trabalho Ambiental, em tradução livre] identificou mais de 287 poluentes industriais no útero de futuras mães, incluindo pesticidas, retardadores de chama e resíduos da queima de carvão, gasolina e lixo, todos com claras conexões a neurotoxicidade, problemas de desenvolvimento e até câncer.

Prepare-se para ficar alarmado com o que lerá no capítulo 5, mas eu também vou capacitá-lo a identificar e reduzir drasticamente sua exposição a produtos químicos potencialmente perigosos. Mergulharei em sua caixa de remédios e revelarei as drogas que podem estar fazendo mais mal do que bem, e depois examinaremos os perigos dos aditivos alimentares e métodos de armazenamento comuns em sua cozinha. Além disso, você aprenderá sobre metais pesados, como chumbo, cádmio e arsênico, sobre o que você pode fazer para reduzir sua exposição a eles, e desintoxicar-se daquilo que já acumulou no seu organismo.

Por último, o estresse. De nenhuma outra forma o cansaço cerebral coletivo que vivemos é refletido de maneira mais poderosa do que em nossos níveis de estresse, que galgam novos patamares a cada ano, de acordo com a American Psychological Association [Associação Americana de Psicologia, em tradução livre]. No capítulo 6, veremos diferentes maneiras de nos desestressarmos, desde encontrar um trabalho significativo até gerenciar o seu vício em mídias sociais (todos nós temos esse vício), além de técnica de meditação e modos de pensar que vão ajudá-lo a se relacionar melhor com aqueles ao seu redor — incluindo consigo mesmo. E compartilharei estratégias comprovadas para ajudá-lo a ter o melhor e mais rejuvenescedor sono de sua vida, regularmente.

14 ▶ VIDA GENIAL

Eu escrevi este livro para ser lido do início ao fim, mas fique à vontade para pular partes. E se as informações apresentadas parecerem demais, não tenha medo; no capítulo 7, apresento o Plano, no qual reintroduzo muitos dos conceitos de base e os aplico ao seu dia a dia.

Renovar, Reiniciar, Reconstruir

Desde a primeira aparição da vida na Terra, há aproximadamente 4 bilhões de anos, todas as espécies tiveram que lidar com várias pressões ambientais, fazendo com que apenas os mais aptos transmitissem seu material genético. Com o tempo, cada geração seria fortalecida por seu habitat natural. Todos os organismos — da magnífica baleia-azul aos micróbios em sua boca — são elegantemente adaptados para sobreviver ao ambiente em que evoluíram. E você não é diferente.

Infelizmente, nas últimas centenas de anos, nosso ambiente mudou rapidamente, e continua a mudar em um ritmo alucinante. Nem todas as mudanças são ruins. Não temos que viver na escuridão quando o Sol se põe, a industrialização da cadeia de alimentos significa que a fome é uma ameaça menor do que era no passado, e quem pode argumentar contra o papel higiênico? Mas as mudanças são numerosas e estão ocorrendo muito rapidamente para nosso corpo se adaptar e responder efetivamente. Como resultado, ficamos gordos, estressados, cansados e doentes. Mas não precisamos ficar assim.

O que sabemos agora sobre o cérebro é que ele é influenciado por nosso corpo, e este, por sua vez, é afetado por aspectos do nosso ambiente, sobre os quais temos um pouco de controle. Isso significa que, ao seguir o protocolo descrito neste livro, você terá uma grande chance de prevenir o aparecimento de problemas de saúde dos maiores, como câncer, demência e doenças autoimunes. E, ao contrário dos medicamentos tradicionais, que miram apenas em uma substância química ou via biológica, a abordagem aqui descrita considera a totalidade do sistema, fortalecendo seu corpo em toda a sua milagrosa complexidade.

Meu objetivo ao escrever este livro foi tornar a ciência da vida longa e saudável algo fácil e prático. Seja sua relação com a comida, a natureza, a luz, o estresse, o sono ou mesmo aqueles produtos químicos industriais desagradáveis que mencionei, agora você tem um guia tático e fácil de seguir para viver melhor. Eu não posso mudar o que aconteceu com minha mãe. Mas, graças a ela, nós temos a oportunidade de otimizar nosso bem-estar físico e mental, para termos uma existência mais longa e saudável. A Vida Genial está ao seu alcance, e estou animado para que você comece esta jornada comigo.

1

NÃO DESVIE DO ASSUNTO

"A verdade é singular; suas 'versões' são mentiras".
— EM *CLOUD ATLAS*, DE DAVID MITCHELL

Você pode não ter escolhido seus genes, mas aquilo que coloca em sua boca é uma decisão que está em grande parte sob seu controle. Por essa razão, a alimentação é uma linha de frente na defesa contra o envelhecimento e a base para se viver uma vida genial. Os alimentos que você come podem tanto estimular como combater a letargia, o mal-estar e sua predisposição a doenças. A comida também determina a quantidade de gordura que você carrega nas coxas e na sua cintura.

Existe uma tendência de confundir o que deveríamos ou não consumir. Boa parte disso tem fundamento. Estudar dietética é mais difícil do que estudar a produção de remédios, e, no entanto, a nutrição é algo muito menos financiado. Mesmo entre os letrados nas ciências, encontrar respostas é como atirar em um alvo em movimento... E no escuro. Nossos profissionais de saúde são pouco estudados nesses tópicos, mas livros sobre saúde, documentários e celebridades fazem proselitismo público de suas versões da verdade, como se fosse o evangelho. Em cima disso, vem a mídia, por vezes recorrendo à hipérbole sensacionalista — confiável como geradora de tráfego na era das mídias sociais, mas nada útil se você estiver procurando orientação de verdade. Não é de se admirar que a pessoa comum se sinta perdida.

18 ▸ VIDA GENIAL

No entanto, verdade e transparência hoje são mais importantes do que nunca. A comida é cada vez mais abundante, mas muitos de nós estamos danosamente desnutridos. As corporações regularmente lançam no mercado produtos alimentícios voltados diretamente para a ignorância e a frágil força de vontade do consumidor médio. E as toxinas industriais estão sempre presentes, nos óleos usados nas cozinhas dos restaurantes e até os próprios recibos que nos é dado no caixa (por mais inócuos que pareçam, os recibos das máquinas registradoras geralmente estão cobertos por substâncias químicas desreguladoras de hormônios que são diretamente absorvidas por nossa pele — mais sobre isso no capítulo 5). E todos esses fatores se combinam, sabotando nosso estado mental e fazendo com que se manter saudável seja como caminhar em um campo minado.

As probabilidades podem parecer estar contra você, mas, ao final deste capítulo, você estará armado com sua própria artilharia: o conhecimento de como usar os alimentos para alcançar uma saúde melhor, para que você se sinta bem e ainda controlar seu peso no processo. Fiz o meu melhor para filtrar e destilar todas as informações nutricionais mais recentes, repassando apenas as descobertas mais potentes e pertinentes para ajudá-lo a eliminar as deficiências nutricionais e conseguir ter o corpo que merece. E, mais importante, você ganhará um passo a passo livre de privações para curar seu relacionamento com a comida.

⊕ Evite a Pornografia Bucal

Se há alguma categoria representativa da dieta padrão dos americanos, é a dos alimentos processados. Nascidos de grãos refinados e óleos estranhos e desprovidos de nutrientes essenciais, esses alimentos tiram sua energia, prejudicam a função cerebral e fazem você ganhar peso. Cortar esse tipo de alimento de sua dieta, incluindo aqui a maioria dos pães, massas, barras de granola, doces e bebidas açucaradas e cereais, pode ser o passo mais eficaz para você ter uma cintura mais fina[1].

Se for como eu, quando abre um saco de batatas fritas ou um pote de sorvete, ou até mesmo experimenta o pão "mais ou menos" do restaurante que mais frequenta, você precisa de muita força mental para parar. No meu caso, quero comer até que o recipiente esteja vazio. Se já passou por isso, você experimentou, em primeira mão, o poder da *hiperpalatabilidade*. Esses alimentos são tão agradáveis que é difícil, se não impossível, comê-los com moderação. A boa notícia é que podemos prever os efeitos que eles têm no comportamento, pois isso não acontece só com você. E eles podem ser comparados a outro fenômeno moderno: a pornografia na internet.

Apresentando uma variedade de ângulos de câmera, fetiches fantásticos e corpos esculturais, a pornografia é muito excitante para o cérebro, e sua onipresença hoje vem levando alguns a se tornarem viciados. Para um cérebro vulnerável, a pornografia pode ter um efeito semelhante ao de uma droga, aumentando o desejo da pessoa por ter sempre mais uma "viagem", cada vez mais potente. Os viciados em pornografia relatam um "atropelamento dos mecanismos de saciedade", uma "resposta de prazer entorpecida" e uma "erosão da força de vontade"[2]. Soa familiar? Embora o vício em pornografia seja uma área relativamente nova para a psiquiatria, muitos dos seus fundamentos neurobiológicos são os mesmos do vício em comida.

Quais são os ingredientes que tornam uma representação da sensualidade *pornográfica*, ou tornam um alimento hiperpalatável? Na pornografia, é a combinação de fetiches proibidos, corpos entregues e a facilidade com que tudo isso pode ser acessado. Na comida, é a combinação de sabores e texturas como açúcar, gordura e sal — geralmente adicionados pelos fabricantes com intenção calculada — para criar um produto delicioso que venda. Mas esses componentes essenciais, que agora estão livremente disponíveis, não existiam durante grande parte da evolução humana. Como resultado, eles são cobiçados pelo cérebro humano por sua escassez histórica e potencial de mantê-lo vivo — que persistiram até pouco tempo atrás.

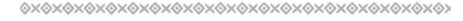

ENCONTRANDO SUA CONEXÃO COM A VIAGEM DA RECOMPENSA ALIMENTAR

Para ter uma noção do poder da combinação de alimentos, faça este simples experimento em casa, que requer apenas dois ingredientes: uma batata e um pedaço de manteiga com sal. Asse a batata como você normalmente faria. Sem temperar, corte-a ao meio, pegue um garfo, encha-o com um bocado de batata e coma (cuidado para não queimar a boca!). Você provavelmente não irá muito longe com isso, pois o amido puro, sem gordura, sozinho, não é bem palatável, a ponto de ser comido excessivamente — ou sequer é agradável ao consumo. Agora misture a manteiga com sal à batata. Deixe a manteiga derreter, e experimente a combinação. Você notará que a gordura e o sal da manteiga, de repente, tornam a batata deliciosa. Você pode ter previsto esse resultado, mas ele ilustra um fato poderoso: a combinação de certos sabores e texturas abre o caminho para a hiperpalatabilidade, e, assim, para um apetite insaciável. Uma vez estando cientes disso, podemos fazer escolhas melhores em que nossa saúde e nosso peso são levados em consideração, tanto no supermercado quanto em nossas cozinhas. Mas, não desperdice comida — curta essa batata e mande ver.

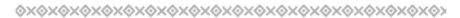

As porcarias, ou "junk foods" hiperpalatáveis hoje em dia enchem as prateleiras dos nossos supermercados; elas pararão nosso carrinho de compras e, com frequência, terminam em torno de nossas cinturas. O conselho da indústria de alimentos (frequentemente replicado por autoridades de saúde e gurus do fitness) é simplesmente "comer menos e se movimentar mais" para perder peso, mas isso ignora a realidade de como esses alimentos afetam nosso comportamento. Refrear o consumo de alimentos industrializados embalados é como dizer a um viciado em pornografia para diminuir o quanto ele consome, ou falar para um viciado usar menos drogas: não funciona. No fim, você acaba se sentindo um fracassado por simplesmente *não conseguir* comer menos.

Em uma pesquisa inovadora dos National Institutes of Health (Institutos Nacionais de Saúde, em português), os cientistas constataram, em primeira mão, o efeito que esses alimentos processados têm nos hábitos de consumo de pessoas comuns. Os pesquisadores pegaram um grupo de pessoas e os expuseram sequencialmente a um conjunto de alimentos embalados — bagels com cream cheese, batatas fritas de saquinho e suco de frutas em caixinha — e a alimentos frescos e perecíveis. Em cada fase, os participantes podiam comer o que quisessem e suas escolhas alimentares eram documentadas. Ao comer alimentos integrais e não processados, como carnes e legumes devidamente cultivados, os indivíduos comeram até ficarem cheios e, ainda assim, perderam peso sem muito esforço (fornecerei muitas opções de alimentos na minha lista de compras no capítulo 7)[3]. A dieta de alimentos processados, por outro lado, era menos saciante com o mesmo número de calorias. Isso *gerou* um excedente médio diário de energia de 508 calorias, a maioria oriunda de gorduras e carboidratos. Seguindo assim, esse excesso significa meio quilo de gordura armazenada adicional, toda semana!

O ganho de peso pode ser causado pelo consumo de mais calorias do que você queima, todos os dias. Mas, as porcarias hiperpalatáveis, não apenas facilitam o consumo exagerado de alimentos. Elas também influenciam seu gasto diário de energia. Porque a própria digestão dos alimentos queima calorias, e os alimentos integrais queimam cerca do dobro de calorias dos alimentos processados[4]. Junte isso com a fome insaciável que esses alimentos provocam e diga adeus à sua cintura fina.

⊕ Açúcar, Açúcar, Em Todos Os Lugares

A disponibilidade ininterrupta de açúcar refinado na dieta humana é um fenômeno totalmente novo. Hoje consumimos um excesso de cerca de 30 quilos de açúcar por pessoa, ao ano. Mas, no passado, os únicos alimentos doces disponíveis para um animal forrageador, que os busca na natureza, eram frutas maduras, e o sabor dessas frutas tinha apenas uma fração do dulçor que elas têm hoje. Quando estava na estação certa, um caçador-coletor provavelmente se empanturrava com o que pudesse para não as perder por estragarem ou serem comidas por outros animais; qualquer vacilo em fazê-lo significaria maior risco de fome. Nossos gostos foram, portanto, *projetados* pela seleção natural, criando uma preferência pelo açúcar que está possivelmente tão enraizada quanto nosso apreço pelo sexo — o primeiro a ajudar na sobrevivência individual, o último a ajudar na sobrevivência da espécie.

Assim como a gordura e a proteína, o açúcar pode assumir muitas formas, mas, apesar de todas as opções que a agricultura moderna nos proporciona, aquilo que nos é oferecido é apenas uma *ilusão* de variedade. Provavelmente, a maioria dos alimentos estocados em seu supermercado são permutações processadas de apenas três plantas — trigo, milho e arroz. Esses grãos, que nada se parecem com o açúcar que sua avó usava para fazer bolos, têm um efeito igualmente potente na taxa de açúcar do seu sangue quando são transformados em farinhas e usados para produzir bagels, pães e empanados, barras de granola, muffins, bolachas e cereais comerciais que agora chamamos de "comida". A menos que você mesmo tenha moído, hoje em dia, *qualquer* farinha de grão deve ser motivo de preocupação, pois ela começa a se decompor e liberar moléculas de açúcar assim que passa por seus lábios, somando-se ao tsunami açucarado no sistema circulatório do seu corpo.

Esses são alguns "alimentos" com os quais devemos ter cuidado. Tenha em mente que, embora possam parecer diferentes no seu prato, sua forma final é açúcar e seu destino é o seu sangue.

Não Há Nada De Bom Quanto A Esses Produtos De Grãos Refinados:

Bagels	Granola
Biscoitos	Caldo de carne
Pães	Muffins
Bolos	Panquecas
Cereais	Massa
Chips	Pizzas
Cookies	Pretzels
Bolachas	Arroz
Croissants	Pães doces
Cupcakes	Waffles
Donuts	Wraps
Barras de cereais	

Sempre que a taxa de açúcar no sangue está alta, independentemente de qual dos alimentos anteriores ele vier, um hormônio chamado insulina é liberado pelo seu pâncreas. A insulina transporta o açúcar do sangue para as células do fígado e dos músculos, normalizando os níveis da quantidade de açúcar na corrente sanguínea. Um pico ocasional de insulina pode ser benéfico, como ocorre após exercício físico intenso (veja o capítulo 4). Mas, hoje, nossos picos de insulina frequentemente ocorrem um em cima do outro por causa dos sanduíches, wraps, muffins e lanches, todos à base de grãos, que estamos consumindo 24 horas por dia... Isso sem falar das bebidas adoçadas com açúcar e frutas de cultivo moderno e produtos de frutas, que também consumimos sem restrição.

Da mesma forma com que pode ocorrer com qualquer outra substância, nossas células têm a capacidade de se tornar tolerantes à insulina. Em uma pessoa resistente ao hormônio, a insulina é ineficiente para limpar o açúcar do sangue, o que faz com que a taxa da substância permaneça elevada por longos períodos de tempo. Não há nada de doce nesse cenário, pois o açúcar não fica inerte quando está dentro do seu corpo. Uma taxa elevada de açúcar no sangue crônica cria danos generalizados, destruindo o corpo lentamente à medida que ele inflama e, por fim, danifica os vasos sanguíneos, dos dedos dos pés até o cérebro. (A raiz "flama" na palavra *inflamação* não é uma coincidência; a inflamação causada pelo açúcar pode literalmente queimar suas entranhas — mais sobre isso em breve).

No entanto, antes do alto nível de açúcar no sangue, uma taxa de insulina cronicamente elevada, ou hiperinsulinemia, pode criar uma série de problemas. Como hormônio de crescimento, a insulina cria um ambiente favorável ao armazenamento de gordura em nosso corpo. E enquanto os "pneus" na cintura (ou "pochetes", ou "recheio") podem ser desafios estéticos para alguns, a hiperinsulinemia pode se manifestar visivelmente de outras maneiras. Calvície de padrão masculino, descoloração da pele e enrugamento precoce estão associadas a níveis cronicamente elevados de insulina. Talvez o sinal mais tangível de insulina cronicamente alta sejam verrugas estranhas na pele. Esses tumores benignos são as manifestações físicas do poderoso efeito de crescimento da insulina, exibidos em sua pele para todo mundo ver[5].

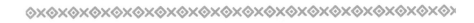

DIETAS LOW FAT, DIETAS LOW-CARB: A GUERRA DAS DIETAS

Há muitos caminhos para o corpo e a saúde que você deseja. Isso fica evidente pela diversidade alimentar nas Zonas Azuis do mundo (locais cujos habitantes vivem mais longamente), e pelos caçadores-coletores modernos que vivem muito, não têm doenças crônicas e possuem corpos que podem ser descritos como atléticos. Alguns, como os habitantes de Okinawa, no Japão, têm dietas com baixo teor de gordura centradas em peixe, arroz e tubérculos. Outros se dão bem com dietas ricas em gordura, como os Maasai, no Quênia, que incorporam a carne, o leite e o sangue de seu gado. Qual é o fator que todos eles têm em comum? Seus alimentos são integrais, não processados, exceto pelo trabalho limitado que aplicam com as próprias mãos. A dieta com baixo teor de gordura dos okinawanos, por exemplo, não contém os alimentos processados sem gordura ou com baixo teor de gordura que estão empilhados nas prateleiras dos nossos supermercados — eles consomem alimentos reais, que são naturalmente pobres em lipídios.

Por essas razões, suspeito que as pessoas comuns que navegam pelo ambiente alimentar moderno acharão mais fácil aderir a um plano centrado em alimentos integrais que minimizem a variabilidade glicêmica (os picos de açúcar no sangue) e maximizem a densidade de nutrientes. Coma bastante vegetais fibrosos, frutas com baixo teor de açúcar (abacate, frutas cítricas, frutas vermelhas), proteínas de animais adequadamente criados (peixes gordurosos, carne de gado que se alimenta de pastagem, carne de porcos criados livremente, ovos e frangos caipiras) e óleos do Mediterrâneo, como azeite extravirgem, em todas as refeições. Evite alimentos processados — isso vale para pães, massas, óleos de grãos e sementes e até produtos supostamente "saudáveis", como granola e barras de proteína. Isso o ajudará a garantir uma nutrição poderosa para suas células e a regular a fome com mais facilidade, *sem* a necessidade de contar calorias.

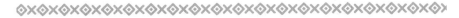

A insulina elevada também significa que sua capacidade de queimar gordura está bloqueada[6]. A tendência de os carboidratos ajudarem a poupar suas reservas de lipídios é um ato de contenção, destinado a preservar sua gordura arduamente conquistada durante os tempos de fartura, para que você sobreviva ao longo inverno. Mas a queima de lipídios é um processo saudável e benéfico — não apenas para aqueles que se preocupam com o corpo — e muitos tecidos em seu corpo gostariam bastante de usar gordura como combustível, se tivessem a chance. Hoje, nossa capacidade de queimar lipídios foi sequestrada pela entrada contínua de carboidratos baratos e de fácil digestão em nossas dietas.

Seu músculo cardíaco, por exemplo, adora queimar gordura; ele é projetado para extrair de 40 a 70% da sua energia de lipídios[7]. A maioria das necessidades de energia do seu cérebro (até 60%) também pode ser proporcionada pela gordura, uma vez que os ácidos graxos são convertidos pelo fígado em compostos chamados corpos cetônicos, ou cetonas. As cetonas são frequentemente descritas como um "supercombustível", pois não são apenas precursoras de energia passiva. Quando presentes na circulação (um estado natural conhecido como *cetose*), ajudam a aumentar a taxa do neurotransmissor GABA (o ácido gama-aminobutírico), exercendo um efeito calmante no cérebro. Em parte, é desta forma que as dietas cetogênicas são projetadas para tratar a epilepsia, e pesquisas estão começando a mostrar que também podem ajudar na memória de pessoas com Doença de Alzheimer.

As cetonas também são capazes de aumentar a expressão de outros compostos poderosos como o BDNF, ou o fator neurotrófico derivado do cérebro. Esta proteína miraculosa tem propriedades antienvelhecimento que ajudam a promover o crescimento de novas células no centro de memória vulnerável do cérebro, chamado hipocampo. Talvez não seja surpresa que níveis reduzidos de BDNF estejam associados a doenças como Alzheimer e depressão (mais sobre isso no Capítulo 4). Ao aumentar os níveis de BDNF, as cetonas podem dar base à neuroplasticidade, o que ajuda seu cérebro a permanecer resistente à medida que envelhece. Finalmente, acredita-se que as cetonas reduzam o estresse oxidativo prejudicial, característica de uma ampla gama de doenças neurológicas, incluindo a Doença de Alzheimer, de Parkinson, autismo, epilepsia e até mesmo o envelhecimento em si.

O geneticista Sam Henderson, que estuda as cetonas como um tratamento potencial para doenças como a de Alzheimer, e cujo trabalho de vida também foi motivado pela doença de sua mãe, escreveu: "A inibição da [produção de cetona] por dietas ricas em carboidratos pode ser o aspecto mais prejudicial da alimentação moderna". E, no entanto, muitos dos benefícios da produção de cetona ficam disponíveis quando você reserva alimentos à base de grãos e açúcar para indulgências ocasionais, o que reduz a insulina, esgota os estoques de açúcar do seu corpo e permite que ele ligue seu maquinário de queimar lipídios e gerar cetona.

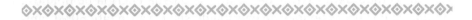

PERGUNTAS FREQUENTES

P: Devo permanecer em cetose o tempo todo?

R: Certas condições neurológicas podem justificar cetose ininterrupta. No entanto, para a pessoa comum, a cetose em tempo integral pode ser desnecessária e pode, na verdade, não ser tão boa. Quando estamos em jejum ou estado cetogênico, nossas células começam a limpar a casa, iniciando o processo conhecido como *autofagia*, no qual proteínas, organelas e até células velhas e desgastadas são recicladas. Mas a fisiologia do estado alimentado também é importante; isso está associado a reparo, proteção e reconstrução. Para estar em ótima saúde, um equilíbrio entre ambos deve ser alcançado diariamente, semanalmente ou até sazonalmente. Minimizar a ingestão de açúcar e grãos — principalmente os refinados — e combinar isso com exercícios e jejuns curtos, o que explicarei no próximo capítulo, estimula a flexibilidade metabólica e permite a cetose intermitente. Não tenha medo de legumes ou frutas da estação. Até os amidos têm seu lugar; no capítulo 4, revelarei como usá-los para aumentar seus níveis de energia.

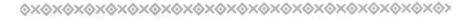

➔ Chame-me de Manteiga Derretida

O açúcar não é o único nutriente historicamente valioso. A gordura também é cobiçada pelo cérebro humano. É evidente na nossa preferência por carnes gordurosas, e em como gostamos de colocar creme meio a meio na nossa xícara de café; a gordura proporciona uma cremosidade inconfundível aos alimentos e permite que seus sabores permaneçam em nosso paladar por mais tempo.

Algumas décadas atrás, onde havia lipídios, havia algo nutritivo. Ovos, nozes, frutas gordurosas, carne e vísceras de caça selvagem e peixes pescados forneciam uma abundância de vitaminas, minerais e ácidos graxos essenciais lipossolúveis, como o ômega-3 e o ômega-6. Acredita-se que o acesso a esses nutrientes, combinado com o advento da culinária, realmente ajudou a fornecer os materiais brutos necessários para a criação do cérebro humano moderno. Como resultado, há tempos desenvolvemos um gosto por alimentos ricos em gorduras naturais e deliciosos, um fato mais uma vez explorado pelo mundo moderno para criar e vender comida não saudável para as massas.

Uma das principais fontes de lipídios para os humanos modernos são os animais e produtos de origem animal, mas as criações de hoje não proporcionam o mesmo valor nutritivo de quando nossos ancestrais caçavam. Por uma razão: são animais diferentes. Pegue como exemplo as vacas, que são descendentes propositadamente criados de gados selvagens de apenas cerca de 10 mil anos (somos anatomicamente modernos há 200 mil anos). Somente quando são criados em pastagens e capazes de comer sua dieta preferida de capim é que se aproximam da caça selvagem em termos do conteúdo de nutrientes que proporcionam. As dietas artificiais dadas à maioria dos animais modernos não apenas os tornam mais gordos, com uma proporção maior de gordura saturada, mas também fazem com que eles armazenem menos dos nutrientes que precisamos para uma boa saúde.

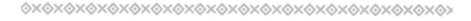

GORDURA SATURADA: QUAL É A QUESTÃO?

Enquanto as agências oficiais estavam ocupadas difamando as gorduras saturadas nos últimos 50 anos, elas aparentemente haviam esquecido um fato simples, mas de extrema importância sobre elas: a natureza já havia incluído gorduras saturadas em todos os alimentos saudáveis que contêm lipídios. Nozes cruas, sementes, azeite de oliva extravirgem, cacau, abacate e até o leite materno humano — sem dúvida o alimento mais perfeito da natureza — todos contêm quantidades significativas de gordura saturada. Algumas gorduras saturadas demonstraram possuir qualidades saudáveis, como o ácido esteárico, que pode melhorar a funcionalidade das mitocôndrias, as usinas geradoras de energia de suas células[8]. Felizmente, o ácido esteárico é encontrado em abundância no chocolate amargo e na gordura de carne bovina alimentada em pastagens.

Ainda assim, deve-se dizer que uma dieta mais saudável incluirá naturalmente menos dessas gorduras, pois produtos animais criados adequadamente, como carne de bovinos criados em pastagens e de salmão selvagem, contêm proporções menores desses lipídios, do que os produtos equivalentes cultivados industrialmente. Há também evidências preliminares de que certos genes, como o alelo ApoE4, presente em 25% da população, podem predispor seus portadores a problemas de colesterol quando há mais gordura saturada em sua dieta[9]. Como regra, pode não haver necessidade de se limitar à gordura saturada *quando ela vem de alimentos integrais e não processados*, como carne de bovinos alimentados em pastagens e salmão pescado, mas, como sempre, a experimentação individual é fundamental.

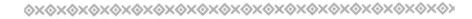

Duas dessas vítimas da estrutura alimentar industrial são os lipídios ômega-3 ácido docosaexaenoico (DHA) e ácido eicosapentaenoico (EPA), que são normalmente encontrados na gordura de peixes gordos, vacas que pastam e ovos de galinhas criadas soltas. Como estamos comendo menos desses alimentos, a pessoa comum não está ingerindo lipídios DHA e EPA suficientes. Por que isso importa? O DHA é um componente importante das membranas celulares saudáveis e permite que as células recebam energia e outras moléculas importantes. Em seu cérebro, isso pode significar um humor mais equilibrado e uma memória mais aguçada; para uma célula do tecido muscular, isso significa acesso mais rápido ao seu combustível. O EPA, que geralmente acompanha o DHA, dá apoio aos sistemas imunológico e cardiovascular, e à capacidade de queimar gordura e construir músculos.

Junto com o declínio nos ômega-3, também estamos comendo mais gorduras ômega-6 do que nunca na história humana. Precisamos dessas gorduras em quantidades comparáveis aos ômega-3, mas agora as consumimos em excesso em, pelo menos, uma ordem de magnitude, o que pode ter consideráveis consequências, como você verá em breve. Eles são a gordura predominante na carne de gado alimentado com grãos, peixes criados em fazendas e óleos artificiais como canola, milho, soja e o misterioso óleo "vegetal". Esses óleos agora representam uma parcela significativa de nossa ingestão calórica, que era praticamente 0% na virada do século XX (nessa época, a indústria de soja se beneficiou de um aumento de 2.000% no uso do óleo de soja). Aí vai uma lista dos óleos a serem evitados:

Óleos Ameaçadores:

Óleo de canola	Óleo de cártamo
Óleo de milho	Óleo de soja
Óleo de semente de algodão	Óleo de girassol
Óleo de semente de uva	Óleo "vegetal"
Óleo de farelo de arroz	

A ideia de que esses óleos são uma alternativa saudável para o coração no lugar de gorduras tradicionais como manteiga, sebo animal e até azeite extravirgem (que tem aproximadamente 15% de gordura saturada) é promovida por bilhões de dólares em dinheiro da indústria alimentícia, e meus familiares foram alguns dos incontáveis milhões de enganados. Como não contêm gordura saturada, geralmente levam a níveis mais baixos de colesterol[10]. Mas, ao resolver o "problema" do colesterol alto, esses óleos criam inúmeros outros, e podem, de fato, estar na liderança de muitos de nossos males modernos, incluindo demência, câncer e até doenças cardíacas.

Você já se perguntou por que seus avós não cozinhavam com óleo de canola? Porque algumas décadas atrás não tínhamos os laboratórios químicos que foram necessários para criá-lo. Óleo de canola, óleo de milho, óleo de soja; todos esses óleos insípidos de uso variado são o resultado de processos industriais agressivos, incluindo o uso de solventes químicos cáusticos. A própria natureza da produção prejudica as gorduras, que não são mais protegidas pelos antioxidantes encontrados em sua forma integral. Ao fazer isso, permite-se que ocorra uma forma de dano químico chamada oxidação, e esse processo progride até o armazenamento, transporte e cozimento desses óleos delicados. Quando o jantar é servido, é *The Walking Dead* no prato, um "óleo zumbi".

VIDA GENIAL

Estudos confirmaram que nos tornamos o que comemos; os níveis de ácido linoleico — o tipo de gordura ômega-6 encontrada em tais óleos — aumentaram nas células adiposas humanas adultas em 136% apenas nos últimos 50 anos[11]. Mas seu tecido adiposo não é o único lugar onde esses óleos pararão; eles se integram facilmente em partículas de sua corrente sanguínea chamadas lipoproteínas. Você pode ter ouvido falar de uma lipoproteína, LDL, que é muitas vezes chamada de colesterol "ruim". Ao puxar as gorduras danificadas junto, eles involuntariamente se tornam aviões de carga de drogas, criando problemas como aterosclerose e o processo conhecido como inflamação. Na realidade, essas partículas por si só são boas, pelo menos no início.

Para um caçador-coletor, a inflamação era uma função do sistema imunológico que salvava vidas. Era direcionada a nos proteger contra ameaças patogênicas (ou seja, doenças infecciosas de bactérias "más") ou para ajudar a promover a cura em uma parte do corpo machucada, e ainda hoje dependemos dela para permanecermos com saúde. Mas a inflamação nunca é um estado benigno. É como uma briga em um parque público; deixa danos colaterais. Quando a inflamação é temporária, pode ocorrer a cura; é assim que nos recuperamos de cortes, arranhões e contusões ou mesmo de infecções ocasionais. Mas, hoje, nosso sistema imunológico se tornou cronicamente ativado, não em resposta a alguma das ameaças já mencionadas, mas ao que estamos comendo.

Percorrendo nossas veias, gorduras quimicamente alteradas ativam a força policial de nosso corpo — as células do nosso sistema imunológico — em uma perseguição ao estilo de um filme de ação, causando estragos por onde passam, desde ao revestimento dos nossos vasos sanguíneos até aos neurônios dos olhos e do cérebro[12]. Com o tempo, a resposta imune acelera o processo de envelhecimento, enquanto prepara o cenário para doenças como Alzheimer e doença arterial coronariana. A destruição não termina aí: a inflamação pode levar à quebra dos filamentos de material genético que compõem seu DNA, o código que opera o ciclo de vida de cada célula[13]. Esse processo malévolo (que também é causado pela exposição à radiação e à luz ultravioleta, entre outras coisas) vem sendo considerado como um evento precoce do desenvolvimento de tumores[14]. Talvez não seja de admirar que pelo menos 25% dos cânceres humanos sejam atribuídos à inflamação crônica[15].

A boa notícia é que estamos preparados para reparar o DNA com a ajuda de enzimas que reconhecem e corrigem o dano. Mas há um detalhe importante. Precisamos da nutrição adequada para que essas substâncias façam seu trabalho. Como 90% dos americanos que hoje são deficientes em, pelo menos, uma vitamina ou mineral, nossos corpos nem sempre têm o que precisam para reparar o DNA danificado.

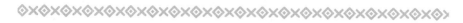

MAGNÉSIO PARA PROTEÇÃO E REPARO DE DNA

O magnésio é um mineral que devemos consumir em quantidades relativamente grandes para uma boa saúde. A demanda por ele é alta em todo o corpo, onde é um cofator em centenas de processos enzimáticos. Um dos principais papéis que desempenha é o reparo do DNA; ele é necessário a quase todas as aproximadamente cinquenta enzimas de reparo do DNA[16]. Em um estudo com quase 2.500 pessoas para as quais dados genéticos e dietéticos estavam disponíveis, a baixa ingestão de magnésio na dieta mostrou estar associada a uma menor capacidade de reparo do DNA e um risco aumentado de câncer de pulmão[17]. Infelizmente, metade da população pode não consumir magnésio adequadamente, mas por sorte é algo relativamente fácil de se encontrar. Vegetais de folhas verdes, como espinafre e acelga, amêndoas, sementes e chocolate amargo estão entre as principais fontes de magnésio.

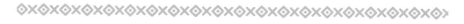

As gorduras trans são outro tipo de lipídio que, em sua forma mais consumida, causam danos diretos ao cérebro e ao corpo. Sua fonte mais conhecida são os óleos parcialmente hidrogenados. Esses óleos mutantes são gerados com alterações químicas aos óleos de grãos e sementes para que permaneçam sólidos à temperatura ambiente. Por muitos anos, óleos parcialmente hidrogenados foram usados para criar textura suave e cremosa em manteiga de amendoim comercial, cremes de queijo veganos, produtos de panificação e sorvetes. Mas essas gorduras são tão amigáveis quanto o amalucado Jack Torrance, de

O Iluminado, no final do inverno; são agressivamente pró-inflamatórias, aumentam o risco de morte precoce e doenças cardíacas e degeneram a função da memória. Novas pesquisas vinculam níveis mais altos de gorduras trans em circulação no corpo a até o aumento no risco de demência, incluindo a Doença de Alzheimer[18]. Felizmente, as gorduras hidrogenadas estão sendo proibidas pela FDA dos EUA [nota da tradução: a Anvisa está em processo de proibi-las no Brasil até 2023], mas, infelizmente, as gorduras trans continuam à espreita em nossa cadeia de alimentos.

Óleos de grãos e sementes — incluindo canola, milho, soja e até mesmo o misterioso óleo "vegetal" — passam por um processo chamado desodorização, um passo fundamental em sua produção que garante que se tornem inodoros e insípidos. É o equivalente ao Programa de Proteção a Testemunhas da indústria alimentícia, pelo qual óleos amargos e desagradáveis se tornam os mais suaves possíveis. Os fabricantes adoram, pois isso permite que usem o mesmo óleo barato para produzir tudo, desde molhos para saladas a barras de granola. Quase todos os restaurantes os usam para fritar e refogar alimentos, e eles são usados para fazer "leites" espessos e cremosos de cereais como aveia e arroz. Aqui vai apenas uma amostra de onde encontrá-los:

Esconderijos Comuns de Óleos de Grãos e Sementes:

Nozes torradas com óleo
Molhos para salada comerciais
Maionese
Qualquer coisa salteada ou frita em restaurantes
Alimentos quentes e barras de saladas
Produtos de grãos
Pratos de frango
"Mistos" de azeite e óleo
Frutas secas
Produtos de cereais
Barras de cereais
Substitutos do leite
Caldo de carne
Pizza
Pratos de massa

O processo que permite que todos esses alimentos incorporem o mesmo óleo insípido — a desodorização — *cria* uma quantidade pequena, mas significativa, de gorduras trans. Esse detalhe não é encontrado em rótulos nutricionais, que são obrigados a divulgar apenas um teor de gordura trans de 0,5 grama ou mais *por porção*. Apesar da alegação de zero gordura trans, "praticamente todos os óleos vegetais [e os alimentos que os contêm] possuem pequenas quantidades de gordura trans", escreveu Guy Crosby, professor adjunto de nutrição da Escola de Saúde Pública da Harvard T.H. Chan. Com a média de consumo por pessoa sendo de aproximadamente 20 gramas de óleo de canola ou outro óleo vegetal por dia, a quantidade de gorduras trans que ainda consumimos é significativa. Não há nível seguro de consumo de gordura trans artificial.

Para se ter certeza de que suas gorduras são seguras e saudáveis, certifique-se de consumi-las da forma pretendida pela natureza: em produtos animais ou de origem animal criados adequadamente, nozes, sementes e frutas gordurosas como azeitonas e abacates. O azeite de oliva extravirgem — que os humanos vêm produzindo e consumindo há 8 mil anos — deve ser o óleo predominante usado em sua casa, tanto para cozinhar quanto para temperar sua comida[19]. Sua carne de vaca deve vir de animais 100% alimentados em pastagens, assim como a carne de porco e ovos (enriquecidos com ômega-3 também são bons); seu peixe deve ser pescado e seu frango deve ser criado livre de gaiolas. Embora essas versões de alimentos possam ser mais caras, comprar a granel nas redondezas ou pela internet é uma maneira de reduzir custos. E lembre-se: nada custa tanto quanto ficar doente.

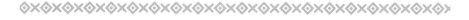

PERGUNTAS FREQUENTES

P: Max, suas recomendações de comida são ótimas. Só que eu não posso bancá-las!

R: É comum presumirmos que a comida saudável é mais cara, mas, com um pouco de planejamento, na verdade, pode ser mais barata. Um estudo do Food and Mood Center da Deakin University descobriu que, quando as pessoas mudaram de uma dieta de alimentos processados para uma dieta baseada em alimentos integrais, elas conseguiram economizar 19% em seus custos com comida[20]. Aqui estão algumas dicas:

VIDA GENIAL

> **Atenha-se a uma lista de compras menor de itens não negociáveis.** Produtos frescos. Ovos. Nozes. Carne de frango caipira. Carne de gado de pastagem. Azeite extravirgem. Corte alimentos embalados, bebidas sofisticadas, produtos de marca e outros itens não essenciais.

> **Reduza os ingredientes.** Na deliciosa e saudável culinária mediterrânea, menos é mais. Corte os molhos caros e as misturas de temperos e pegue uma garrafa de azeite extravirgem de alta qualidade e especiarias básicas como sal, pimenta e alho. Você ficaria surpreso com a variedade de pratos deliciosos que pode preparar com esses quatro itens básicos. Na seção de planos, fornecerei mais itens como esses.

> **Compre 100% de carne moída de gado e cordeiro alimentados em pastagens, em vez de bifes.** A carne moída é sempre mais em conta, e, na faixa de preço, não existe algo melhor em termos de nutrição. E como a dieta do boi influencia principalmente a qualidade de sua gordura, se for impossível ou muito difícil de encontrar carne de gado criado em pasto, você ainda pode apreciar a carne bovina regular; apenas atenha-se a cortes ou partes mais magras.

> **Compre aves inteiras.** O peito de frango pré-cortado pode custar quase o dobro do preço por quilo do que um frango ou peru inteiro. Aprenda a cortar as partes do frango para armazená-las conforme necessário. Quando estiver com pressa, opte por coxas e sobrecoxas, que também são baratas.

> **Congelados são OK!** Os produtos congelados são, em muitos aspectos, tão nutritivos quanto os frescos, embora alguns nutrientes, como o folato, sejam perdidos com o tempo[21]. Tente incorporar uma mistura de produtos frescos e congelados.

> **Compre em quantidades grandes.** Você pode fazer compras em supermercados atacadistas ou nas inúmeras lojas on-line que enviam itens congelados à sua porta, de carne bovina de gado de pastagem e peixes pescados até produtos frescos.

> **Saiba quais alimentos orgânicos são importantes, ou não.** Não há necessidade de comprar tudo orgânico, apenas aqueles cuja "pele" você come. Por exemplo, abacates e frutas cítricas podem ser convencionais, mas você deve sempre tentar comprar frutas vermelhas, tomates, maçãs, folhas verdes e pimentões orgânicos (mais sobre isso no capítulo 5).

⊕ Vá de Salgado (De verdade)

Talvez o terceiro ingrediente adicionado aos alimentos embalados e processados seja o mais delicioso para o cérebro e o mais controverso: o sal. O sódio, o principal mineral contido no sal, é necessário em quantidades relativamente grandes para uma boa saúde. É fundamental para a função cerebral saudável, e baixos níveis de sódio têm sido associados ao declínio cognitivo entre idosos que, em outros aspectos, são saudáveis[22]. Na verdade, a deficiência grave de sódio pode se assemelhar à demência, na forma de uma doença tratável chamada hiponatremia. É também o eletrólito mais facilmente perdido em nosso suor e urina, sendo importante repô-lo se você consumir café ou se exercitar vigorosamente (que também é algo que você deve fazer — mais sobre isso no capítulo 4).

No entanto, uma guerra contra o sal está sendo travada. A American Heart Association nos aconselha a não consumir mais de 1,5 gramas de sal por dia para uma boa saúde. A dieta DASH, uma dieta financiada pelo governo americano para reduzir a pressão alta, também nos aconselha a cortar o sal. E um passeio pelo corredor de um supermercado mediano revela inúmeros alimentos processados orgulhosamente exclamando "baixo teor de sódio!" nas etiquetas, como se isso de alguma forma compensasse os grãos refinados e os óleos não saudáveis que eles têm.

Pesquisas recentes e consistentes vêm questionando a noção de que o sal é ruim para nós. Em um estudo com 94 mil pessoas, aqueles com a menor ingestão de sódio, na verdade, tiveram o *maior* risco de doença cardíaca, e não foi observado aumento no risco com a ingestão de até 5 gramas por dia (e o risco elevado desapareceu quando os participantes simplesmente consumiram mais potássio, equilibrando o efeito do sódio na pressão arterial)[23]. Mais tarde, em uma entrevista à Cardiovascular Research Foundation, os pesquisadores disseram que "cerca de 3 a 5 gramas [de sódio] por dia parece ser o nível ideal associado ao menor risco". (Nos próximos capítulos, fornecerei outras maneiras eficazes de se alcançar uma pressão arterial saudável, que é importante para um melhor funcionamento do cérebro).

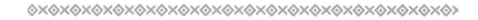

PERGUNTAS FREQUENTES

P: Quais são os principais alimentos fornecedores de potássio?

R: Embora as bananas tenham a fama por seu teor de potássio, elas não são de forma alguma as rainhas dessa substância. Abacates, abóbora, batata doce, couve-de-bruxelas, beterraba, espinafre e salmão (sim, o salmão) também são fontes principais. Por exemplo, uma porção de 170 gramas de salmão contém uma vez e meia a quantidade de potássio de uma banana de tamanho médio, e um abacate de tamanho médio inteiro contém aproximadamente o dobro.

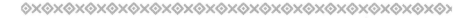

Verdade seja dita, o americano médio já está ingerindo sal suficiente, mas isso ocorre porque a maior parte do sal na dieta moderna vem de comida embalada e processada. Mesmo os alimentos de aparência mais inocente contêm níveis altíssimos de sódio. Se você pensava que carnes curadas ou salgadinhos eram os maiores vilões, pense novamente: pães normais e de forma são a fonte número um de sódio na dieta americana, de acordo com os Centros de Controle e Prevenção de Doenças dos Estados Unidos. Esses alimentos (incluindo opções ainda mais saudáveis, como legumes e peixes enlatados) atualmente representam 75% de nossa ingestão diária de sal, nos quais extratos de sódio artificialmente purificados são usados para preservar e realçar o sabor[24].

Mas são as *comidas* — não apenas o sal que elas contêm — que são o problema e, se cortadas da sua dieta, não deveria haver preocupação em colocar sal na sua alimentação. Na verdade, um dos principais benefícios do sal é que ele pode ser usado para tornar mais saborosos para você e seus entes queridos os alimentos que são saudáveis, mas bem sem graça, como brócolis, couve-de-bruxelas e abóbora.

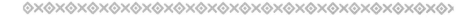

PERGUNTAS FREQUENTES

P: Qual é o sal mais saudável para se comprar?

R: Os sais de mesa modernos são destilações não naturais de cloreto de sódio puro (ou NaCl), geralmente combinados com adição de iodo, uma pequena quantidade de açúcar para estabilizá-lo e agentes antiaglomerantes. Muitas pessoas que procuram uma alternativa mais natural começaram a trocar esses sais processados por sal marinho puro, apesar de que se descobriu que muitos sais marinhos comercialmente disponíveis estão contaminados com microplásticos de nossos oceanos cada vez mais poluídos (mais sobre os perigos do plástico para a saúde no capítulo 5). Os melhores sais, então, são os minimamente processados provenientes de fontes primitivas. O sal rosa do Himalaia é uma opção, contendo mais de 84 minerais e oligoelementos, incluindo cálcio, magnésio, potássio, cobre e ferro. Se você seguir por esse caminho, certifique-se de obter a quantidade adequada de iodo através de sua comida (algumas das fontes principais são o peru, o camarão e algas marinhas). Visite minha página em http://maxl.ug/TGLresources para opções melhores de sal [conteúdo em inglês].

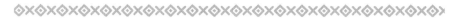

Antes da onipresença dos alimentos processados e até mesmo do advento do sal de mesa, ingerir uma quantidade adequada de sódio era uma preocupação real. Animais e vegetais carregam sódio em seus tecidos, e nós o obtemos quando os comemos, mas a concentração é baixa. Como resultado, nossos antepassados forrageadores ingeriam apenas um quarto do sódio que consumimos. Ele se tornou uma mercadoria valiosa em épocas recentes como na Roma antiga, onde soldados eram supostamente pagos em sal, e até hoje são usadas expressões como "to not be worth one's salt" (o sujeito não vale o que pesa em sal, em português). Se você já teve curiosidade de saber de onde vem a palavra *salário*, agora você sabe: do *sal*.

⊖ Priorize Proteínas

Em 1838, o químico holandês Gerhard Johannes Mulder notou uma abundância de compostos semelhantes, ricos em nitrogênio, encontrados invariavelmente em todos os organismos. Ele descreveu esses blocos de construção primários (com a ajuda de seu colega Jöns Jacob Berzelius) usando a palavra grega *proteios*, ou "a primeira qualidade". Era a estrutura química fundamental que, mais tarde, conheceríamos como *proteína*.

As proteínas servem de matéria-prima para a estrutura do nosso corpo, e também para inúmeras substâncias químicas "executoras" (hormônios e enzimas, por exemplo) que operam em meio a elas. Elas são necessárias para construir e manter a sua massa muscular, dando-lhe força e robustez para atuar no mundo. Atuam como a espinha dorsal dos mensageiros químicos criticamente importantes do nosso cérebro, neurotransmissores como serotonina e dopamina. E as proteínas são usadas para transportar várias gorduras e outros nutrientes pelo nosso corpo, na forma de lipoproteínas, como seus transportadores de colesterol HDL e LDL. Ambos são essencialmente balsas de gordura que se apoiam em proteínas para funcionar.

A proteína também é uma parte importante da nossa dieta, que, junto com lipídios e carboidratos, serve como macronutriente (*macro* significa grande). Ela é essencial; um dos nutrientes que inquestionavelmente necessitamos obter da nossa alimentação. Felizmente, é fácil encontrar proteínas em alimentos como carne bovina, frango, peixe, ovos e legumes. Mas quanto delas precisamos por dia? Nossa dose diária recomendada (segundo o RDA) para proteínas é de 0,8 grama por quilograma de peso corporal (ou 0,74 grama por quilo de peso corporal magro, que é o seu peso menos os quilos extras que você possa carregar). Infelizmente, esta diretriz se destina apenas a garantir que a população geral não seja deficiente; *não* foi projetada para promover a saúde ideal e não mudou em mais de 70 anos. Pesquisas recentes sugerem que pode ser hora de uma atualização[25].

A maioria dos adultos hoje consome uma quantidade um pouco acima da recomendação da RDA, o que leva alguns a argumentarem que "comemos muita proteína". Mas uma ingestão maior de proteínas pode realmente ser ideal, de acordo com uma meta-análise recente de testes controlados aleatórios. A pesquisa, publicada no *British Journal of Sports Medicine*, descobriu que, para adultos que treinam com pesos em todo o espectro etário, consumir diariamente o dobro da recomendação da RDA, ou 1,6 gramas por quilo de massa magra (0,7 gramas por libra), levou a um aumento de cerca de 10% na força e de 25% na massa muscular em comparação aos grupos de controle[26].

Nunca é demais ressaltar os benefícios de se ter mais músculos no corpo. Mais músculos nos ajudam a combater a fragilidade. Eles compõem um mecanismo de descarte para o excesso de carboidratos que podemos consumir. Promovem maior mobilidade, melhor equilíbrio, ossos mais fortes, maior sensibilidade à insulina e menos inflamação. Aumentam nossa confiança e nosso humor. E ajudam nosso cérebro a evitar a neurodegeneração. Não esqueçamos da perda de massa muscular de 3 a 5% que normalmente acontece a cada década de vida após os 30 anos, é importante cuidar desse sistema precioso não economizando em proteínas, o que ajuda a facilitar seu crescimento e manutenção (no capítulo 4, também disponibilizarei um plano de treino).

ALIMENTOS QUE CONTÊM PROTEÍNAS:

Alimento	Conteúdo de proteína alimentar
Ovo (1 ovo inteiro)	6 gramas
Peito de frango (170 gramas, cozido)	50 gramas
Carne moída, 80% magra (170 gramas, cozida)	42 gramas
Salmão pescado (170 gramas, cozido)	42 gramas
Camarão cozido (115 gramas, cozido)	24 gramas
Lentilhas (1/2 xícara, cozidas)	9 gramas
Feijão preto (1/2 xícara, cozido)	7,5 gramas

Para determinar como pode ser sua ingestão diária de proteínas, comece com seu peso corporal. Se você está carregando gordura extra, use seu peso ideal. Multiplique o peso em quilogramas por 1,6 (e confira o texto a seguir para advertências adicionais). Por exemplo, uma pessoa relativamente magra de 61 quilogramas deveria ter uma meta de ingestão de cerca de 95 gramas de proteína por dia.

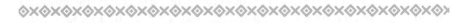

QUANDO (E POR QUE) LIMITAR A INGESTÃO DE PROTEÍNAS

Para pessoas saudáveis, o consumo excessivo de proteínas não é algo que deva gerar preocupações, porque não acontece com frequência. Devido à alta saciedade que proporcionam, os alimentos ricos em proteínas são autolimitantes. Pense nisso: quando foi a última vez que você se empanturrou de peixe ou de peito de frango? Embora as dietas ricas em proteínas tenham sido validadas como seguras para pessoas com rins funcionando normalmente, pode ser prudente controlar a ingestão desse elemento se você tiver alguma doença renal [27]. Além disso, a proteína reforça certos fatores de crescimento, por isso é sempre uma ideia inteligente combinar as recomendações anteriores com treino de força (assunto abordado no capítulo 4). Se você não puder treinar com pesos ou estiver procurando a manutenção geral da saúde, busque uma ingestão diária de proteína de 1,2 a 1,6 gramas por quilograma de massa magra[28].

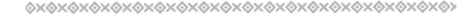

Além de nos auxiliar a desenvolver músculos mais fortes, priorizar as proteínas nos ajuda a ficar saudáveis e em forma, controlando nosso apetite. Quando não comemos proteína suficiente, tendemos a comer mais carboidratos e gordura. Esse fenômeno é explicado pela hipótese da alavancagem de proteína, que postula que tendemos a comer até atingirmos nossas necessidades mínimas de proteína[29]. Estudos de alimentação mostraram que ela é o mais saciante dos macronutrientes, suprimindo a ingestão de comida e até de calorias mais do que carboidratos ou lipídios conseguem fazer[30]. Você está tentando conter sua fome? Experimente lanches ricos em proteínas, como iogurte grego integral, carne seca sem açúcar ou peixe enlatado para observar a hipótese da alavancagem da proteína em ação.

Alimentos que contêm proteínas também podem ajudá-lo a perder gordura corporal, aumentando sua taxa metabólica. Isso é conhecido como *termogênese induzida pela dieta*, ou TID. Como a digestão é um processo relativamente trabalhoso, comer qualquer coisa é algo associado a um aumento no gasto calórico. No entanto, cada alimento tem uma capacidade variável de acender o fogo metabólico. Os alimentos processados têm o menor efeito térmico, enquanto os alimentos ricos em proteínas têm efeito mais forte — na verdade, 20 a 30% das calorias que você consome como proteína acabam queimadas apenas pela sua digestão[31]. Isso, junto com o bem documentado efeito de suprimir a fome, explica por que o simples aumento da ingestão de proteínas geralmente leva a uma perda de peso espontânea.

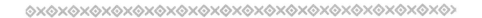

PERGUNTAS FREQUENTES

P: O excesso de proteína não se transforma em açúcar?

R: O medo de muitos entusiastas das dietas low-carb (com pouco carboidrato) ou cetogênicas é que o excesso de proteína na dieta se transforme em açúcar. O cérebro precisa de *um pouco* de açúcar; lembre-se de que as cetonas podem atender apenas 60% das necessidades de energia desse órgão. Para preencher o que falta, ocorre um processo chamado gliconeogênese (traduzindo literalmente as raízes gregas, "criação de novo açúcar"), pelo qual as proteínas podem ser convertidas em glicose. Sem a gliconeogênese, uma pessoa em dieta cetogênica não sobreviveria. Felizmente, esse processo é impulsionado pela *demanda* — ele ocorre conforme a necessidade, e estudos em indivíduos saudáveis mostraram que refeições ricas em proteínas pouco contribuem para o açúcar no sangue[32]. Os benefícios de se comer mais proteínas — manutenção da massa magra, impulso para o seu metabolismo, a supressão do apetite — são todos significativos e provavelmente superam quaisquer pontos negativos, para a maioria das pessoas.

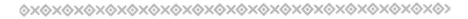

A proteína pode ajudar a proteger seu órgão mais sexy de todos: seu cérebro. Em um estudo publicado no *Journal of Alzheimer's Disease*, adultos que consumiram os níveis mais altos de proteína tiveram a menor taxa de beta-amiloides em seu cérebro e no líquido cefalorraquidiano[33], que formam a base das placas que se acumulam no cérebro na Doença de Alzheimer. O estudo, que examinou quase mil adultos cognitivamente saudáveis, observou uma clara resposta inversa à dose — quanto maior a ingestão de proteínas, menor a probabilidade de se acumular uma alta carga de amiloide no cérebro. Se esse efeito se deve às proteínas em si, ou ao fato de que o maior consumo de proteínas pode nos ajudar a reduzir o consumo de alimentos menos saudáveis e potencialmente pró-inflamatórios, ainda é uma questão em aberto.

Ao aumentar sua ingestão de proteínas, lembre-se de que nem todas elas são criadas da mesma forma. Hoje, os comedores de carne tendem a consumir apenas o tecido muscular do gado e descartar as partes mais colagenosas (geralmente, elas são transformadas em ração comercial para cães e gatos). Algumas dessas partes "descartáveis" contêm nutrientes que nos ajudam a metabolizar outros encontrados na carne de tecido muscular. A relação entre a glicina e a metionina, dois aminoácidos encontrados nas proteínas, ilustra perfeitamente isso.

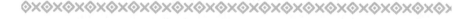

PERGUNTAS FREQUENTES

P: Não consigo obter todas as proteínas de que preciso dos vegetais?

R: Embora a proteína de origem animal contenha a taxa mais concentrada e de maior qualidade de proteínas, é absolutamente possível obter a proteína adequada com uma dieta baseada em vegetais — mas você terá que se esforçar para conseguir. Priorize feijões e lentilhas e use variedade. A soja fermentada, como o *tempeh*, também pode ser uma opção, mas certifique-se de que seja orgânica, pois a soja é uma mercadoria importante e sofre forte pulverização com agrotóxicos industriais. E lembre-se de que alguns alimentos que contêm proteínas, como nozes, são, na verdade, muito mais ricos em gordura, e podem carregar uma enorme carga calórica se forem usados para atingir suas metas de proteína. Se você não for cuidadoso, podem inadvertidamente fazer com que ganhe peso.

A glicina compõe um terço das proteínas do colágeno, e é encontrada principalmente em partes de animais que não gostamos de comer, como pele, tecido conjuntivo e ligamentos. É anti-inflamatório e dá base a um bom sono e à desintoxicação, entre outros benefícios. A metionina está concentrada no tecido muscular dos animais, que é o que consumimos quase exclusivamente hoje. Precisamos de um equilíbrio de ambos, mas atualmente, a maioria dos onívoros tende a consumir muita metionina e pouca glicina, o que pode ter consequências se considerarmos a indicação dos estudos em animais. Ratos alimentados com muita metionina e privados de glicina têm expectativa de vida encurtada e, ainda assim, vivem até uma idade avançada se pequenas quantidades de glicina forem adicionadas às suas dietas[34]. E camundongos com a mesma dieta também parecem viver significantemente mais — por volta de 4 a 6% — quando recebem glicina[35].

Quanto mais metionina ingerimos, mais glicina precisamos. Tomemos o exemplo do sujeito exigente, que escolhe apenas peito de frango sem pele e desossado, rico em metionina. Essa pessoa, ao consumir apenas tecido muscular magro, está aumentando suas necessidades de glicina, mas ingere muito pouco dela. Em vez disso, ela poderia optar por consumir todas as partes do frango, o que proporcionaria níveis saudáveis de ambas as proteínas (é fácil perceber quando a carne que está comendo é rica em colágeno abundante em glicina: ela é grudenta. Afinal de contas, o colágeno às vezes é considerado a cola que mantém o corpo unido).

De quanta glicina um onívoro precisa para ter uma boa saúde? O cálculo de uma pesquisa estimou que precisamos consumir cerca de 15 gramas de glicina diariamente para que nosso metabolismo funcione adequadamente, o que equivale a cerca de 45 gramas de colágeno[36]. Como método permanente de consumir proteínas que também ajudam na longevidade, adicione articulações ricas em colágeno (coxas de frango ou sobrecoxas, por exemplo), miúdos e caldo de osso aos seus cortes de carne habituais. E coma a pele! Se isso for difícil, experimente um suplemento básico de colágeno, que não tem sabor, misturado ao seu café ou chá, pode ser uma alternativa barata.

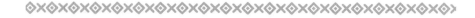

O PODER ANTIDEPRESSIVO DO SEU GARFO

A depressão tem sido associada à má alimentação, mas a direção da relação de causa e consequência permanece sendo um ponto de interrogação. Estar deprimido pode nos levar a buscar conforto comendo nossas porcarias favoritas, mas será que esses alimentos podem, na verdade, estar estimulando a situação que nos faz procurá-los num primeiro momento?

Um dos estudos mais encorajadores foi publicado em 2017 pela Deakin University. Descobriu-se que, para pacientes com forte depressão, cortar porcarias e concentrar-se em vegetais frescos, frutas, nozes cruas sem sal, ovos, azeite, peixe e carne bovina de gado de pasto melhorou os sintomas, em uma média de onze pontos em uma escala de depressão de até sessenta pontos. Ao final do estudo, 32% dos pacientes estavam com pontuações tão baixas que não atendiam mais os critérios de depressão! Enquanto isso, as pessoas do grupo sem modificação na dieta melhoraram apenas cerca de quatro pontos, e 8% alcançaram a remissão.

Desde esse teste, uma meta-análise de 2019 do pequeno, mas crescente, corpo de publicações sobre o assunto confirmou que, mesmo para pessoas clinicamente não deprimidas, uma dieta rica em nutrientes (que incentive o peso saudável em especial) pode ter um efeito significativo na melhora do humor[37]. Combine isso com o poder bruto do exercício — detalhado no capítulo 4 — e você virará o jogo!

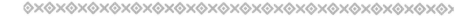

O Ionoma Que Se Foi

Você já olhou para um rótulo de Informações Nutricionais e ficou se perguntando de *que forma* você conseguirá obter todas as vitaminas e minerais de que precisa, todos os dias? Eu já. A realidade é que, mesmo para os mais preocupados com a saúde, alcançar uma nutrição adequada hoje pode ser um trabalho em tempo integral. Isso em parte ocorre porque, ao longo do tempo, nossa alimentação se tornou menos nutritiva. É o equivalente dietético da série de ficção científica de mistério *The Leftovers*, com a diferença de que são nossos nutrientes que se foram.

Não é segredo que as práticas agrícolas modernas colocam o volume como prioridade máxima. Da fertilização e irrigação à modificação genética, esses métodos geralmente visam a diminuir custos e aumentar a produção. Isso beneficia a saciação de necessidades básicas e alimenta a população faminta, mas o impacto que tem na nutrição proporcionada pelos nossos alimentos — seu *ionoma* — permanece em grande parte um mistério. Isto é, permanecia, até que Donald Davis, um bioquímico da Universidade do Texas, procurou quantificar isso.

O Dr. Davis comparou dados de 43 frutas e vegetais diferentes que estiveram disponíveis dos anos 1950 a 1999. Em um período de apenas 50 anos, ele observou "declínios confiáveis" em vários nutrientes, incluindo cálcio, fósforo, ferro, riboflavina, e vitamina C[38]. As reduções de alguns nutrientes foram substanciais; alguns tiveram declínios de até 38%, como foi o caso da riboflavina. Também conhecida como vitamina B2, é importante para a função cognitiva e humor saudáveis, e uma taxa baixa de riboflavina está ligada ao mal aproveitamento do ferro, a problemas de pele, estresse oxidativo e pressão alta, entre outras coisas.

Nossos métodos de cultivo não foram os únicos a sofrerem mudanças. O dióxido de carbono (CO_2) é naturalmente liberado na atmosfera por nossos oceanos, por nossa respiração quando expiramos e por meio de vários processos industriais de queima de gás e carvão. É também um nutriente utilizado pelas plantas para gerar energia. No passado, nossa atmosfera fornecia às plantas CO_2 suficiente para o crescimento equilibrado e densidade máxima de nutrientes. Desde a revolução industrial, o carbono atmosférico quase dobrou, saltando para uma concentração mais alta do que em qualquer outro momento nos últimos 400 mil anos. Sabemos que isso contribuiu para o aumento do nível do mar, mas que consequências isso pode ter causado em nossa produção?

Embora seja difícil medir o impacto total, *somos* capazes de quantificar o efeito do aumento dos níveis de CO_2 nas culturas alimentares graças a uma técnica chamada enriquecimento de dióxido de carbono no ar livre, também chamada por sua sigla em inglês, FACE. Essa técnica envolve explodir grandes áreas de terra com ar enriquecido com CO_2 e observar como as plantas cultivadas naquela terra se desenvolvem.

No passado, o FACE foi usado em várias culturas individuais, mas foi só quando um matemático e biólogo do Bryan College of Health Sciences chamado Irakli Loladze apareceu que o efeito líquido que os níveis crescentes de CO_2 têm em uma ampla gama de plantas foi quantificado.

Em 2014, o Dr. Loladze realizou uma meta-análise dos dados do FACE disponíveis para várias culturas, incluindo espinafre, rabanete, pepino, frutas vermelhas e vários tipos de arroz. Ele descobriu que, com o tempo, níveis elevados de CO_2 reduziam a concentração geral de 25 minerais importantes — incluindo cálcio, potássio, zinco e ferro — em 8% em média[39]. Ele também descobriu que a concentração de carboidratos em relação à de proteínas havia aumentado, diluindo ainda mais o valor nutritivo das culturas com mais amido e açúcar. Assim como os humanos, as plantas estão agora enfrentando sua própria variante de obesidade, que pode, por sua vez, estar contribuindo para a nossa!

"Culturas modernas que crescem mais e com mais velocidade não são necessariamente capazes de adquirir nutrientes com mais rapidez, seja por síntese ou por aquisição do solo", escreveu Donald Davis, bioquímico da Universidade do Texas, em um artigo de opinião no jornal comercial *Food Technology*[40]. Como resultado, as plantas em nossos pratos se tornaram mais importantes — e não menos. Ele continuou: "Nossas descobertas dão mais uma razão para se comer mais legumes e frutas, porque em relação a quase todos os nutrientes, eles continuam sendo nossos alimentos mais ricos". Aqui estão algumas maneiras testadas e verdadeiras de se maximizar a densidade de nutrientes de sua comida para evitar possíveis deficiências nutricionais.

Opte por Produtos Orgânicos, Se Possível

Não são apenas vitaminas e minerais que desapareceram. As plantas, que não tem a capacidade de lutar ou fugir da predação, produzem uma miríade de substâncias que usam para afastar roedores, pragas e infecções fúngicas. Muitos desses compostos, como os polifenóis, demonstraram agir a nosso favor. Plantas cultivadas organicamente, por não dependerem de pesticidas sintéticos, desenvolvem níveis mais altos desses compostos benéficos, em cerca de 30 a 40% — o equivalente a comer uma ou duas porções extras de frutas e legumes por dia[41]! Se você não puder comprar orgânicos, ou não os tem prontamente disponível em sua área, não deixe que isso seja uma barreira para comer mais vegetais frescos e não processados, mesmo que sejam cultivados convencionalmente. Apenas lembre-se de lavá-los bem antes de consumir.

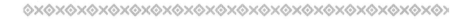

COMO LAVAR SEUS PRODUTOS

Enxaguar seus alimentos com água pura pode ajudar a reduzir os resíduos de pesticidas em sua superfície, mas estudos publicados recentemente mostraram que podemos tornar o enxágue ainda mais eficaz usando um truque simples. Ao simplesmente adicionar uma colher de chá de sal, vinagre ou bicarbonato de sódio à água, podemos tornar a lavagem até quatro vezes mais eficaz. Para conseguir reduzir resíduos ao máximo, você pode deixar suas frutas ou seus legumes de molho de dez a vinte minutos (o tempo usado pelos cientistas está nos estudos mencionados), mas sejamos honestos: na maioria dos casos, há pouca chance de que isso seja prático na maioria das vezes. Portanto, é provável que um minuto ou dois seja um tempo eficaz e, se estiver com pressa, simplesmente lave seus alimentos sob água corrente[42].

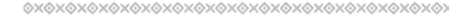

Coma uma Grande Porção de Salada Diariamente

Quer um cérebro mais jovem? Procure consumir uma grande porção de salada todos os dias, uma prática associada à redução do envelhecimento cerebral em até onze anos[43]. Recheie a salada com folhas verdes escuras como couve, espinafre ou rúcula e sempre inclua uma fonte de lipídios, como um ovo, um pedaço de peixe gordo, ou uma colher ou duas de azeite extravirgem. Isso permite a absorção de carotenoides (pigmentos vegetais) como luteína e zeaxantina, que são encontrados nas folhas. Enquanto um adulto comum de mais de 50 anos consome menos de 2 miligramas desses dois compostos diariamente, 6 miligramas por dia de luteína e zeaxantina somadas são essenciais para ajudar a prevenir a degeneração macular relacionada à idade, e 12 miligramas por dia podem melhorar sua memória, em parte, ao fornecer base à capacidade do seu cérebro de criar energia[44].

Aí vão algumas fontes fáceis de luteína e zeaxantina:

PRINCIPAIS FONTES VEGETAIS DE LUTEÍNA E ZEAXANTINA (L+Z):

Alimento (1 xícara, cozida)	Teor combinado de L+Z
Couve kale	24 miligramas
Espinafre	20 miligramas
Acelga Suíça	19 miligramas
Folhas de mostarda	15 miligramas
Couve galega	12 miligramas
Ervilhas	4 miligramas
Couve-de-bruxelas	2 miligramas
Milho verde	2 miligramas
Brócolis	2 miligramas

Lembre-se, para que esses poderosos compostos estimulantes do cérebro sejam absorvidos e, assim, utilizados pelo seu corpo, uma fonte de gordura deve ser consumida com eles. Essa é uma das razões pelas quais os abacates são um alimento quase perfeito para o cérebro — eles não são apenas uma fruta com baixo teor de açúcar e rica em potássio e fibras saudáveis para o coração, mas também fornecem luteína e zeaxantina, além de uma boa dose de gordura saudável para garantir que esses compostos não sejam descartados.

Depois de enriquecer a sua salada com folhas verdes, não há regras. Adoro adicionar sementes de girassol (que proporcionam uma dose poderosa de vitamina E, nutritiva para o cérebro) e ervas como coentro. Varie para não enjoar; existem infinitas possibilidades para fazer com que sua "salada gordurosa" diária não seja entediante!

Dane-se a Moderação, Busque Consistência

As pessoas que seguem o conselho de "comer tudo com moderação" tendem a ingerir menos alimentos saudáveis, como legumes, e mais alimentos não saudáveis, como carnes de animais alimentados com ração de grãos, sobremesas e refrigerantes[45]. Aqueles com as melhores dietas, na verdade, consomem uma variedade relativamente pequena de alimentos saudáveis. Não se sinta culpado ou entediado por comprar seus alimentos favoritos repetidamente, desde que incluam alimentos básicos como ovos, peixes gordurosos, folhas verdes escuras, carne de animais alimentados no pasto, legumes crucíferos e bulbosos como alho e cebola. Apresentarei itens adicionais na lista de compras no capítulo 7.

Incorpore uma Variedade de Produtos de Origem Animal e Vegetal

As pessoas têm habilidades variadas e clinicamente relevantes de absorver nutrientes de plantas ou para sintetizar nutrientes essenciais a partir de precursores vegetais. Dois exemplos disso são o ômega-3 à base de plantas, o ácido alfa-linolênico (ALA) e o betacaroteno. A conversão de cada um em suas formas utilizáveis (respectivamente os lipídios EPA e DHA e a vitamina A) é significativamente influenciada pelos genes, e muitas pessoas não são eficientes em fazê-lo. Ao consumir ômega-3 pré-formado (encontrado na carne bovina de gado alimentado em pastagens e peixes gordurosos) e vitamina A verdadeira (encontrada no fígado bovino e também em peixes gordurosos), você obtém a garantia de que esses nutrientes cruciais serão prontamente utilizados pelo seu corpo.

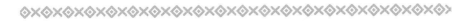

FÍGADO E MOLUSCOS OU CRUSTÁCEOS DE CONCHA: MULTIVITAMINAS DA NATUREZA

O fígado, seja de carne bovina ou de frango, contém uma enorme concentração de vitaminas e minerais, mas três deles em particular já fazem do fígado algo que vale a pena comer: vitamina B12, colina e vitamina A. Cada um desses nutrientes é essencial para um cérebro saudável e em nenhum lugar no supermercado eles estão mais concentrados — nem de uma forma tão facilmente utilizável pelo seu corpo e seu cérebro — do que no fígado. A vitamina A, por exemplo, pode ser obtida consumindo-se legumes alaranjados, que contêm betacaroteno, mas as habilidades para se conseguir absorvê-lo variam de pessoa para pessoa. No fígado, o nutriente está pronto para que seu corpo o utilize, no modo "plug-and-play".Procure fígado de animais orgânicos, alimentados em pastos ou criados livres de gaiolas.

Mariscos, ostras e frutos-do-mar de conchas também são um importante alimento para o cérebro, contendo grandes quantidades de vitamina B12 e zinco. Supondo que você não tenha alergia a frutos do mar, tente incorporar mariscos, ostras e caranguejos em sua dieta. O zinco, em particular, é fundamental para os processos que apoiam a função cerebral e a saúde mental e é facilmente absorvido através da carne desses animais. As leguminosas também contêm zinco, mas há um porém; elas também carregam compostos que inibem a absorção dessa substância.

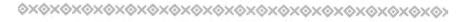

Atenha-se a Comidas de Ingrediente Único

Alimentos de verdade não têm lista de ingredientes; eles são os ingredientes. Como você já descobriu, os alimentos embalados tendem a ser hiperpalatáveis. Isso significa que eles geralmente combinam sal, gordura, açúcar e grãos refinados para induzi-lo a uma fome insaciável. Para piorar, esses alimentos são despidos de nutrientes essenciais, que são posteriormente adicionados de volta, geralmente de forma sintética e barata (o ácido fólico — a forma artificial do folato — é um exemplo perfeito disso, e muitas vezes é adicionado a alimentos refinados). Limite-se a alimentos sazonais de ingredientes únicos e aprenda técnicas de culinária simples, incorporando variedades de ervas, temperos e molhos para garantir toda a amplitude de nutrição que eles oferecem (darei algumas dicas iniciais no capítulo 7).

Amargo É Melhor

Você se lembra da primeira vez que experimentou café, cerveja ou vinho? Provavelmente não deve ter gostado muito por conta do sabor amargo. Mas muitas substâncias amargas de plantas, desenvolvidas para manter seres diminutos à distância, são potentes ativadores da saúde. Pense nos polifenóis picantes do azeite extravirgem, que conferem ao óleo seu poder anti-inflamatório, ou nos taninos do café, do chá e do vinho, que podem ter efeitos neuroprotetores e anticancerígenos. O trato digestivo pode até ter desenvolvido receptores específicos para gosto amargo, e ativá-los pode trazer benefícios que incluem redução da inflamação e melhor controle do açúcar no sangue[46].

Infelizmente, os sabores amargos (e os compostos benéficos responsáveis por eles) estão sendo eliminados de nossa produção atual; os produtores de alimentos os estão substituindo por concentrações cada vez mais altas de açúcar e amido, que são mais palatáveis (e isso ainda ocorre em cima do esgotamento *não intencional*, consequência das práticas agrícolas convencionais já mencionadas). Ainda assim, você pode procurar esses produtos amargos que melhoram a saúde em seu supermercado; tudo o que você precisa fazer é incorporar regularmente em sua dieta alimentos como gengibre, frutas silvestres, rúcula, folhas de dente-de-leão, cascas de frutas cítricas, açafrão, azeite extravirgem, cacau, chá e café.

Acabamos de cobrir a informação sobre *o que* comer — uma combinação de produtos ricos em nutrientes e produtos de origem animal produzidos adequadamente, em toda refeição. Mas *quando* você come pode ser igualmente importante, e esse é o tópico que abordarei no próximo capítulo.

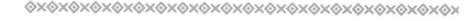

NOTAS DE CAMPO

> ➤ Porcarias hiperpalatáveis (pornografia bucal) sequestram os centros de recompensa do seu cérebro, dificultando a moderação do consumo, então esforce-se para evitá-las.
>
> ➤ Manter a insulina pulsante (ou seja, optando por comer alimentos ricos em carboidratos após exercícios físicos) pode não apenas mantê-lo sensível a ela, mas também promover uma distribuição saudável de açúcar.
>
> ➤ Evite óleos de grãos e sementes que contenham gorduras trans, que promovem inflamação sistêmica e danos colaterais aos tecidos.
>
> ➤ Não tenha medo do sal; salgue seus legumes a gosto.
>
> ➤ Maior consumo de proteína (o dobro da ingestão diária recomendada) favorece o crescimento e a manutenção da massa magra, que desempenha inúmeras funções de promoção da saúde e antienvelhecimento no corpo.
>
> ➤ Proteínas também podem ajudar na perda de peso, diminuindo a fome e aumentando o gasto calórico, ou seja, o efeito termogênico dos alimentos.
>
> ➤ Nossos alimentos estão se tornando menos nutritivos ao longo do tempo graças às práticas agrícolas que visam a maximizar a produção e aumentam o CO_2 na atmosfera. Por isso, compor sua dieta com alimentos ricos em nutrientes é especialmente importante.

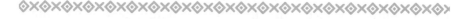

2

TEMPO É TUDO

> *Brenda Chenowith: Eu acho que o tempo das coisas é tudo.*
> *Nate Fisher: Eu acho que você pode estar certa.*
> – da Série de TV *Six Feet Under*

Ao longo de toda existência humana, nós reverenciamos o mundo natural. Isso está enraizado em nossos mitos mais sagrados; teólogos especulam que as grandes religiões do mundo são meras metáforas para elementos da natureza como o Sol e as estações. Muito antes do advento da iluminação artificial, celebrávamos a presença do Sol e temíamos sua ausência. A luz do dia (ou a falta dela) tem guiado todas as nossas ações, dos nossos ciclos de sono e de vigília até nosso comportamento de procriação, passando por nossos hábitos alimentares.

Infelizmente, o empreendedorismo humano fez com que alguns de nossos relacionamentos mais importantes se deteriorassem. No capítulo anterior, você viu como o advento da agricultura trocou o problema da escassez de alimentos pela produção de comida com base em alimentos convenientes e baratos, que são facilmente obtidos. Isso nos levou a taxas de obesidade e deficiências nutricionais sem precedentes. As páginas a seguir exploram outra das muitas relações que mudaram, que é a nossa relação com o tempo.

Nossas noites costumavam ser escuras, mas dominamos a escuridão com a iluminação artificial. Vamos pensar no avanço da tecnologia móvel: menos de uma década atrás, um celular mediano transmitia duas cores e tinha o brilho de uma lâmpada fraca. Hoje, nossos smartphones emitem milhões de cores, com brilho suficiente para iluminar uma sala inteira. Esse e outros fatores transformaram nosso mundo em algo equivalente a um cassino de Las Vegas, e deixou nosso corpo e cérebro perdidos nos horários. Mas como nos cassinos, "a casa" sempre vence, e pagamos essas dívidas com nossa saúde.

Este capítulo servirá para reorientá-lo em relação ao tempo. Como você logo descobrirá, estamos afinados evolutivamente para viver de acordo com um antigo ritmo diário. Examinaremos o poder da luz e da comida, dois sinais externos nos quais nosso corpo se baseia há milênios para saber em que hora do dia estamos. Hoje, essas variáveis foram quase colocadas de lado, mas são cruciais para que nosso corpo cronometre e otimize seus processos. Prepare-se para dar corda no relógio e ter um humor e uma digestão melhores, o peso certo e uma vida mais longa e saudável.

⊙ Ajustando Seu Relógio

Você tem música dentro de si.
— NEW RADICALS, na música "You get what you give"

Da mesma forma com que o Sol nasce e se põe todos os dias, você provavelmente também tem uma rotina diária. Acorda, esfrega os olhos e possivelmente vai ao banheiro. Vai à cozinha para tomar um pouco de água, e talvez ligue a cafeteira. Em algum momento você trabalhará, mantendo foco intenso por algumas horas até que seu estômago comece a roncar e você vá almoçar. Se não estiver preso no escritório, provavelmente fará um treino no meio da manhã ou no final da tarde. À noite, você dá uma relaxada, seja indo ao cinema ou conversando com uma pessoa querida no jantar. Dia após dia, realizamos certas tarefas de acordo com o horário.

De muitas formas, funcionamos no piloto automático, exibindo inclinações que existem desde que surgimos como seres humanos. Para nossos ancestrais, as horas de luz do dia compunham o período em que eles montavam acampamento, procuravam alimento, exploravam e caçavam. À noite, eles buscavam segurança, amontoando-se ao redor da fogueira com seus próximos para comer, contar histórias e dormir. Incontáveis milênios depois, ainda trabalhamos durante o dia e mergulhamos em histórias (filmes, teatro, livros e TV) à noite. Mais do que meras construções culturais, esses comportamentos têm bases biológicas que estão embutidas em nós, cultivadas ao longo de eras de vida na Terra.

O ritmo diário que nosso corpo segue é chamado de nosso ritmo circadiano, que deriva das palavras do Latim *circa diem*, ou "cerca de um dia". Quase todos os nossos 23 mil genes estão sujeitos à influência circadiana. E quem é o cronômetro mais potente do nosso ciclo de 24 horas? Uma pequena área do cérebro chamada *núcleo supraquiasmático*, ou NSQ. Do tamanho de meia bolacha de chocolate e com cerca de 20 mil neurônios, o NSQ é o relógio central do seu cérebro. Pesquisas começam a mostrar que nosso corpo é altamente influenciado por esse relógio, além de simplesmente acordar e dormir[1].

O NSQ fica nas profundezas do hipotálamo, uma região do cérebro que controla alguns de nossos impulsos mais fundamentais, como a fome, a sede e o instinto reprodutivo. Ele atua como o regulador metabólico e termostato principal do nosso corpo. E liga o cérebro ao resto do corpo através de sua influência sobre a glândula pituitária, que secreta hormônios. É uma estrutura tão antiga que pode ter existido de forma rudimentar antes mesmo da evolução do próprio cérebro. Tudo isso diz que o hipotálamo — e o NSQ que ele abriga — é fundamental para nossa sobrevivência.

O NSQ guia nossas inclinações diárias, monitorando a luz que entra pelos nossos olhos (por onde mais poderia entrar?). Existem inúmeras proteínas sensíveis à luz no olho; muitas delas comunicam informações visuais ao cérebro, criando as imagens que vemos. Mas uma proteína misteriosa chamada melanopsina se tornou um foco da pesquisa circadiana. Encontrada apenas em um pequeno número de células oculares que conversam diretamente com o NSQ, a melanopsina não está envolvida na visão e é sensível apenas à luz azul clara, que, historicamente, viria somente do sol. Aparentemente, ela serve apenas a um propósito: acertar o relógio interno do corpo.

Quando ativada pela luz brilhante, a melanopsina ajusta, ou *arrasta* consigo o NSQ, ancorando-o pela manhã e acionando o cronômetro que prepara nosso corpo para as várias tarefas do dia. Isso inclui a liberação de vários hormônios, como o cortisol e a testosterona, e ativação do peristaltismo, o movimento do material em nosso sistema digestivo (você já se perguntou por que a maioria das pessoas começa o dia com uma evacuação intestinal? Agora você sabe o porquê). E ela acelera a atividade metabólica, queimando os combustíveis armazenados para proporcionar força durante todo o dia e gerar uma reserva para algum excesso de calorias que você possa consumir.

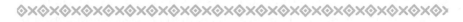

NÃO DORME MAIS COMO ANTES?

Mudanças que ocorrem nos olhos relacionadas à idade nos tornam menos sensíveis à luz ao longo do tempo. Aos 45 anos, uma pessoa tem cerca de metade da sensibilidade à luz para ancoragem circadiana do que tinha aos 10 anos de idade[2]. Isso pode explicar por que adultos mais velhos, mergulhados hoje no mundo desajustado e sem horários, sempre em funcionamento, são mais propensos a problemas de sono, e a razão pela qual a interrupção circadiana é tão comum em doenças relacionadas à velhice, como a Doença de Alzheimer e a doença de Parkinson. Para uma pessoa de meia-idade ou mais, será necessária mais exposição à luz diurna para que ela obtenha o mesmo efeito benéfico de ancoragem, mas isso pode melhorar significativamente seu sono à noite.

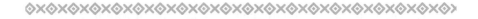

Felizmente, ajustar seu relógio principal é algo muito fácil, que pode ser conseguido, por exemplo, ao expor seus olhos à luz brilhante no início do dia. Pesquisas mostram que, para a melanopsina — a proteína sensível à luz — entrar no relógio do seu cérebro, o NSQ, é necessária cerca de meia hora de 1000 lux de luz (aproximadamente a iluminação de um dia nublado). Gaste um tempo recebendo a gloriosa luz do dia todas as manhãs, caminhando para o trabalho ou expondo-se numa grande janela sem óculos de sol, e saiba que a luz do sol é sempre suficiente para tocar seu ritmo circadiano adequadamente.

Mantendo Seu Relógio Ajustado

Por mais fácil que pareça se expor à luz matinal, o americano médio agora passa 93% de sua vida em ambientes fechados[3]. Isso não apenas tornou o rompimento do ciclo circadiano um problema generalizado, mas também é a razão pela qual *manter* esse ritmo se tornou um dos desafios centrais da vida moderna. Seja por falta de luz suficiente durante o dia, ou por claridade excessiva à noite, a luz artificial vem levando a necessidade de equilíbrio e rotina do nosso corpo para o buraco, fazendo com que todos nós vivamos em perpétuo estado de *jet lag*.

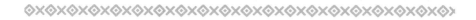

VAI FAZER CIRURGIA? FAÇA DEPOIS DO MEIO-DIA

O processo curativo é um dos mais recentes mecanismos corporais a ser associados ao nosso relógio de 24 horas. Em um estudo com seiscentas pessoas que fizeram cirurgia aberta de coração, o risco de um evento cardíaco pós-operatório foi reduzido pela metade entre os pacientes que passaram pelo procedimento à tarde, em comparação com aqueles que fizeram a cirurgia pela manhã. E os pacientes que foram operados à tarde tiveram menos danos ao tecido cardíaco. O que pode explicar essa impressionante observação? Os próprios cirurgiões são influenciados pelos ritmos circadianos, e o tempo de reação e a coordenação manual-visual tendem a ser melhores à tarde. Mas também houve evidências de ativação de centenas de genes ajustados ritmicamente nos próprios pacientes, alguns desempenhando um potencial papel na maior probabilidade de danos nos tecidos pela manhã. "Como resultado, marcar cirurgia cardíaca à tarde pode ajudar a reduzir o risco de uma pessoa sofrer danos cardíacos após a operação", disse David Montaigne, cardiologista e principal autor do estudo[4].

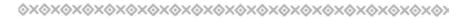

Quando o sol se põe, o NSQ normalmente sinaliza para a glândula pineal começar a liberar melatonina, o hormônio indutor do sono, quase um coquetel bioquímico de boa noite. Esse processo raramente era perturbado na vida dos nossos ancestrais, quando as luzes mais brilhantes da noite vinham de estrelas distantes, de uma fogueira ou da lua — e nenhuma delas é suficientemente clara para afetar a liberação de melatonina. Hoje, dispositivos emissores de luz, como TVs e smartphones, podem facilmente atingir um brilho capaz de despertar nosso NSQ. Isso faz com que nosso corpo pense que é dia quando não é, e o cérebro suprime a melatonina como resultado.

A seguir estão alguns ambientes comuns e as intensidades de luz esperadas de cada um. Observe que a iluminação em um supermercado ou uma farmácia pode facilmente atingir a intensidade necessária para resetar seu relógio circadiano; portanto, se um lanche tarde da noite estiver nos seus planos, saiba que isso pode afetar seu sono.

INTENSIDADES DE LUZ TÍPICAS:

Lua cheia, céu noturno claro	25 lux
Luz fraca	5-50 lux
Luz da sala	200 lux
Escritório	500 lux
Academia	750 lux
Supermercado/drogaria	750–1000 lux
Local aberto, dia nublado	1000–10.000 lux
Dia ensolarado, na sombra	50.000 lux
Sol brilhante	100.000 lux

Intensidade mínima para ativação circadiana = 1000 lux

Embora possa ser mais conhecida por nos ajudar a relaxar, a melatonina não é apenas um hormônio do sono; ela desempenha um papel fundamental nos poderes curativos abrangentes do sono. Alguns de seus efeitos na saúde foram demonstrados quando os pesquisadores deram melatonina suplementar a pacientes com diabetes tipo 2. Comparado ao placebo, três meses de suplementação com 10 mg por dia de melatonina melhoraram os marcadores de inflamação, estresse oxidativo, controle de açúcar no sangue e outros indicadores de riscos de doenças[5].

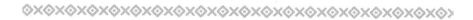

COMO A LUZ ARTIFICIAL PODE ENGORDAR

A melatonina não é apenas a solução para um sono e uma saúde melhores; ela também pode queimar a gordura corporal que persiste no corpo. A melatonina aumenta e ativa o tecido adiposo *marrom* do seu corpo, um tipo raro e benéfico de gordura que — ao contrário da gordura branca que se acumula ao redor de nossas cinturas e em outros lugares — queima calorias e secreta hormônios poderosos que ajudam na saúde metabólica[6]. Já sabemos que a obesidade está ligada a um sono ruim e à saúde precária; negligências em relação a essa poderosa via metabólica podem ser outra explicação. Permita que a melatonina seja liberada à noite sem impedimentos — isso estimulará níveis saudáveis de gordura marrom e também o ajudará a dormir melhor (mais sobre o tecido adiposo marrom e outras maneiras de aumentá-lo no próximo capítulo).

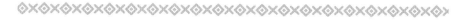

A melatonina também regula um processo chamado *autofagia*. É como uma versão do método de arrumação KonMari para a biologia, pelo qual componentes celulares velhos e danificados são reciclados (como o método manda, você se pergunta, "essas mitocôndrias velhas e desgastadas despertam sua alegria? Não? Bem, então... *Sayonara!*"). Mais do que apenas um mecanismo de organização, a autofagia é vital para a saúde e longevidade celular. Certas doenças podem surgir quando proteínas disfuncionais que *deveriam* ser descartadas não o são. A Doença de Alzheimer e a doença de Parkinson são dois exemplos clássicos em que o lixo de proteínas se acumula no cérebro. E embora a interrupção circadiana não tenha sido estabelecida como uma força causadora dessas duas doenças, não é de surpreender que elas estejam ligadas a interrupções na função do relógio interno.

A Doença de Alzheimer e a Doença de Parkinson compartilham outra linhagem comum: o DNA danificado, que são mutações ou quebras nas cadeias do material genético que te tornam quem você é. Ao longo do tempo, um certo grau de dano ao DNA lentamente ocorre, e, felizmente, a melatonina promove o reparo[7]. Interferências a esse hormônio do sono, no entanto, dificultam esse processo. Ao simultaneamente aumentar uma fonte principal de dano ao DNA (o estresse oxidativo) e reduzir a capacidade do seu corpo de se defender, a interrupção circadiana não apenas acelera o envelhecimento e a deterioração do cérebro, mas também pode promover a formação de tumores. Isso pode explicar por que pessoas que trabalham em turnos alternados, que representam 20% da força de trabalho global e sofrem interrupções circadianas regulares, têm aparentemente uma maior propensão a certos tipos de câncer[8].

Felizmente, nosso cérebro produz toda a melatonina de que precisamos, desde que não interfiramos nisso. Se começarmos todos os dias com luz natural brilhante (idealmente do sol) e terminarmos com a redução dela, estimulamos a liberação ideal de melatonina, o que ajuda a combater processos que levam à inflamação, ao câncer, a problemas de autoimunidade, a doenças cardíacas e à neurodegeneração[9]. Aqui vão algumas outras maneiras de garantir que seu ritmo circadiano (e a liberação natural de melatonina) continue firme:

> **Limite o consumo de cafeína à tarde.** A cafeína afeta o cérebro da mesma forma que a luz intensa[10]. Muitos de nós possuem diferenças genéticas que levam a taxas mais lentas do metabolismo da cafeína, o que exige cautela daqueles que gostam de consumi-la depois das 14h. Determine 16h como horário-limite absoluto.

> **Use óculos bloqueadores de luz azul antes de dormir.** Tem uma leva de trabalho para fazer à noite? O uso de óculos com lentes de cor âmbar por duas a três horas antes de dormir demonstrou reduzir a supressão de melatonina induzida pela luz em 58%[11]. Você pode acessar http://maxl.ug/TGLresources para conferir sugestões desses óculos (conteúdo do site em inglês).

Tempo É Tudo ◀ **61**

- **Use o Night Shift ou um aplicativo de bloqueio de luz azul semelhante em seu smartphone e seus computadores.** Eles aquecem as cores de seus aparelhos e removem os tons de azul mais frios. Configure-os para serem ativados automaticamente após o pôr do sol no tom mais quente.

- **Diminua o brilho de suas TVs e dispositivos.** A maioria das TVs, computadores e smartphones permitem que se altere o brilho. Mantenha-os na configuração mais confortável à noite.

- **Use luzes noturnas de cor âmbar em sua casa.** Essas lâmpadas baratas podem ser colocadas em seu banheiro, cozinha e outras partes da casa visitadas com frequência para reduzir o uso de luzes mais brilhantes à noite.

- **Consuma alimentos ricos em luteína e zeaxantina.** Em um estudo controlado por placebo, esses dois pigmentos vegetais solúveis em lipídios demonstraram reduzir o cansaço visual, a fadiga e as dores de cabeça resultantes de se ficar na frente de telas de eletrônicos[12]. A qualidade do sono também melhorou significativamente. Entre os alimentos ricos em luteína e zeaxantina estão a couve, o espinafre, o abacate e gema de ovos orgânicos ou caipiras.

- **Consuma alimentos ricos em vitamina A.** A melanopsina — seu principal controlador de tempo — é uma proteína à base de vitamina A. Procure consumir vitamina A principalmente de fontes animais, como fígado, salmão, truta, cavala e ovos, e também de legumes alaranjados, como cenoura e batata-doce.

- **Evite exercícios tarde da noite.** Exercite-se quando puder, mas se tiver escolha, tente evitar exercícios intensos duas horas antes de dormir. Eles são excitantes para o sistema nervoso e podem adiantar seu ritmo circadiano, fazendo com que você fique menos alerta no dia seguinte[13].

- **Consuma gordura DHA em quantidade adequada.** O DHA é um importante ácido graxo ômega-3 encontrado no salmão pescado e suas ovas, em ovos enriquecidos com ômega-3 ou de galinhas criadas livres de gaiolas e carne de gado que pasta livremente. Também pode ser proporcionado por óleo de peixe ou de algas de alta qualidade. Ratos com deficiência de DHA tiveram uma supressão da secreção de melatonina, que foi normalizada com a suplementação do DHA.[14]

Eu adicionei alguns outros truques para otimizar o sono de forma mais geral na página 58.

⊕ A Cozinha Está Fechada

O NSQ influencia todos os órgãos do corpo por meio de hormônios, mensageiros químicos de longo alcance, que ele diz para glândulas das proximidades liberarem no sangue. Mas nossos órgãos internos têm seus próprios relógios menores, que funcionam com seu próprio temporizador de 24 horas. Idealmente, gostaríamos que todos esses relógios fossem sincronizados. Mas, assim como nosso relógio principal, nossos relógios periféricos não são respeitados no mundo moderno. A razão? A disponibilidade quase constante de alimentos.

A pessoa mediana come o dia todo, normalmente consumindo três grandes refeições e fazendo lanches e consumindo bebidas açucaradas e cheias de calorias entre elas. A maioria das pessoas passa todo o período de dezesseis horas em que estamos acordados digerindo e metabolizando alimentos. Até autoridades nutricionais nos aconselham a manter o açúcar no sangue "equilibrado" fazendo várias pequenas refeições ao longo do dia, mas esse padrão de consumo de alimentos não apenas está associado a níveis mais elevados de fome e do índice de massa corporal (uma medida de obesidade), como também pode ser a base da epidemia moderna de diabetes tipo 2 e doenças crônicas associadas[15].

Quando o Sol começa a se pôr, o NSQ passa a desacelerar os processos que dão base às atividades associadas à luz do dia, incluindo a alimentação. Com a melatonina começando a subir, e o cortisol, o hormônio do despertar do seu corpo, atingindo seu ponto mais baixo durante o dia, o metabolismo — seu maquinário de geração de energia — desacelera. Comer dentro dessa janela de tempo causa assincronia entre seus relógios periféricos e o NSQ. Se isso acontecesse de vez em quando, não seria grande coisa. Mas comer antes de ir para a cama regularmente pode levar ao ganho de peso e problemas de saúde.

O efeito mais imediato do lanche da meia-noite acontece na digestão. À medida que a noite avança, a "cozinha" do corpo fecha; menos sucos digestivos são produzidos e as contrações que empurram os alimentos através do trato digestivo (os movimentos peristálticos) começam a diminuir. O trânsito mais lento de uma refeição ou lanche noturno significa maior tempo para o alimento no intestino delgado, o que pode levar à fermentação excessiva pelas bactérias que ali residem. Isso pode ter inúmeras consequências, como gases dolorosos (gases normalmente não são produzidos em grau significativo no intestino delgado), inchaço, constipação e até mesmo supercrescimento bacteriano nessa parte do intestino, ou SBID.

À medida que o dia passa, nosso corpo também se torna menos eficaz no processamento de carboidratos e açúcar, um fenômeno às vezes chamado de "diabetes da tarde"[16]. Isso não deveria ser uma surpresa: o começo da noite se destina ao reparo e à liberação em vez de armazenamento e crescimento, embora armazenamento e crescimento sejam exatamente o que os carboidratos e o açúcar promovem por meio da estimulação do hormônio insulina. Esse hormônio se torna menos eficaz à noite, o que causa um impacto negativo na forma como nosso corpo lida com o açúcar.

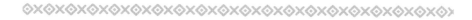

PERGUNTAS FREQUENTES

P: Comer à noite me fará engordar?

R: O equilíbrio calórico geral determinará seu peso, mas, embora as calorias não sejam mais importantes à noite, ataques noturnos à geladeira podem afetar negativamente os hormônios que regulam a fome e o gasto de energia. Isso pode fazer com que você coma mais calorias e queime menos, incentivando assim o ganho de gordura ao longo do tempo[17]. Há, também, outras desvantagens de se comer tarde da noite. À medida que o dia avança, também nos tornamos menos sensíveis à insulina. Isso significa que comer uma refeição rica em carboidratos à noite pode fazer com que o açúcar no sangue permaneça elevado por mais tempo do que ficaria, para a mesma quantidade de carboidratos consumidos durante o dia. Como mencionei no capítulo 1, açúcar no sangue cronicamente elevado causa estragos por dentro — principalmente nos vasos sanguíneos que vão para o cérebro. Um assalto à geladeira tarde da noite vez ou outra, tudo bem (todos nós fazemos isso), especialmente se você estiver dormindo bem, sem estresse e fazendo exercícios regularmente. Mas tente não fazer disso um hábito.

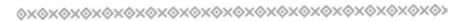

Quantas refeições noturnas são necessárias para que as consequências metabólicas sejam sofridas? Não muitas. Três dias de desalinhamento podem causar resistência à insulina, a marca registrada de diabetes tipo 2, e até mesmo uma única refeição noturna (a partir das 23h) pode nos deixar mais deficientes no manuseio da glicose no dia seguinte. Se você está tentando manter um nível equilibrado de energia e fome no dia (e evitar riscos para o cérebro e o sistema cardiovascular), considere jantar mais cedo na noite anterior.

Além de promover um caos metabólico, elevar os níveis de insulina à noite — algo facilmente conseguido com sobremesas doces e lanches ricos em amido — também pode prejudicar as melhores tentativas do seu corpo de se manter jovem. Um hormônio que se torna acentuadamente elevado à noite é o hormônio do crescimento (GH). Em adultos, o GH tem sido elogiado por seu potencial de antienvelhecimento, pois ajuda a gerar o colágeno (que é importante para ter pele e articulações saudáveis) e preservar a massa magra. Ele também dá base a uma função cognitiva saudável e desempenha um papel no aspecto rejuvenescedor do sono de boa qualidade. Infelizmente, o GH e a insulina têm efeitos opostos, e altos níveis de insulina suprimem a liberação de GH.

Para ser claro, a pesquisa sobre o ritmo circadiano de nutrientes é nova e está evoluindo, mas experimentos em animais e humanos validam a ideia de que quando você come pode ser tão importante quanto o que você come. Um líder no centro desta pesquisa é Satchidananda "Satchin" Panda, do Salk Institute for Biological Sciences de La Jolla, na Califórnia. O Dr. Panda estuda como os relógios celulares trabalham uns com os outros pelo corpo. Ele notavelmente fez parte da equipe que descobriu a proteína sensível à luz melanopsina, e seu laboratório (que tive o prazer de visitar em 2018) agora está estudando como os vários relógios do corpo trabalham juntos para influenciar o armazenamento de gordura, as doenças e o próprio envelhecimento.

Semelhante a nós, os camundongos normalmente comem durante uma certa parte do dia, o que torna a espécie uma boa candidata para a pesquisa circadiana. O Dr. Panda queria saber o que aconteceria se ele interrompesse seus ritmos diários, simulando o que os humanos modernos experimentam regularmente. Ele e sua equipe pegaram dois grupos de camundongos e deram a eles exatamente as mesmas dietas, pensadas para imitar a dieta americana padrão que promove a obesidade. A única coisa que diferia entre os dois grupos era *quando* os camundongos tinham acesso a esse alimento.

Alguns camundongos tiveram acesso à comida 24 horas por dia, enquanto outros só durante a noite (quando eles normalmente saem para buscar alimento e comer). Os resultados do experimento foram surpreendentes. Enquanto os ratos que comiam 24 horas por dia se tornaram obesos e não saudáveis, o grupo que só teve acesso à comida dentro de uma janela noturna de 8 a 12 horas acabou magro e saudável. Os dois grupos consumiram o mesmo número de calorias (e a mesma mistura de gorduras e açúcares não saudáveis), mas, após dezoito semanas, os camundongos do grupo de alimentação noturna pesavam 28% menos, e tinham 70% menos gordura corporal. Independentemente do que comiam, manter seu horário natural de alimentação noturna os protegeu contra a obesidade e deu um impulso à sua saúde[18].

Agora, humanos não são camundongos, mas os sinais apontam para uma direção semelhante quando se trata de pessoas que praticam alimentação com restrição de tempo. Vários pequenos testes mostraram que apenas jantar mais cedo pode melhorar o açúcar no sangue e a pressão arterial, independentemente do peso perdido[19]. Pode até ajudar a combater o câncer. Um estudo da Espanha envolvendo mais de 4 mil pessoas descobriu que jantar mais cedo (antes das 21h ou pelo menos duas horas antes de dormir) reduziu o risco de câncer de mama e próstata em 20%[20]. Um estudo da UCSD resultou em descobertas igualmente promissoras, nesse caso para recorrência de cânceres. O estudo envolveu 2.400 mulheres com câncer de mama em estágio inicial e descobriu que o jejum noturno de menos de 13 horas estava associado a um risco 36% maior de recorrência, em comparação a treze horas ou mais de abstenção alimentar ao longo da noite[21]. Também houve uma tendência para um aumento da mortalidade aos indivíduos que comiam tarde da noite.

Embora sejam necessárias mais pesquisas para esclarecer quem se beneficiará mais com a alimentação com restrição de horário, é encorajador pensar que aqueles com acesso limitado a alimentos saudáveis podem melhorar sua saúde simplesmente honrando os ritmos inatos do corpo. No entanto, comer 24 horas por dia é um fenômeno novo para *todos* nós, impulsionado por uma abundância de alimentos que seria inconcebível para nossos ancestrais caçadores-coletores. Felizmente, a solução é simples: se puder, evite comer por duas a três horas antes de dormir. Claro, água e chás de ervas como camomila não adoçados são bons.

⮕ Detonando o Café da Manhã

A seção anterior foi sobre os perigos de comer tarde da noite, o que pode fazer com que seus relógios periféricos acreditem que seja dia no momento que não for. Isso pode enviar mensagens contraditórias para o NSQ, o relógio-mestre do corpo. As consequências podem ser má digestão, ganho de gordura, envelhecimento acelerado e possivelmente até certos tipos de câncer. Mas o que podemos dizer sobre nossa refeição matinal — a refeição mais *importante* do dia, segundo os fabricantes de cereais?

Assim como o NSQ faz na segunda metade do dia, ele também tem planos para as nossas manhãs. A melatonina circulante deve estar em níveis mínimos quando acordamos, apesar de que se você usar um despertador para se levantar, não é improvável que o nível do hormônio, que atinge o pico no meio da noite de sono, ainda esteja elevado. Essa melatonina matinal residual pode prejudicar o controle da glicose em um momento do dia em que deveria estar no pico. (Cientistas demonstraram isso quando deram um suplemento matinal de melatonina a um pequeno grupo de indivíduos. A glicose no sangue disparou e permaneceu elevada por mais tempo após um teste oral de tolerância à glicose em comparação com o placebo[22]). Por esse motivo, é provavelmente aconselhável esperar uma hora depois de acordar para fazer sua primeira refeição, especialmente se você usar um alarme para despertar.

O cortisol é outro hormônio intimamente ligado ao nosso ritmo de 24 horas. Embora seja comumente lembrado como sendo um hormônio de estresse, também é o hormônio do "despertar" do corpo e promove a energia e um estado alerta. Seu nível começa a subir pouco antes de você acordar, atingindo o pico cerca de 45 minutos depois, e então inicia um declínio que continua ao longo do dia. Para energizar sua manhã, o cortisol ajuda a quebrar e disponibilizar vários combustíveis. Ele tem esse efeito em todos os tecidos do corpo, mas, em parte devido ao ambiente com baixo nível de insulina da manhã, o cortisol atua principalmente em seu tecido adiposo[23]. Isso cria uma oportunidade de queima de gordura que qualquer atividade física matinal acelerará[24].

Infelizmente, quando consumimos alimentos ricos em amido ou açucarados imediatamente ao acordar, como uma tigela de mingau de aveia ou um copo de suco de laranja, isso aciona os freios na liberação de gorduras, fazendo com que o cortisol continue a exercer seu efeito desmontador em todos os lugares, *menos* no tecido adiposo. Assim, o ambiente hormonal rico em cortisol e insulina tem o infeliz efeito de ajudar a redistribuir seu peso de músculo para gordura.

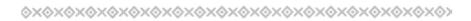

COMO O ESTRESSE CRÔNICO TORNA VOCÊ UM "MAGRO GORDO"

Pessoas que estão sempre estressadas tendem a desenvolver abdomens em forma de maçã. Isso acontece pela seguinte razão: o estresse crônico faz com que o cortisol, um hormônio do estresse, se torne cronicamente elevado. Quando estamos estressados, também tendemos a buscar carboidratos de digestão rápida para nos acalmar. O excesso de cortisol combinado com a insulina elevada pelos carboidratos corrói nossa massa magra e faz com que armazenemos gordura. É por isso que pessoas cronicamente estressadas tendem a ser "gordas magras". Embora o termo possa fazer você rir, não é nada engraçado; a gordura, que o estresse crônico faz com que você armazene, é principalmente a perigosa gordura visceral (criando a forma de maçã na barriga). Essa gordura inflamatória envolve seus órgãos vitais e aumenta o risco de diabetes, doenças cardíacas e encolhimento do cérebro.

A janela de queima de gordura matinal também é o motivo pelo qual muitas pessoas geralmente acordam em um estado leve de cetose. Os corpos cetônicos, um subproduto do metabolismo da gordura, são uma fonte útil de combustível para o cérebro, que mencionei na página 23. A disponibilidade de cetona no início do dia pode parcialmente explicar por que tendemos a sentir uma sensação de clareza pela manhã, e a produção de cetona para, assim que o café da manhã em sua forma mais comum (cereais, pães e torradas, por exemplo) é consumido.

Se você gosta do café da manhã, fique à vontade para comê-lo, mas saiba que não há necessidade biológica de uma refeição no início da manhã. Da mesma forma como comer tarde da noite, o café da manhã é uma construção moderna, e seu status de refeição "mais importante do dia" foi implantado na mente moderna em grande parte pelos fabricantes de porcarias. Sinta-se à vontade para definir seu próprio horário e aproveitar sua primeira refeição do dia uma ou duas (ou três) horas depois de acordar. Isso ajudará a maximizar a sua queima de gordura, entre outras coisas positivas.

Antes de seguir em frente: depois que você encontrar uma rotina que funcione, atenha-se a ela. Um estudo publicado na revista *Obesity* descobriu que pular o café da manhã levava a níveis mais altos de fome e manipulação de glicose menos eficiente (incluindo níveis mais altos de insulina), mas *somente* para aqueles que tomavam café da manhã regularmente[25]. Então, ao mesmo tempo em que podemos não ter necessidade daquela refeição matinal específica, podemos de fato precisar de regularidade nas refeições. Opte por mais proteínas (ovos são um ótimo exemplo), legumes fibrosos ou uma grande porção de salada "gordurosa", que garantem a saciedade e fornecem energia para o dia sem efeitos negativos. E lembre-se, a consistência esculpe montanhas.

⊕ Estação do Rejuvenescimento

Quando se trata de desacelerar o relógio, o prolongamento da vida é realmente possível. Mas qual é a pegada? Há dois pontos: isso envolve restrição calórica, e é algo que só foi demonstrado com sucesso em animais de laboratório. Estudar a longevidade em humanos é um pouco mais desafiador. Não dormimos em laboratórios, vivemos muito mais e gostamos de comer (correção: nós *adoramos* comer). Assim, enquanto a maioria de nós optaria alegremente por um aumento de 40% em nossa expectativa de vida, como os ratos de laboratório que foram privados de alimento parecem conseguir, nós precisamos de um caminho melhor para chegar lá[26].

Felizmente, pesquisadores da longevidade começaram a procurar *imitadores* da restrição calórica — compostos ou estratégias que podem *imitar* os efeitos benéficos da restrição calórica prolongada, mas sem o sofrimento que a acompanha. Alguns candidatos à base de alimentos que surgiram incluem o *resveratrol*, o antioxidante encontrado no vinho tinto; a *fisetina*, encontrada em morangos e pepinos; e a *curcumina*, encontrada na cúrcuma. A mais promissora de todas, porém, pode derivar de uma prática tão antiga quanto a própria humanidade: o jejum.

Para a maioria dos animais, o jejum periódico ocorre naturalmente como consequência de um suprimento imprevisível de alimentos. Por quase toda a história humana, não fomos diferentes. Antes da revolução agrícola, a refeição seguinte era sempre um grande ponto de interrogação. Como resultado, o corpo de nossos ancestrais caçadores-coletores (e esse que herdamos) se adaptaram para permanecer fortes e resistentes diante da escassez de alimentos. Avancemos rapidamente para a relativa abundância do mundo pós-agrícola, e quase todas as grandes religiões endossaram o jejum como um meio de limpar nosso espírito e alcançar nosso eu superior. Uma coisa com que eles não contavam era que, inadvertidamente, também proporcionavam às células e aos órgãos uma limpeza completa.

Mas como as células do corpo sabem quando decidimos jejuar? Responder a essa pergunta vem sendo uma missão crítica para os pesquisadores da longevidade. Por quê? Porque se formos capazes de encontrar o sinal que diz às nossas células que "a comida está escassa", poderemos ativá-lo quando decidirmos e colher os inúmeros benefícios celulares resultantes. Além disso, seríamos capazes de fazê-lo *sem* nos comprometer com uma vida triste de fome.

O principal sensor de nutrientes que nosso corpo usa para avaliar se estamos ou não em um estado de privação de calorias é — encha a boca para falar — a proteína quinase ativada por monofosfato de adenosina, ou AMPK. A AMPK detecta a disponibilidade geral de energia

70 ➤ VIDA GENIAL

(ou seja, de calorias). Você pode ter ouvido falar do trifosfato de adenosina, ou ATP, que age como a moeda de troca básica de energia das células. Em circunstâncias normais, geramos ATP para atender às demandas de nossa atividade. Mas quando o ATP não pode ser reposto suficientemente rápido, como durante uma restrição calórica ou exercícios de alta intensidade, o monofosfato de adenosina, ou AMP, acumula-se na célula. O AMP é uma versão do ATP decrescido de energia, e muito AMP leva à ativação da AMPK.

A AMPK comanda a coordenação da resposta do corpo à súbita falta de energia. Promove maior queima de gordura, um melhor manuseio da glicose, aumento da sensibilidade à insulina e redução da inflamação. Também *diminui* a síntese hepática de gorduras como colesterol e triglicerídeos[27]. E, como as funções da AMPK incluem garantir que suas células estejam melhor preparadas para a próxima vez, ela estimula a criação de novas mitocôndrias saudáveis geradoras de energia (a disfunção dessas pequenas usinas de energia está associada ao envelhecimento e a inúmeras doenças relacionadas à idade). É por isso que ativar a AMPK é considerado um poderoso estímulo para as propriedades de prolongamento da vida oriundas da restrição calórica.

Outros Potenciais Ativadores de AMPK:

Astaxantina (em óleo de krill e salmão pescado)

Berberina

Café

Calor (por exemplo, saunas)

Metformina (um medicamento para diabetes tipo 2)

Quercetina (em alcaparras e cebolas)

Cogumelo Reishi

Exposição ao frio

Curcumina (em cúrcuma)

Azeite extravirgem

Chá verde

Resveratrol

Sulforafano (em vegetais crucíferos)

Vinagre

O que você pode fazer para ajudar a ativação da AMPK? Restrição calórica, é claro. Fora isso, o treinamento de alta intensidade com intervalos, que descrevo em detalhes a partir da página 130, é um potente ativador de AMPK, justamente porque cria um estado temporário de privação de energia. E novas pesquisas sugerem que algumas horas de jejum diário também podem ativar esse caminho. Simplesmente comendo com menos frequência, permitimos que a AMPK seja ativada, enquanto comer sem parar por todo o dia mantém a AMPK perpetuamente subjugada. Evite alimentos nas primeiras duas (ou três) horas após acordar, e evite comer por duas a três horas antes de dormir (convenientemente, estas são exatamente as mesmas recomendações anteriores em relação ao seu ritmo circadiano de nutrientes.)

➜ Desacelerando o Relógio

Para um animal, não ter energia suficiente disponível está entre as preocupações mais urgentes, e a forma como o corpo responde a isso pode significar a diferença entre a sobrevivência e a inanição. Então, quando a AMPK é ativada, ela envia o bat-sinal que alerta outros recursos envolvidos para ajudá-lo a perseverar. Hoje descrevemos esses efeitos como sendo "antienvelhecimento", mas durante a maior parte da história humana, essas precauções aconteciam simplesmente para nos manter vivos.

Um recurso que a AMPK estimula é a família de proteínas FOXO. Foi proposto que uma delas, a FOXO3, seja uma proteína de longevidade. Ela aumenta a resistência ao estresse (algo importante, se você deseja viver muito tempo) e pode ajudar a prevenir doenças relacionadas à idade, incluindo doenças cardiovasculares, diabetes tipo 2, câncer e doenças neurodegenerativas. Algumas pessoas sortudas têm genes que tornam sua FOXO3 mais ativa, e elas têm chances marcadamente maiores de viver até cem anos. Com esses genes ou não, você pode ativar a FOXO3 com a mesma facilidade.

Para que a FOXO3 seja ativada, ela precisa de um sinal, e a AMPK é exatamente isso. Enquanto comer 24 horas por dia mantém a AMPK cronicamente desativada, restringir sua janela de alimentação para 8 a 12 horas todos os dias incentiva a AMPK a aumentar — e, em seguida, a FOXO3 (que também é sensível à insulina, que age como um sensor de nutrientes para disponibilidade de glicose e é comentado nas páginas 20 e 21. Ao manter a insulina dentro de uma faixa normal e saudável com uma dieta com baixo teor de carboidratos, entre outras coisas, permitimos que a FOXO3 saia da toca).

Finalmente, temos a mTOR, que pode ser a proteína antienvelhecimento mais potente de todas. A mTOR foi descoberta décadas atrás, enquanto os cientistas investigavam por que um estranho composto bacteriano descoberto na Ilha de Páscoa parecia exibir poderosos efeitos anticancerígenos. Ele aparentemente inibia uma proteína do corpo envolvida na proliferação celular, cujos níveis são aumentados no câncer. O composto foi denominado rapamicina por causa de Rapa Nui, o nome polinésio para a ilha onde foi descoberto, e seu alvo, a proteína anticancerígena, passou a ser conhecido como mTOR, ou alvo mamífero da rapamicina[28].

A mTOR promove o armazenamento e o crescimento. Assim como com a insulina, isso pode ser altamente benéfico quando esse crescimento ocorre em seu tecido muscular, o que a mTOR ajuda a fazer. É também um fator importante na formação de sinapses — as conexões entre as células cerebrais — e neuroplasticidade, que é a capacidade do seu cérebro de mudar ao longo do tempo. Todos esses processos requerem crescimento regulado pela mTOR. Mas a ela também tem um lado sombrio.

Muita atividade ligada à mTOR vem sendo associada ao autismo, a convulsões e a certos tipos de câncer[29]. Ela pode até mesmo acelerar o envelhecimento. Quando ativada, é a guardiã central do processo de limpeza da casa conhecido como autofagia. A autofagia elimina componentes celulares velhos e danificados, como mitocôndrias antigas — os geradores de energia de suas células — abrindo caminho para a criação de novas usinas de força. Mas por estar preso em um estado sempre ativo, esse processo de rejuvenescimento é bloqueado. Podemos ver isso acontecer em camundongos velhos, cuja vida pode ser estendida em até 60% pela inibição da mTOR com rapamicina[30]. No entanto, a rapamicina não é um presente gratuito e seu uso crônico está associado a inúmeros efeitos colaterais como resistência à insulina, a marca registrada do diabetes tipo 2. Isso nos leva à questão: existe uma maneira mais saudável de se inibir a mTOR?

SEUS SENSORES DE NUTRIENTES MAIS IMPORTANTES:

Sensor	Papel	Efeito do jejum	Benefícios
Insulina	Responde a carboidratos e a proteínas em menor grau.	↓	Libera a gordura armazenada para uso por órgãos como coração, olhos e músculos. Proporciona a geração de cetonas para serem usadas pelo cérebro.
mTOR	Responde à proteína dietética e à energia geral.	↓	Acelera a autofagia; proteínas, células e organelas desgastadas ou danificadas são recicladas.
AMPK	Responde à disponibilidade geral de energia (gordura e carboidratos) ou à falta dela.	↑	Aumenta a sensibilidade à insulina, estimula a criação de novas mitocôndrias, queima gordura e açúcar armazenados e ativa o recurso de longevidade da FOXO3.

A mTOR é sensível a duas coisas: proteínas da nossa dieta e disponibilidade de energia. Quando proteínas são abundantes e a energia está fluindo, a mTOR é acelerada. Quando há falta de energia ou restrição de proteína, a mTOR é inibida. Ao limitar nosso consumo de alimentos a oito horas por dia — efetivamente metade do tempo de alimentação de uma pessoa comum — podemos facilmente alcançar os dois estados e passar mais tempo em inibição da mTOR. E à medida que a história sobre jejum e longevidade ainda é escrita, está surgindo um método proposto, com pesquisas clínicas para apoiá-lo.

PERGUNTAS FREQUENTES

P: Posso tomar café durante minha janela de jejum?

R: Café é bom para se tomar durante o período de jejum. Se for preto, ou com um pouco de creme de sua preferência, o café não elevará a insulina nem ativará a mTOR. Na verdade, algumas pesquisas sugerem que o café pode independentemente inibir a mTOR enquanto estimula a AMPK, o sensor de energia das células que confere vários benefícios, como uma melhor queima de lipídios e a criação de novas mitocôndrias saudáveis. Portanto, o café não deve perturbar nenhum dos benefícios propostos do jejum, e pode de fato aumentá-los.

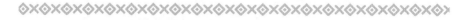

A Dieta que Imita o Jejum

O poder bruto de se ativar a AMPK e simultaneamente inibir a mTOR ficou em evidência com os resultados de um protocolo de jejum desenvolvido por cientistas da Universidade do Sul da Califórnia, liderados pelo gerontólogo Valter Longo. A pesquisa sugere que uma dieta periódica muito baixa em calorias pode não apenas prolongar a vida e a saúde, mas até mesmo *tratar* doenças como esclerose múltipla e diabetes tipo 1. É conhecida como a dieta que imita o jejum.

Quando foi testada pela primeira vez em camundongos, o Dr. Longo e sua equipe testemunharam essencialmente uma "reinicialização" do sistema imunológico. A dieta com restrição de energia destruiu células autoimunes velhas e disfuncionais, que foram então recriadas em um estado não autoimune durante o processo de realimentação[31]. O rejuvenescimento do sistema imunológico reproduziu o que o Dr. Longo chama de "um programa semelhante ao embrionário", causando um aumento na quantidade de novas células-tronco saudáveis semelhante às observadas no desenvolvimento de um embrião. Não costumamos recomeçar do zero, mas é isso que o jejum aparentemente fez pelo sistema imunológico daqueles roedores.

Passando para os organismos de nível superior, a versão humana da dieta que imita o jejum envolvia cinco dias consecutivos de alimentação com um nível baixíssimo de calorias. Baixo, mas quanto? Cerca de metade da ingestão calórica normal dos participantes. E as fontes de calorias foram especificamente escolhidas entre vegetais e gorduras saudáveis do Mediterrâneo, como o azeite extravirgem. Depois, o processo foi repetido mensalmente, por um total de três meses. No final, os indivíduos apresentaram uma redução nos fatores de risco e biomarcadores para envelhecimento, diabetes e doenças neurodegenerativas e cardiovasculares, sem grandes efeitos adversos e com apenas alguns dias de restrição calórica por mês.[*]

Embora esta pesquisa seja promissora para quem quer viver uma vida longa e saudável, as descobertas do Dr. Longo também incluem implicações impressionantes para o câncer. Na linha do estudo com camundongos, os fatores de crescimento (do tipo que pode alimentar o desenvolvimento do tumor) foram tão drasticamente reduzidos que órgãos inteiros chegaram a *encolher* e se regeneraram durante o processo de jejum e realimentação[32]. Para pacientes com câncer, sua pesquisa também sugere que o jejum pode ajudar a sensibilizar as células cancerosas à quimioterapia e minimizar os danos colaterais às células normais. É uma façanha rara quando uma única linha de ação pode beneficiar vários sistemas com potencial mínimo de dano — e é exatamente isso que o jejum aparentemente fez.

---

[*] A dieta também era deliberadamente baixa em proteínas, mas é difícil saber se os benefícios observados se deviam à restrição de proteínas ou à restrição de calorias em geral. Independentemente da restrição calórica, a restrição proteica ainda não se mostrou benéfica em humanos — muito pelo contrário, na verdade — e provavelmente é uma receita para ganho de peso e perda muscular, especialmente a longo prazo.

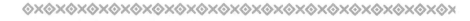

QUANDO NÃO JEJUAR

O jejum é um campo de pesquisa empolgante, com implicações impressionantes para o câncer e outras doenças. Apenas tenha em mente que cada pessoa é diferente. Nem todo mundo desejará jejuar ou mesmo se beneficiar disso. Por um lado, o câncer avançado leva a uma dramática perda de peso, chamada caquexia. Nos últimos meses de vida da minha mãe, a última coisa que eu queria fazer era privá-la de qualquer coisa — na verdade, eu visitava regularmente a Veniero's, uma das melhores confeitarias de Nova York, para comprar suas sobremesas favoritas: torta de limão e bolo de morango. Sempre converse com seu oncologista sobre possíveis intervenções dietéticas.

Por fim, qualquer mulher grávida, propensa a distúrbios alimentares ou com outra doença também deve ter cuidado ao jejuar. Algumas mulheres que tentam o jejum prolongado experimentam distúrbios hormonais e metabólicos, um fenômeno que até agora foi validado apenas em pesquisas com animais[33]. Como sempre, o que é bom para você pode ser algo diferente; comece devagar e preste muita atenção aos sinais que seu corpo lhe der.

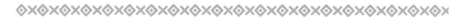

A conclusão aqui é que, além de cuidar do horário das refeições, uma dieta ocasional de baixa caloria pode ser útil para uma vida longa e saudável. Faz sentido do ponto de vista evolutivo que nosso corpo saiba o que fazer quando a comida se torna escassa, já que é improvável que nossos ancestrais tenham tido sucesso em suas caçadas durante o ano todo.

Cobrimos muitos assuntos neste capítulo, mas a recomendação geral é simples: horários são importantes. Das luzes que nossos olhos recebem todas as manhãs até nossas tendências de fazer lanchinhos ao longo do dia, nosso corpo é uma máquina rítmica. Ao honrar esse fato, as portas do bem-estar se abrem, libertando-nos da saúde precária que assola nosso mundo moderno. A seguir, apresentarei um aspecto do mundo natural que quase abandonamos, que nos levou ao estresse, aos desarranjos imunológicos e ao caos metabólico.

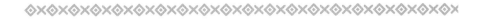

NOTAS DE CAMPO

➤ Honre o ritmo circadiano do seu corpo. Tome bastante luz solar durante o dia e evite luz brilhante à noite.

➤ Evite comida por uma ou duas horas (ou até três) depois de acordar e, se puder, por duas a três horas antes de dormir.

➤ Seguir essas diretrizes gerais o ajudará a sincronizar o relógio periférico do seu corpo com o seu núcleo supraquiasmático, ou NSQ.

➤ Alimentação com restrição de tempo, também conhecida como jejum intermitente, é um simulador proposto para a restrição calórica que pode ter vários efeitos de promoção da saúde e prolongamento da vida.

➤ A AMPK, a mTOR e a insulina são os sensores de nutrientes mais importantes do corpo e, ao entender como elas funcionam, podemos manipulá-las para nosso próprio benefício.

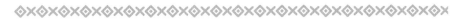

3

O GATILHO DO VIGOR

*Você não veio a esse mundo.
Você saiu dele, como uma onda vem
do oceano. Você não é um estranho aqui.*
— ALAN WATTS

*A arte da cura vem da
natureza, não do médico.*
— PARACELSO

Eu cresci na cidade de Nova York. Apesar de eu ter aproveitado minha criação urbana, a adolescência me trouxe a percepção de que a vida agitada da cidade provavelmente não estava fazendo nenhum favor à minha saúde mental. O pouco contato com a natureza sempre fazia com que eu me sentisse um pouco desconectado, e os longos meses de inverno contribuíram para um tipo de depressão com o qual sofri chamado transtorno afetivo sazonal.

Tive a sorte de ter pais que davam valor para temporadas fora da cidade. No início da minha infância, eles compraram uma casa na ponta leste de Long Island, numa pequena cidade chamada Remsenburg. Isso permitia que eu e minha família passássemos a maioria dos fins de semana em meio aos pinheirais da ilha. Eu ainda carregava a tradicional parcela de angústia adolescente, mas também percebia que todo fim de semana que passávamos longe da cidade fazia maravilhas para o meu

80 ▶ VIDA GENIAL

humor. E apesar de que, na época, tudo o que eu tinha eram minhas próprias observações, a ciência agora está começando a validar o contato com a natureza como um aspecto fundamental da saúde holística, *incluindo* a nossa saúde mental.

Exposição ao ar livre é mais do que mera recreação, é a chave para se viver a Vida Genial. Vasta e imprevisível, a natureza permite que nosso cérebro e corpo experimentem o mundo para além de suas zonas de conforto. Mesmo uma rápida excursão pela natureza pode reforçar nosso sistema imunológico, reduzir o estresse, melhorar nosso metabolismo e tornar-nos mais felizes e menos ansiosos. Também pode nos ajudar a perder gordura e até nos proteger contra a marcha do tempo. Portanto, apesar de frequentemente ficarmos obcecados com o que colocamos em nosso corpo, *onde* o colocamos pode ser igualmente importante.

➲ Não Seja Rígido

De que adianta um belo dia /
se você não pode ver a luz?
— "SUN", CANÇÃO DE ED KOWALCZYK, EXECUTADA PELO LIVE

Sol, glorioso sol. No capítulo anterior, você descobriu como a luz do dia ancora o relógio mestre do seu corpo, estabelecendo uma cascata de processos que o ajudam a viver melhor. Mas nossa dependência do sol não termina aí. A luz solar desempenha outro papel criticamente importante no funcionamento do corpo: ela faz com que a pele gere vitamina D.

Podemos considerar que obter vitamina D suficiente é algo fácil, mas a vida moderna levou cerca de 42% da população dos EUA à deficiência dessa vitamina. Parte das razões para isso são óbvias, como o uso excessivo de protetor solar e o fato de passarmos 93% do nosso tempo em ambientes fechados, de acordo com a Agência de Proteção Ambiental. Mas também existem alguns fatores que se somam a essa conta, mas não são tão óbvios, como a obesidade, o envelhecimento e deficiências em *outros* nutrientes, entre eles o magnésio (comentarei sobre isso mais à frente). Qualquer um ou todos esses fatores podem convergir para impactar profundamente sua saúde, pois a vitamina D afeta seu cérebro, seu coração, seu sistema imunológico e até mesmo sua taxa de envelhecimento.

Uma vez presente no sangue, a vitamina D atua nos receptores existentes em células de todo o corpo. Esses receptores influenciam a expressão de cerca de mil genes — impressionantes 5% do seu genoma. Esses genes estão envolvidos em quase todos os aspectos de sua saúde e bem-estar, da proteção contra o câncer e doenças cardíacas ao apoio para seu sistema imunológico funcionar adequadamente. Você não embarcaria em um avião com 5% do motor sem funcionar, e também não deveria deixar *o seu próprio* motor em um estado tão comprometido.

Muitos receptores de vitamina D residem em seu cérebro, onde ela modula os níveis de antioxidantes, ajudando a desintoxicar e acalmar o estresse oxidativo. Ela reduz a superestimulação dos neurônios, o que ocorre tanto na Doença de Alzheimer quanto na esclerose lateral amiotrófica (ELA). E a vitamina D também pode estimular as células do sistema imunológico a eliminar a amiloide, a proteína que se agrega para formar as placas associadas à Doença de Alzheimer[1]. Uma metanálise recente identificou o nível baixo de vitamina D como o principal fator de risco ambiental para o desenvolvimento da doença[2]. Ter níveis saudáveis de vitamina D significa melhor cognição e taxas mais lentas de declínio (duas a três vezes) em pessoas saudáveis à medida que envelhecem[3]. E, embora sejam necessárias mais pesquisas, um pequeno estudo controlado por placebo descobriu que pacientes com Doença de Alzheimer que tinham baixos níveis de vitamina D foram aparentemente capazes de interromper a progressão da doença ao longo de doze meses com uma suplementação de apenas 800 UI por dia[4].

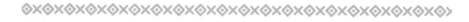

A VITAMINA D PODE AJUDAR A PREVENIR A DEPRESSÃO?

Um grande estudo com quase 4 mil adultos descobriu que a deficiência de vitamina D estava associada a um aumento de 75% no risco de desenvolvimento de depressão ao longo de 4 anos[5]. Apesar de correlação não ser o mesmo que causalidade, a conexão com a Vitamina D continuou se mostrando robusta mesmo depois de pesquisas controladas por outros fatores relevantes, incluindo tratamento farmacêutico para depressão, outras doenças crônicas e atividade física. A vitamina D ajuda na criação e regulação de certos neurotransmissores, incluindo a serotonina, cuja falta tem sido associada à depressão. Muitos medicamentos antidepressivos aumentam os níveis de serotonina, mas têm efeitos colaterais, são difíceis de serem abandonados pelo paciente, e tendem a ser prescritos em excesso, e dados recentes sugerem que são mais eficazes para depressão grave. Se você está deprimido, talvez valha a pena experimentar tomar mais sol.

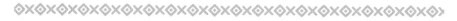

Uma maneira pela qual a vitamina D pode ajudar seu cérebro a permanecer jovem é por meio de seu efeito no sistema cardiovascular. Existe uma rede de minúsculos vasos sanguíneos que envolve e atravessa o cérebro; se esses vasos forem alinhados de ponta a ponta, estenderiam-se por cerca de 650 quilômetros de comprimento. É uma espécie de área portuária que facilita o transporte de nutrientes para dentro do cérebro (e a saída de produtos residuais) e é um local de disfunção no início do processo de declínio cognitivo[6]. Felizmente, você pode cuidar desses vasos sanguíneos de várias formas: comer regularmente alimentos integrais ricos em nutrientes; evitar óleos que promovem inflamação derivados de grãos e sementes como canola, milho e soja, conforme descrito no capítulo 1, e ainda se exercitar rotineiramente. Mas a vitamina D, sintetizada em nossa pele através dos raios solares, também desempenha um papel aqui[7].

As artérias que transportam sangue e nutrientes pelo corpo e até o cérebro devem ser elásticas, não rígidas. Isso permite que elas se dilatem e se contraiam de acordo com as necessidades de um ambiente em constante mudança. Vasos sanguíneos rígidos podem ser desastrosos para sua saúde. A rigidez arterial pode colocá-lo em risco não apenas de doenças cardíacas e morte precoce, mas também de ter redução no seu volume cerebral e do desempenho cognitivo[8]. Também pode levar à redução do fluxo sanguíneo para o cérebro, e isso pode ser especialmente válido para pessoas com risco genético aumentado para a Doença de Alzheimer (ou seja, portadores do alelo ApoE4)[9].

Seja oriunda do sol ou de um suplemento, acredita-se que a vitamina D combata a rigidez arterial em duas frentes principais, especialmente no caso de deficiência: ela reduz a pressão alta e pode atenuar a inflamação crônica. Aqui no Ocidente, inflamação crônica e pressão alta são extremamente comuns, mas não são aspectos naturais ou inevitáveis do envelhecimento[10]. Pessoas com pouca exposição à modernização tendem a ter pressão arterial mais baixa e menos inflamação, e artérias mais flexíveis[11]. Embora inúmeras variáveis possam explicar essas diferenças, não desconsidere passar tempo sob o sol. No mundo industrializado, pessoas com níveis mais baixos de vitamina D também tendem a ter maior rigidez arterial[12].

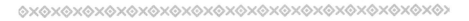

QUAL É A DOSE IDEAL DE VITAMINA D?

Para responder à questão da dose ideal, devemos primeiro definir uma faixa ideal no sangue e, infelizmente, não existe uma faixa universalmente aceita. Em 2014, uma meta-análise robusta de 32 estudos pelo teste de 25(OH)D (hidroxivitamina D) constatou que o menor risco de morte precoce por qualquer causa (incluindo cânceres e doenças cardíacas) foi alcançado em níveis entre 40 e 60 ng/mL, e que o nível de 50 ng/mL também pode proporcionar benefícios cognitivos[13]. Quando se trata de dosagem, algo entre 2 mil e 5 mil UI de vitamina D por dia deve ser eficaz para a maioria das pessoas alcançar aquela faixa; procure também sempre escolher vitamina D3 (ao contrário de D2), que é quimicamente idêntica à que criamos em nossa pele[14]. Se você está acima do peso ou obeso, é possível que precise de uma dose mais alta (comentarei isso mais à frente)[15]. Lembre-se: em biologia, o excesso de coisas boas *nem sempre* é algo bom. O excesso de vitamina D pode fazer com que o cálcio se acumule no corpo. Se você usar suplementos, verifique os níveis regularmente com seu médico, o que pode ser feito através de um simples exame de sangue.

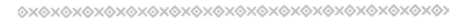

Em caso de deficiência, os suplementos de vitamina D podem ajudar a promover a função saudável dos vasos sanguíneos, incluindo a flexibilidade arterial[16]. Mas reduzir os benefícios da exposição ao sol a um suplemento pode ser um exercício de futilidade. A razão é a seguinte: os raios UVA do sol, não produtores de vitamina D, também podem ser benéficos, ajudando a criar óxido nítrico, um gás que permite que nossos vasos sanguíneos se expandam e mantenham a pressão sanguínea saudável. Um estudo de pequena envergadura da Universidade de Edimburgo descobriu que voluntários que foram expostos ao equivalente a trinta minutos de luz solar de verão tiveram um aumento mensurável de óxido nítrico, e isso coincidiu com uma redução na pressão arterial[17]. A pressão alta é frequentemente associada a doenças cardíacas, que ceifa cem vezes mais vidas do que o câncer de pele a cada ano. Em outras palavras, o sol pode salvar sua vida.

⊕ Combatendo a Autoimunidade com a Vitamina D

Diabetes tipo 2, câncer, Doença de Alzheimer e doenças cardíacas eram raras na antiguidade e agora afligem centenas de milhões de pessoas em todo o mundo (e, mundialmente, constituem as principais causas de morte, segundo a Organização Mundial da Saúde). Embora sejam todas doenças *multifatoriais*, o que significa que é improvável que tenham uma só origem, nossa deficiência coletiva de vitamina D pode estar tendo uma influência nessa situação, por seu efeito na inflamação.

No capítulo 1, você descobriu como os alimentos podem promover (ou reduzir) a inflamação. Lembre-se de que os danos colaterais da inflamação não têm limites — com o tempo, ela pode queimar seus vasos sanguíneos e danificar seu DNA. Mas o que comemos é apenas uma parte da história; as mesmas células que iniciam e realizam a cascata inflamatória contêm receptores para vitamina D. Apesar do papel do receptor de vitamina D ainda ser elucidado, a deficiência dessa vitamina pode permitir que o sistema imunológico enlouqueça como um Hulk furioso[18]. Manter níveis de vitamina D dentro de uma faixa saudável pode, portanto, reduzir o risco dessas doenças inflamatórias[19].

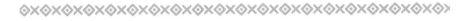

NUTRIÇÃO NO NOTICIÁRIO

A ciência da nutrição pode ser confusa, e a mídia, por mais bem intencionada que seja, raramente ajuda. É por isso que é importante olhar além das manchetes ou da cobertura da mídia para a verdade nutricional. Um dos meus exemplos favoritos de confusão sobre informações nutricionais vem de um grande site de mídia que publicou um artigo com a seguinte manchete: "Millions of Americans Take Vitamin D. Most Should Just Stop" [Milhões de americanos tomam vitamina D. A maioria deveria simplesmente parar, em tradução livre]. O artigo relatava um estudo controlado aleatório robusto, publicado no *New England Journal of Medicine*, que constatou que a vitamina D não diminuiu a incidência de câncer invasivo. Mas o câncer se desenvolve ao longo de muitos anos, e depois que os pesquisadores excluíram os primeiros dois anos de acompanhamento, eles viram que a suplementação de vitamina D resultou em uma redução de 25% no risco de morte pela doença[20]. O câncer também pode ser "alimentado" pelos mesmos fatores que impulsionam a obesidade; cânceres associados ao sobrepeso e à obesidade — incluindo câncer de pâncreas, de mama e de cólon — representam 40% dos tumores malignos diagnosticados nos Estados Unidos, de acordo com o CDC. Estamos longe de descobrir o que causa cada câncer para cada pessoa, mas, neste estudo, os participantes estavam, em média, acima do peso. Isso leva a outro ponto importante: você não tem como suplementar uma dieta pobre e um estilo de vida ruim!

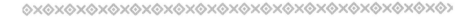

Outro tipo de distúrbio do sistema imunológico vem se tornando extremamente comum: a autoimunidade. Para os milhões que mundialmente sofrem de doenças autoimunes, como esclerose múltipla (EM), doença inflamatória intestinal e artrite reumatoide, o sistema imunológico fica tão descontente que realmente ataca seu próprio hospedeiro — ele literalmente morde a mão que o alimenta! Ninguém sabe exatamente por que a autoimunidade se desenvolve, mas ao constatarmos como esses tipos de doença estão aumentando nas sociedades ocidentalizadas, mas continuam raros nas sociedades caçadoras-coletoras, tudo indica, mais uma vez, que o culpado pode ser nosso habitat moderno[21].

Ideias recentes relacionadas às origens da autoimunidade vêm se centrando na falta de interação do nosso sistema imunológico com as bactérias do solo no início da vida. Esses germes esquecidos, muitas vezes chamados de "velhos amigos", podem ser necessários para o desenvolvimento de uma função imunológica saudável. Mas outro aspecto da natureza também despertou interesse significativo: a falta de exposição saudável ao sol[22]. Muitas pessoas que sofrem de autoimunidade têm baixos níveis de vitamina D e, embora os níveis reduzidos possam ser causados pelos mesmos fatores que levam à autoimunidade, outros acreditam que o inverso seja verdadeiro: que a falta de vitamina D contribui para a autossabotagem da imunidade — começando possivelmente antes mesmo do nascimento.

A esclerose múltipla (EM) é uma das doenças autoimunes mais comuns e vem sendo fortemente associada a baixos níveis de vitamina D. Na esclerose múltipla, o sistema imunológico ataca as bainhas gordurosas que cercam as células cerebrais, causando fadiga e deficiências. No hemisfério norte, crianças nascidas após o verão têm menor risco de desenvolver EM na idade adulta do que crianças nascidas após o inverno[23]. As mães passam sua vitamina D para seus filhos através do sangue e do leite, o que sugere que baixas de vitamina D podem preceder a doença em décadas (para quem sofre de esclerose múltipla, a vitamina D também é a única para a qual existem evidências suficientes que apoiam a suplementação de rotina, conforme publicado recentemente no *JAMA Neurology*[24]).

Uma maneira pela qual a vitamina D pode ajudar a prevenir ou mesmo tratar a autoimunidade é aumentando a quantidade de um tipo de célula do sistema imunológico chamada linfócito regulador T[25]. Essas células se tornaram um ponto focal para pesquisadores que tentam entender por que a autoimunidade se desenvolve, em parte por elas integrarem a equipe de socorristas imunológicos que ajudam a determinar se algo no corpo é um invasor estrangeiro ou simplesmente uma parte do corpo ferida. Na maioria das vezes, os linfócitos T garantem uma resposta inflamatória saudável e adequada, suprimindo as respostas de outras células imunes, inclusive daquelas que promovem inflamação e autoimunidade.

Embora mais pesquisas precisem ser feitas antes que possamos lançar afirmações definitivas sobre a vitamina D e a autoimunidade, há promessas de que, para algumas doenças, ela possa oferecer um caminho de tratamento ou pelo menos uma desaceleração do avanço. Para os portadores da Doença de Crohn, na qual o sistema imunológico inflama o revestimento do trato digestivo, 2 mil UI de vitamina D diariamente levaram à remissão e melhora na qualidade de vida de um número significativo de pacientes, em comparação ao placebo[26]. Outras doenças sobre as quais a vitamina D pode ter um impacto útil incluem diabetes tipo 1, lúpus e artrite reumatoide. Mesmo o vitiligo, doença estigmatizante na qual as células da pele produtoras de pigmentos são destruídas pelo sistema imunológico, pode ceder à vitamina D. Um pequeno estudo aberto descobriu que o tratamento com altas doses de vitamina D durante seis meses levou não apenas a uma interrupção da destruição celular, mas a uma taxa de 25 a 75% de repigmentação[27].

E vendo como a vitamina D é bem tolerada por quase todo mundo, certamente vale a pena o esforço de garantir que a sua taxa dessa vitamina esteja dentro de uma faixa saudável. Como bônus, ela pode até diminuir a velocidade com que você envelhece.

Inflamação Envelhecedora

Ninguém sabe exatamente o que impulsiona o envelhecimento, mas atualmente a inflamação excessiva está liderando a corrida das teorias. Pesquisadores vem até usando a palavra *"inflammaging"*, uma mistura de *inflamation* e *aging* (respectivamente "inflamação" e "envelhecimento" em inglês), para descrever a estreita relação entre os dois fatores. Um estudo observacional, por exemplo, descobriu que baixos níveis de inflamação compunham o principal preditor de boa cognição, independência e vida longa entre japoneses centenários e semi-supercentenários (pessoas que atingiram a idade de 105 anos)[28]. Mas muitas variáveis estão ligadas a essa quantidade menor de inflamação: laços sociais profundos, dietas com alimentos não processados, atividade física diária e um senso de propósito de vida, para citar alguns[29]. Quais são as evidências existentes de que a *vitamina D* pode servir como uma arma em nosso arsenal contra a marcha do tempo?

88 ▶ VIDA GENIAL

Em um estudo revelador, pesquisadores britânicos e americanos analisaram os níveis de vitamina D e marcadores inflamatórios de 2.160 gêmeas e descobriram que as gêmeas com os níveis mais baixos de vitamina D tinham níveis mais altos de inflamação[30]. Os pesquisadores também notaram uma diferença marcante em estruturas chamadas telômeros entre as gêmeas. Os telômeros ganharam notoriedade como um dos poucos biomarcadores propostos para o envelhecimento. Eles estão localizados nas extremidades de seus cromossomos, onde funcionam como o fixador da ponta de um cadarço, ajudando a proteger seus cromossomos de danos (nos locais onde as pontas dos cadarços se desgastam com o tempo, os telômeros ficam mais curtos). As gêmeas com os níveis mais baixos de vitamina D tinham telômeros mais curtos, o equivalente a cinco anos de envelhecimento acelerado, em comparação com aquelas com níveis mais altos. Em outras palavras, o nível baixo de vitamina D foi associado a envelhecimento avançado, mesmo em adultos da mesma idade e com o mesmo DNA.

Evidentemente, estudar o envelhecimento em humanos é difícil. O número de variáveis que se somam ao longo da duração média da vida humana torna impossível atribuir causalidade a qualquer uma delas. O estudo citado com as gêmeas não prova que a vitamina D retarda o envelhecimento — irmãs com níveis mais altos de vitamina D também podem ter vivido mais ao ar livre, o que também pode sugerir níveis mais altos de atividade física. Infelizmente, a maioria dos dados que temos sobre o envelhecimento bem-sucedido em humanos vem de evidências observacionais como essas, *não* de experimentação. Se um cientista quisesse ver como variáveis isoladas como a vitamina D afetam o tempo de vida de um organismo, ele precisaria encontrar uma criatura com um tempo de vida curto o suficiente e semelhança razoável com humanos para realizá-lo.

O nematoide é uma criatura assim. Ele cresce a até um milímetro de comprimento, vive cerca de duas semanas e é transparente. Não é o belo dublê que você estava esperando? Surpreendentemente, o nematoide (também conhecido como *C. elegans*) tem o suficiente em comum com os seres humanos para ser um espécime perfeito para pesquisas sobre o envelhecimento: ele compartilha conosco muitos processos e genes relacionados à longevidade e também sintetiza vitamina D.

Pesquisadores do Buck Institute desejavam observar o que a vitamina do sol poderia fazer por um nematoide envelhecido, e o que eles descobriram foi surpreendente. Os nematoides alimentados com vitamina D durante toda a vida adulta tiveram um prolongamento médio de vida de 33%[31]. A vitamina D também ativou genes benéficos de resposta ao estresse e promoveu a manutenção das proteínas do corpo — algo importante, considerando-se que muitas doenças relacionadas à idade têm conexão com elas (comentarei isso mais à frente).

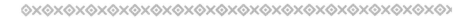

VOCÊ PRECISA DESSES NUTRIENTES PARA ALCANÇAR UM NÍVEL DE VITAMINA D SAUDÁVEL

A vitamina D que nossa pele produz deve ser convertida pelo fígado em 25(OH) D3, que é o que geralmente é medido quando você faz testes médicos para checar seus níveis de vitamina D. Em seguida, esse hidróxido é convertido pelos rins em calcitriol, que é a forma hormonal ativa da vitamina. Algo que nem todo mundo sabe é que as enzimas que realizam essas duas conversões dependem do magnésio. Infelizmente, 50% dos americanos não consomem magnésio adequadamente, o que pode fazer com que a vitamina D permaneça armazenada e inativa para uma porcentagem grande de pessoas. Felizmente, o magnésio é encontrado em alimentos como folhas verdes escuras, amêndoas, sementes de abóbora, iogurte de leite integral e chocolate amargo.

A vitamina K_2 é outro nutriente essencial que está se tornando raro na produção moderna de alimentos. Encontrada principalmente na gordura da carne bovina e laticínios de gado alimentado em pastagens, e em um produto de soja fermentada japonês chamado *natto*, a vitamina K_2 ajuda a distribuir a deposição de cálcio no corpo. Isso é importante, pois a vitamina D aumenta a absorção de cálcio da nossa alimentação. A vitamina K_2 ajuda a manter o cálcio em lugares que queremos, como ossos e dentes, e fora de lugares que não queremos, como nossas artérias, nossos rins e outros tecidos moles.

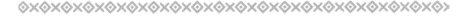

⮕ Obtendo Sua Vitamina D

No capítulo anterior, discutimos o ciclo natural de 24 horas. Mas o ciclo diário do sol não é o único ritmo ao qual somos adaptados; também fomos aperfeiçoados de acordo com um ritmo anual. Durante os meses de verão, quando os raios UVB do sol facilmente atingem sua pele, a produção de vitamina D também é facilitada. Mas o verão não dura para sempre e, dependendo da latitude, o inverno pode significar meses sem acesso direto aos raios produtores de vitamina D. Como, então, nossos ancestrais conseguiam atravessar os meses escuros do inverno sem correr o risco de ter graves deficiências?

Felizmente, a vitamina D é armazenada no tecido adiposo do nosso corpo para nos proteger contra a variabilidade sazonal natural. Isso também ocorre com as outras vitaminas lipossolúveis A, E e K. Mas, assim como armazenar gordura foi fundamental para a sobrevivência do ser humano primitivo, e hoje isso facilita a crise de obesidade, nossa capacidade de armazenar vitamina D se tornou uma faca de dois gumes. A vitamina D pode ser sequestrada pelo tecido adiposo, colocando as pessoas que estão acima do peso em risco de deficiência, *mesmo com exposição regular ao sol*[32]. Isso também significa que, se você estiver acima do peso e toma um suplemento de vitamina D, pode precisar de duas a três vezes o que uma pessoa magra precisaria para atingir os níveis saudáveis da vitamina[33].

A cor da pele também é importante quando se trata de produção dessa vitamina. Aqueles com tez mais escura têm mais melanina na pele. A melanina é o protetor solar da natureza e, embora você possa se beneficiar de uma redução no envelhecimento da pele, isso também o torna mais propenso à insuficiência de vitamina D (as taxas de deficiência disparam em até 82% para afro-americanos e 70% para hispânicos, quase o dobro da média nacional). No verão, dez minutos de exposição para alguém com pele clara podem ser suficientes, mas alguém com uma pele mais escura pode precisar de até duas horas.

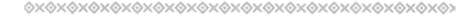

PERGUNTAS FREQUENTES

P: Devo usar protetor solar?

R: Uma série de meta-análises realizadas nas últimas décadas questionaram o efeito do protetor solar contra o melanoma, o tipo mais perigoso de câncer de pele[34]. Além disso, a maioria dos protetores solares à base de produtos químicos são absorvidos pela corrente sanguínea em níveis que provavelmente não são seguros (mais sobre isso na página 162 e 163). Ainda assim, isso não quer dizer que se queimar é algo de grande esperteza. Seja inteligente quanto à sua exposição ao sol e, se necessário, use um protetor solar seguro à base de minerais (por exemplo, óxido de zinco) para evitar danos causados pelo sol. Lembre-se: em biologia, mesmo uma coisa boa, em quantidade excessiva, pode se tornar uma coisa ruim!

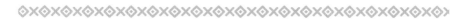

A capacidade do nosso corpo de sintetizar vitamina D também diminui com a idade, ao ponto em que a pele de uma pessoa de 77 anos gera metade da vitamina D que a pele de uma pessoa de 18 anos, com a mesma quantidade de tempo de exposição ao sol[35]. Além disso, nossos rins, que normalmente "ativam" a vitamina D, falham com o tempo em sua capacidade de fazê-lo[36]. A conclusão aqui é que, à medida que você envelhece, suas necessidades de exposição ao sol (ou suplementação) aumentam.

A seguir vai um gráfico de quanto tempo você pode precisar ao sol para atingir níveis adequados de vitamina D. Apenas tome cuidado para não se queimar, o que pode levar a danos desnecessários ao DNA. Ninguém tem tempo para isso!

EXPOSIÇÃO SOLAR PARA UM NÍVEL DE VITAMINA D SAUDÁVEL

Menos tempo (até cinco minutos)   Mais tempo (até duas horas)

Juventude	Velhice
Verão	Inverno
Mais perto do equador	Mais longe do equador
Ar limpo	Ar poluído
Sem protetor solar	Usando protetor solar
Pele muito exposta	Pele pouco exposta
Pele clara	Pele escura

O sol é a maneira ideal de aumentar o nível de vitamina D, porque além da sua luz disparar os caminhos naturais que a criam, ele fornece outros benefícios, como a produção de óxido nítrico e o ajuste do relógio interno. Também não há risco de "suplementação excessiva", pois sua pele sintetizará a quantidade de vitamina D necessária e degradará qualquer porção extra[37]. Ainda assim, se você fizer uma suplementação, opte por vitamina D_3, que é idêntica à sintetizada por sua pele, e lembre-se: nenhum suplemento consertará uma dieta pobre ou um estilo de vida ruim! Reveja a barra lateral inserida neste capítulo, na seção "Qual é a dose ideal de vitamina D", onde há recomendações específicas de dosagem.

⊕ Estresse Bom

No capítulo 1, você descobriu uma razão pela qual os produtos cultivados organicamente podem ser mais benéficos para a saúde. Quando reduzimos a carga de estresse de um vegetal com herbicidas e pesticidas sintéticos, a planta desenvolve menos vigor, e isso significa que haverá quantidades menores de certas substâncias benéficas no vegetal. De maneira semelhante, os humanos precisam de estresse para se tornarem fortes e resistentes, e em nenhum lugar esses fatores estressantes são mais abundantes do que no mundo natural.

Você provavelmente já sabe da resposta adaptativa do corpo a um tipo de estresse — exercício físico. Ele te deixa mais forte. Porém, mais do que ser apenas um meio de manter um peso corporal saudável, a força que você conquista na academia pode se espalhar para áreas de sua vida que você não espera, incluindo a saúde mental. Talvez seja por isso que o exercício regular está associado a uma maior tolerância a estímulos *psicologicamente* estressantes[38]. Esse efeito, no qual um tipo de estresse protege você contra outro, passou a ser chamado de *adaptação cruzada*.

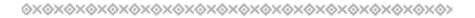

QUANDO O BOM ESTRESSE SE TORNA RUIM

Quando você está sob algum tipo de estresse — seja do trabalho ou de um treino — seu corpo fica desequilibrado, e as etapas coletivas que ele deve completar para se recuperar são conhecidas como *carga alostática*. Contudo, acumule mais formas de estresse e, de repente, sua carga se transforma em sobrecarga. Como você encontra o seu limite? Pense em um copo vazio; essa é a sua quantidade máxima de tolerância total ao estresse. Em circunstâncias normais, é ideal que o copo permaneça praticamente vazio, para que você possa preenchê-lo com fatores como estresse térmico, exercícios de alta intensidade ou até mesmo cafeína, que podem estimular as vias de estresse do corpo. Mas se você já está sofrendo muito estresse — e não dá tempo suficiente a si mesmo para se recuperar — seu copo estará meio cheio, e poderá transbordar com quaisquer estressores adicionais (que seriam potencialmente benéficos). A sobrecarga alostática não apenas faz com que você se sinta péssimo e esgotado, mas também o deixa vulnerável a infecções e doenças[39]. Esteja sempre atento à sua carga total de estresse e elimine as fontes de estresse crônico primeiro, para que sua base inicial seja um copo vazio, em vez de já começar com um recipiente quase cheio. Dessa forma, você pode continuar a aproveitar seus exercícios físicos, o estresse por calor ou frio e, sim, seu café. No capítulo seguinte, na seção "Descanse", falo sobre recuperação e relaxamento, que podem ajudá-lo a reduzir a carga alostática.

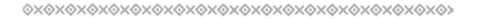

Comparando-se ao exercício físico, os benefícios do estresse *térmico* podem não ser tão imediatamente perceptíveis no espelho, mas seu corpo se adapta da mesma forma. Seja no calor ou no frio, a resposta do nosso corpo às variações de temperatura ocorre com um objetivo: não morrermos. Isso acontece porque nosso corpo foi projetado para operar em uma determinada temperatura, em torno de 36,7 °C. Quando esse equilíbrio é desafiado, uma avalanche de mudanças adaptativas poderosas é convocada, e as páginas seguintes mostrarão como isso pode ser uma porta de entrada para uma saúde e um humor melhores e talvez até o corpo que você sempre desejou.

⊕ Mais Gelo, Por Favor

Antes da relativa segurança do mundo moderno, oscilações dramáticas de temperatura frequentemente significavam ameaças físicas. Imagine você, um caçador-coletor, pescando para sua família em um lago congelado. Um dia, você passa sobre o gelo fino, e de repente cai na água gelada. Em segundos, você passa de um dia rotineiro no gelo para uma situação possível — se não provável — de morte. Seu corpo entra em ação: seus músculos se contraem, agarrando o que sobrou do gelo, e lança-o para fora da água com força aparentemente sobre-humana.

Por mais que você queira dar crédito à sua força muscular por suas habilidades de sobrevivência, seu cérebro desempenhou um papel crucial. Naquela noite, ao falar de seu heroísmo, você menciona a sensação de que sua experiência ocorreu em câmera lenta, embora tudo tenha ocorrido em um instante. Isso é comum durante eventos estressantes, pois os sentidos se ampliam e o tempo de reação acelera. Seu cérebro também toma precauções para evitar que o evento aconteça novamente, registrando os detalhes com a precisão cristalina de uma câmera de alta velocidade. Você compartilha detalhes que na maioria das vezes mal notaria; o local exato, o som do gelo se quebrando, a hora do dia, o clima e os detalhes semelhantes são devidamente memorizados com exatidão.

Muitos desses efeitos cognitivos podem ser atribuídos a um mensageiro químico do cérebro chamado norepinefrina, cujos níveis aumentam acentuadamente durante um evento estressante. Ele é conhecido por dar base ao foco, à atenção e à memorização detalhada, e níveis baixos estão relacionados ao TDAH, sentimentos de letargia e falta de foco e concentração. Mas o neurotransmissor também tem efeito para a depressão; muitas drogas antidepressivas agem de forma a aumentar os seus níveis. Aproveitar o poder da norepinefrina pode, portanto, proporcionar um impulso para o aumento da atenção mental e para um humor melhor — mesmo que isso signifique sair da sua zona de conforto e ter que aguentar ocasionalmente um resfriado.

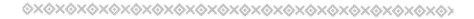

A NOREPINEFRINA E A DOENÇA DE ALZHEIMER

O locus coeruleus — o centro da liberação de norepinefrina no cérebro — vem sendo destacado como um potencial "marco zero" para a Doença de Alzheimer, um distúrbio de memória devastador que afeta metade das pessoas com mais de 85 anos. Na doença, quase 70% das células produtoras de norepinefrina do locus coeruleus são perdidas, e o declínio do neurotransmissor se correlaciona fortemente com a progressão da demência. Os pacientes sofrem uma perda incapacitante de funcionalidade, o que não é de surpreender, dado o papel da norepinefrina no foco, na atenção e no armazenamento de memórias, mas estudos com roedores revelaram que a norepinefrina também possui habilidades anti-inflamatórias e pode ajudar o cérebro a eliminar proteínas tóxicas que se agregam e formam as placas associadas à Doença de Alzheimer[40]. Não se sabe exatamente se a norepinefrina sozinha pode prevenir a Doença de Alzheimer, mas talvez não seja uma coincidência que atividades conhecidas por aumentar os níveis dessa substância (exercícios, por exemplo, ou o frequentar saunas, que discutiremos em breve) também estão sendo associadas a um efeito protetor contra a doença.

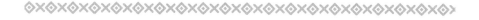

Para testar essa teoria através de um experimento, pesquisadores poloneses administraram crioterapia a um grupo de pacientes cujos transtornos de humor e ansiedade estavam sendo tratados.

A crioterapia se constitui em permanecer em uma câmara refrigerada a gás por cerca de dois a três minutos em cada seção; os pacientes passaram por três semanas de exposição diária nos dias da semana. Após um exame minucioso, um terço dos participantes da crioterapia apresentou uma diminuição de pelo menos 50% dos sintomas de depressão, em comparação com os 3% dos integrantes do grupo de controle, que passaram por tratamento padrão apenas[41]. Quase metade do grupo de crioterapia também experimentou uma redução de pelo menos 50% na ansiedade; os pacientes do grupo de controle não viram melhora nesse aspecto.

A crioterapia não é isenta de riscos e, embora o tratamento esteja ganhando popularidade nas cidades maiores, ainda pode ser caro. Felizmente, podemos explorar o frio para melhorar o humor e o poder do cérebro sem o risco de nos machucarmos ou ficarmos sem dinheiro. Vieram à tona diversos relatos, inclusive um estudo de caso acadêmico (publicado no *British Medical Journal Case Reports*), de pessoas que se tratam até mesmo para depressão grave com banhos de gelo, natação em águas abertas e, sim, banhos frios[42]. Inclusive, em temperaturas menos extremas, a química do cérebro muda acentuadamente. Um estudo descobriu que homens imersos até o pescoço em água a 14 °C — fria, mas longe de ser congelante — tiveram seus níveis de norepinefrina aumentados em mais de cinco vezes, após hora[43]. O frio também reduziu os níveis de cortisol, um hormônio associado ao estresse.

Para integrar a imersão fria à sua rotina, comece no chuveiro. Tente baixar a temperatura gradualmente, começando com cerca de quinze segundos e estendendo o tempo. Fique ciente apenas de que o choque do frio pode causar um aumento nos batimentos cardíacos e acelerar a respiração — afinal, ativa uma resposta ao estresse. Portanto, deve ser feito com cautela. Por outro lado, não há efeitos colaterais de longo prazo ou sintomas de abstinência conhecidos se você optar por usar terapia com água fria para combater a depressão ou melhorar seu humor — diferentemente da maioria dos produtos farmacêuticos!

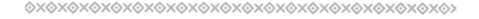

ALERTA NERD

Tenho a sorte de ter uma varanda no meu apartamento em Nova York e, no inverno, muitas vezes fico do lado de fora por alguns minutos, sem camisa — ou até de cueca — para aproveitar a "crioterapia gratuita". Isso melhora notavelmente o humor e aumenta a atenção mental, e me ajuda a permanecer magro, pois ativa a gordura marrom que queima calorias do meu corpo, algo que você aprenderá a seguir. A única desvantagem? Os olhares estranhos que recebo dos vizinhos e do meu gato.

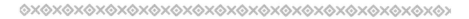

Nossa Fornalha Interna Consumidora de Gordura

Por mais impressionantes que sejam os benefícios da exposição intermitente ao frio, eles não se limitam à mente. Da mesma forma que um termostato ativa o sistema de calefação quando a temperatura ambiente cai abaixo de um certo nível, seu corpo tem sua própria fornalha, que é ativada em condições semelhantes. A caldeira do corpo é feita de um grupo de células lipídicas especializadas que se reúnem ao redor do pescoço, da clavícula, nas axilas e na coluna. Essas células compreendem sua *gordura marrom*. A gordura marrom funciona de maneira um pouco diferente das células de gordura branca comuns que acumulamos em nossas cinturas e nossos quadris. Ao contrário dessas últimas, as células de gordura marrom são repletas de mitocôndrias — geradores de energia celular — e queimam calorias para nos manter aquecidos, como um dispositivo de aquecimento interno.

Em humanos, a exposição mesmo ao frio leve estimula as células de gordura marrom a queimarem calorias, num processo chamado *termogênese sem tremores* (termogênese significa "criação de calor"). A gordura marrom é tão hábil em gerar calor que a termogênese sem tremores pode representar até 30% de sua taxa metabólica[44]. Mas baixe ainda mais a temperatura, e o corpo entra em ação, queimando calorias para que seus órgãos internos não congelem. Um teste em humanos mostrou que a imersão em água a 20 °C quase dobrou a taxa metabólica dos participantes, enquanto a imersão a 14 °C aumentou a taxa metabólica em mais de três vezes[45]. Embora esses aumentos no gasto de energia possam ser temporários, outros efeitos positivos para a saúde são duradouros.

Em um experimento, os pesquisadores submeteram pacientes com diabetes tipo 2 ao frio ambiente regular. A diabetes tipo 2 é definida pela insensibilidade à insulina, levando a um aumento crônico do açúcar no sangue; uma melhora na sensibilidade à insulina é, portanto, uma melhora na doença. Vestindo apenas shorts e camiseta, os participantes passaram seis horas por dia em uma sala a 16 °C, por dez dias. Sem fazer outras mudanças em suas dietas ou estilo de vida, a sensibilidade à insulina dos pacientes surpreendentemente aumentou em 40% — uma melhora tão boa quanto o que poderia ser esperado de exercícios físicos a longo prazo[46]! Isso torna a gordura marrom uma arma poderosa na luta não só contra a obesidade, mas também contra o envelhecimento e as doenças degenerativas.

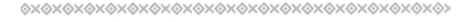

TOME UM COMPRIMIDO DA NATUREZA PARA COMBATER O ESTRESSE

Você acha que anda muito ocupado? No Japão, os funcionários de escritório costumam trabalhar longas horas — muito mais do que seus colegas nos Estados Unidos. O estresse corre solto, e existe até uma palavra japonesa para trabalhar até a morte — *karoshi* — uma tragédia que poderia ser evitada, mas que ceifa um número de vidas pequeno, porém crescente, a cada ano. Talvez por esse motivo (e pelo fato de 93% da população viver em cidades), o Japão se tornou o epicentro de uma forma particular de terapia chamada "banho de floresta". Em outras partes do mundo, os cientistas perceberam que mesmo um rápido passeio na natureza pode fazer maravilhas para nossa saúde mental.

Uma maneira pela qual o contato com a natureza é capaz de nos manter mentalmente fortes é com sua influência em uma área do cérebro chamada córtex pré-frontal subgenual. Acredita-se que essa pequena região processe a tristeza, a culpa, o remorso e o diálogo interno negativo. Depois que participantes de um estudo passaram noventa minutos em um ambiente natural, essa área ficou acentuadamente subjugada (com evidências por exames cerebrais) e os indivíduos também mostraram menos ruminação mental em comparação com os do grupo de controle. As pessoas que ruminam mais seus pensamentos são menos compassivas consigo mesmas, e a elocubração excessiva muitas vezes pode preceder a depressão e até mesmo a ideação suicida[47].

Outros mecanismos podem explicar por que a natureza é um bálsamo tão potente para a alma. Ela oferece uma oportunidade de aproveitar a luz brilhante do sol, que estimula a produção de vitamina D e ancora o ciclo de 24 horas do nosso corpo. Somos resfriados (ou aquecidos) pelo ambiente natural, o que aciona os antigos sistemas termorreguladores de nosso corpo, juntamente com uma série de mudanças cerebrais benéficas. E sentimos o cheiro da própria natureza, transportado pelo ar por várias substâncias vegetais, o que pode aumentar a imunidade e até mesmo o fator de crescimento neurotrófico derivado do cérebro, o BDNF[48].

Com que "dose" começamos a usufruir dos benefícios da natureza? Publicado na *Frontiers in Psychology*, um estudo descobriu que a imersão na natureza reduz significativamente os níveis de cortisol, o hormônio associado ao estresse crônico, após apenas vinte minutos[49]. Seja em uma "dose mínima efetiva" como a sugerida pelo estudo, ou num fim de semana inteiro ao ar livre, um pouco de contato com a natureza vale muito. Não fique preso; saia e tome um banho de natureza!

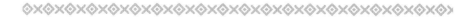

Marrom ou branco, nosso tecido adiposo não é apenas um local de armazenamento inerte; é um órgão que secreta vários hormônios importantes. A adiponectina é um deles, e seus níveis aumentam durante a exposição prolongada a temperaturas mais baixas[50]. Ela promove a sensibilidade à insulina, a captação de glicose pelo tecido muscular (ajudando a baixar o açúcar no sangue) e a queima de gordura. Também reduz a inflamação e, como resultado, pode ajudar a evitar doenças inflamatórias como problemas cardíacos, câncer e a Doença de Alzheimer[51]. Em relação à última, a adiponectina também pode ajudar a melhorar a sinalização da insulina no cérebro[52]. Isso é notável, pois a Doença de Alzheimer, que às vezes é chamada de "diabetes tipo 3", coincide com prejuízos na sinalização cerebral da insulina.

VIDA GENIAL

A gordura marrom é uma gordura boa, e quanto mais dela você tem em seu corpo, maiores os benefícios em ativá-la. Felizmente, ganhar mais gordura marrom é fácil: submeta-se a temperaturas mais frias. Para provar isso, certos pesquisadores convenceram indivíduos saudáveis a dormir em um centro de testes com temperatura controlada por quatro meses. No primeiro mês, todos os quartos foram ajustados para 24 °C, uma temperatura na qual o corpo não precisa trabalhar para produzir calor. Para o segundo mês, a temperatura foi reduzida para 19 °C. No terceiro, voltaram para a temperatura de base, e no quarto mês, passaram a uma temperatura levemente quente, de 27 °C. Testes metabólicos revelaram que os níveis de gordura marrom aumentaram durante o mês com 19 °C de temperatura, numa surpreendente taxa de 30 a 40%.

Uma ressalva: a gordura marrom se dissipou durante os meses mais quentes, sugerindo que a exposição rotineira à temperatura fria é mais benéfica do que uma abordagem mais pontual.

➡ Está Ficando Quente, Quente, Quente

Assim como o frio, a exposição ao calor extremo era comum durante nosso tempo como caçadores-coletores. Considere a caça de persistência, uma das estratégias mais antigas empregadas pelos humanos para capturar presas fugidias. Essas empreitadas exigiam uma combinação de resistência física e exposição prolongada ao ambiente incólume. Da mesma forma com que precisamos nos aquecer, nós desenvolvemos vários mecanismos para reduzir nossa temperatura e evitar os danos que podem vir do superaquecimento. Você provavelmente está mais familiarizado com a transpiração, que ajuda a manter a temperatura corporal saudável à medida que o suor evapora da nossa pele.

Hoje, nossos sistemas termorreguladores permanecem inativos em grande parte do tempo, exceto durante atividades de lazer como exercícios físicos, ioga em ambiente aquecido ou sessões de sauna. Mas permitir que esses sistemas acumulem poeira é algo que pode minar a oportunidade de sermos mais robustos e resistentes, aprimorada por milênios de esforços de nossos ancestrais. A terapia da sauna em particular — onde a pessoa se senta em uma sala aquecida por brasas ou bobinas elétricas — vem sendo muito útil para se isolar e estudar os efeitos do calor na saúde. Grande parte da pesquisa sobre esses efeitos vem da Finlândia, a capital mundial da sauna, onde "fazer sauna" é algo tão comum quanto tomar banho.

Jari Laukkanen é cardiologista da Universidade da Finlândia Oriental e um notável especialista nos efeitos da sauna na saúde. Usando dados de um estudo em andamento sobre doenças cardíacas na população finlandesa, ele descobriu que sessões de sauna estão associadas a uma saúde significativamente melhor, incluindo a redução no risco de doenças cardiovasculares, demência e mortalidade precoce. E quanto mais uma pessoa faz, maior a redução do risco (isso é conhecido como relação de dose-resposta e geralmente é um sinal de causalidade). No caso da Doença de Alzheimer, por exemplo, a frequência à sauna de quatro a sete vezes por semana foi associada a uma notável redução de risco de 65% ao longo de 20 anos[53].

A seguir, temos um resumo de algumas das outras descobertas notáveis do Dr. Laukkanen.

REDUÇÕES DE RISCO PROPORCIONADAS PELA SAUNA
(Laukkanen et al.):

Vezes por semana	0-1	2-3	4-7
Pressão alta	0%	24%	46%
AVC	0%	14%	61%
Demência	0%	22%	66%
Doença de Alzheimer	0%	20%	65%
Mortalidade precoce	0%	24%	40%

Por mais surpreendentes que sejam os números, tais descobertas não *provam* que a sauna é uma responsável direta — eles podem simplesmente refletir os benefícios à saúde causados por mais tempo de relaxamento. No entanto, o trabalho do Dr. Laukkanen e outros sugerem que, assim como o frio, o calor extremo acelera a resposta ao estresse do corpo de maneira benéfica.

Da próxima vez que você se estiver em uma sauna ou numa sala de vapor, tente colocar dois dedos sobre a artéria radial em seu pulso. Você pode notar uma elevação na frequência cardíaca semelhante à que se estabelece durante uma caminhada rápida ou uma corrida na esteira. Isso ocorre porque o estresse por calor pode sobrecarregar o corpo da mesma forma que o exercício, agindo de várias maneiras como uma *simulação* do exercício aeróbico. O calor também aumenta o nível de óxido nítrico, um gás que dilata os vasos sanguíneos e aumenta o fluxo sanguíneo por todo o corpo (você pode sentir isso localmente quando aplica uma compressa quente em uma articulação dolorida). O efeito resultante é uma redução da frequência cardíaca e da pressão arterial e uma melhora na elasticidade arterial — e tudo isso melhora o condicionamento físico e enfraquece os mecanismos de base do envelhecimento e deterioração.

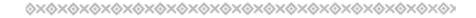

PERGUNTAS FREQUENTES

P: As banheiras de hidromassagem/salas de vapor/saunas de infravermelho funcionam de forma semelhante às saunas tradicionais?

R: Podemos argumentar que banheiras de hidromassagem, salas de vapor e saunas de infravermelho trariam benefícios semelhantes (embora talvez não idênticos) aos da sauna. Um estudo realizado com pessoas jovens e saudáveis descobriu que um período de 8 semanas de uso regular de banheira de hidromassagem também melhorou a rigidez vascular, diminuiu a espessura arterial e reduziu a pressão arterial de forma semelhante ao que se espera da sauna[54]. Ainda assim, o corpo de pesquisas prospectivas mais denso foi realizado na Finlândia com sauna tradicional quente e seca, tornando-a a aposta mais confiável para colher os benefícios do estresse térmico regular.

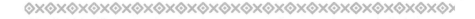

Esses efeitos em seu sistema vascular podem ser suficientes para explicar por que usuários regulares são menos propensos a desenvolver a Doença de Alzheimer, uma doença incurável muitas vezes precedida pela falha na função dos vasos sanguíneos que suprem o cérebro.

O Gatilho Do Vigor ◀ **103**

Mas as saunas parecem fortalecer sua saúde de outras maneiras importantes. Semelhantemente ao exercício físico, elas produzem um aumento momentâneo nos marcadores sanguíneos de inflamação. Não se assuste, no entanto; esse "pico" temporário de inflamação é a chave para a aclimatação, e convoca o equivalente corporal de uma força-tarefa de contraterrorismo. É por isso que, para usuários regulares de sauna, os níveis de inflamação tendem a ser menores[55]. No caso da sauna, o desafio inflamatório parece benéfico. E também pode ajudar a manter seu cérebro limpo.

As proteínas são importantes; elas compõem suas células, seus tecidos, seus órgãos e as incontáveis substâncias químicas operárias que mantêm seu corpo trabalhando sem problemas. Para funcionar, as proteínas devem se dobrar em estruturas intrincadas semelhantes a um origami, mas o estresse da vida moderna (incluindo a inflamação crônica) pode fazer com que elas se dobrem incorretamente e se tornem aderentes. Esse é um sinal de advertência para o cérebro, que tende a acumular placas à base de proteínas ao longo do tempo. A Doença de Alzheimer, por exemplo, é em parte definida por um acúmulo de placas compostas pela proteína beta-amiloide, juntamente com "emaranhados" de outra proteína chamada tau. Os emaranhados de tau são assim chamados por sua aparência enrolada e esmagada.

Felizmente, nossas proteínas não precisam lidar com o estresse desprotegidas. Qualquer estresse significativo ativa moléculas guardiãs chamadas proteínas de choque térmico. Embora sejam proteínas, elas agem como contrafortes na parede de um castelo para proteger outras proteínas de dobras incorretas, e podem ajudar a evitar que o cérebro se torne um depósito dessas placas. A sauna propicia uma ativação robusta de proteínas de choque térmico, tanto que, em um estudo, dois intervalos de quinze minutos em uma sauna aquecida a 97 °C causaram um aumento de aproximadamente três vezes na ativação de genes codificadores de proteínas de choque térmico[56]. E o uso repetido da sauna (ou um melhor condicionamento físico em geral) pode diminuir o "impacto" pró-inflamatório induzido pelo calor, e ainda fornece os benefícios da ativação das proteínas de choque térmico.

Quando a sauna ou outras atividades que usam o calor fazem parte do seu estilo de vida, esses fatores podem convergir para uma vida

104 ▶ VIDA GENIAL

mais longa e saudável, livre de problemas como a doença arterial coronariana e a Doença de Alzheimer. Esta pode ser uma notícia especialmente boa para os deficientes saudáveis, ou para qualquer pessoa para quem o exercício vigoroso seja difícil.

⊕ Quentinho e Viajando

Assim como o exercício, as saunas também melhoram seu humor, e você pode notar isso depois de uma única sessão. Muitos dos efeitos da resposta do corpo ao estresse são conservados entre os estressores — ou seja, seja o estresse causado pelo frio, por calor ou por exercício moderado, os efeitos geralmente são semelhantes. A onda de norepinefrina (o mensageiro químico envolvido no foco, na atenção e no humor) que você pode experimentar durante uma imersão em um banho gelado também ocorre após uma sessão na sauna. Mas norepinefrina à parte, as saunas podem possuir um mecanismo ainda mais poderoso para melhorar o humor: uma influência no sistema opioide do seu cérebro.

Você provavelmente já ouviu falar de substâncias ligadas ao bem-estar chamadas endorfinas e sua associação com exercícios prolongados. Elas estão por trás do "barato do corredor", que maratonistas e outros atletas de resistência sentem, devido à sua afinidade com os receptores opioides do cérebro. Inúmeros analgésicos prescritos e drogas ilícitas têm como alvo direto esses receptores, e essas substâncias incluem alguns dos compostos mais viciantes e perigosos da Terra. Felizmente, o uso regular da sauna causa uma liberação maciça dessas proteínas, transmitindo muitos dos efeitos sem as consideráveis desvantagens.

Saunas poderiam ser usadas para tratar a depressão? Em um estudo pioneiro, o Dr. Charles Raison, da Universidade de Wisconsin-Madison, pesquisou o efeito da hipertermia de corpo inteiro sobre os sintomas de depressão profunda. Quando comparado a um tratamento com placebo, uma única sessão de trinta minutos na sauna melhorou significativamente os sintomas em pessoas com depressão intensa. O efeito também não foi pequeno; o Dr. Raison observou que o efeito antidepressivo foi quase 2,5 vezes mais forte do que o obtido por tratamento farmacêutico padrão. Além disso, os benefícios foram mantidos ao longo 6 semanas seguintes.

Em conjunto com a liberação de endorfina, as saunas também ativam o patinho feio da família das endorfinas, a dinorfina. Ao contrário da endorfina, que é principalmente euforizante, a dinorfina pode induzir a um efeito disfórico, evocando sentimentos que às vezes acompanham a abstinência de drogas. É por isso que o exercício físico prolongado ou passar muito tempo na sauna podem fazer você se sentir mal. Por mais desagradável que pareça, a dinorfina atua em nosso benefício; um aumento temporário nos níveis dessa substância ajuda a aumentar o nível dos receptores de endorfinas, deixando você mais sensível aos efeitos de bem-estar do exercício ou da sauna[57]. A implicação aqui é que, para se colher todos os benefícios da sauna (ou do exercício), pode ser necessário chegar primeiro a um ponto de desconforto. O efeito antidepressivo pode ser mais forte e se tornar mais pronunciado ao longo do tempo.

⊕ Ar Puro, O Melhor Cuidado

A peça final do quebra-cabeça da natureza pode parecer algo óbvio: respirar ar puro. Infelizmente, o ar sujo coloca você em risco de morte prematura, desempenho cognitivo reduzido e outros efeitos graves. Para mim, isso tem sido uma grande preocupação, pois passo muito tempo nas grandes cidades respirando ar de qualidade duvidosa, e não estou sozinho. Mais de 166 milhões de pessoas nos Estados Unidos — 52% de todos os americanos — estão expostas a níveis insalubres de poluição do ar externo. Você provavelmente é um deles.

Existem dois tipos principais de poluição nos Estados Unidos. Um é o ozônio, e o outro é o material particulado. O segundo se refere às partículas transportadas pelo ar, o que lhes dá a capacidade de entrar em nossos pulmões e circular. Os tipos mais perigosos de partículas transportadas pelo ar são aqueles que medem 2,5 micrômetros ou são ainda menores (abreviando, PM2,5). Essas partículas, medindo cerca de 3% do diâmetro de um fio de cabelo humano, são invisíveis a olho nu. Elas vêm de usinas de energia, processos industriais, escapamentos de veículos, fogões a lenha e incêndios florestais.

Uma dessas minúsculas partículas PM2,5 é a chamada magnetita. A magnetita é feita de ferro e é comumente encontrada no ar das grandes cidades. Quando respiramos pelo nariz, ela é capaz de entrar no corpo e viajar até o cérebro. Uma vez lá, pode "infectar" várias regiões, incluindo o hipocampo, que processa a memória e está entre as primeiras estruturas a serem danificadas na Doença de Alzheimer. Surpreendentemente, essas nanopartículas foram descobertas no cérebro de crianças de 3 anos de idade, causando inflamação e prejudicando a função cognitiva.

Uma vez dentro de você, essas minúsculas partículas estranhas (dentre elas a magnetita) contribuem para a disfunção dos vasos sanguíneos. Em um estudo, pessoas saudáveis expostas a concentrações muito altas de PM2,5 tiveram um declínio acentuado na variabilidade da frequência cardíaca (uma medida importante da saúde do coração) e um aumento na frequência cardíaca em si. Esse tipo de disfunção vascular contribui para doenças cardíacas, mas também desempenha um papel importante no início do desenvolvimento da Doença de Alzheimer e outras formas de demência, em parte devido ao seu efeito na barreira hematoencefálica.

A barreira hematoencefálica é uma membrana seletiva que mantém o cérebro protegido de substâncias encontradas no sangue que podem prejudicá-lo, enquanto permite o transporte de nutrientes e alimentos vitais como a glicose. É uma rede vascular que não deve ser bagunçada, pois a ruptura da barreira hematoencefálica está ligada à Doença de Alzheimer, ao autismo, à esclerose múltipla, à epilepsia e à Doença de Parkinson. Infelizmente, as PM2,5 demonstraram causar disfunções na barreira hematoencefálica em jovens e até mesmo promover o aparecimento das duas características da Doença de Alzheimer — placas amiloides e proteínas tau emaranhadas — muito antes da Doença de Alzheimer mostrar sua face horrenda[58].

A poluição do ar pode realmente deixá-lo menos inteligente? Essa é uma questão que tem atormentado os pesquisadores chineses, já que a rápida industrialização do país e o atraso nas políticas ambientais fizeram com que a poluição do ar se tornasse uma grande ameaça à saúde pública. Em um estudo que envolveu mais de 25 mil pessoas vivendo por toda a China, a exposição a níveis crescentes de poluição do ar estava ligada a pontuações mais baixas em testes verbais (e matemática, em menor grau)[59]. O estudo também analisou a taxa de mudança ao longo do tempo, e a exposição mais longa se correlacionou com maiores quedas no desempenho. Um dos autores, que é professor de políticas de saúde e economia da Escola de Saúde Pública de Yale, disse à *NPR* que uma regulamentação mais rigorosa da qualidade do ar levaria a ganhos cognitivos equivalentes a um ano extra de educação para toda a população.

Muitas das cidades da China enfrentam uma poluição muito pior do que ocorre nos Estados Unidos, mas não estamos imunes aqui no Ocidente — longe disso. Um estudo realizado em 48 estados americanos descobriu que a alta exposição a poluentes do ar aumentou o risco de declínio cognitivo para mulheres em 81%, e de Alzheimer em 92%, em comparação com aquelas que vivem em áreas com baixa exposição[60]. E o que foi mais assustador é que os pesquisadores sugeriram uma vulnerabilidade particular em portadores do gene de risco de Alzheimer, o ApoE4. Eles postularam que um quinto dos casos de Alzheimer podem ser devidos apenas à poluição do ar.

Não morar em uma área poluída pode ser a maneira mais óbvia de se evitar a exposição a poluentes potencialmente nocivos, mas sejamos honestos, isso nem sempre é prático. Além disso, há muitos ganhos em viver nas grandes cidades do mundo. Aqui, então, estão algumas medidas adicionais que podemos tomar para nos proteger:

> **Coma alimentos que proporcionam vitamina B, ou considere tomar um suplemento.** Em um pequeno estudo, pessoas saudáveis expostas a altos níveis de PM2,5 por duas horas experimentaram disfunção vascular e inflamação[61]. Elas então tomaram um complexo B diariamente por quatro semanas (contendo 2,5 mg de folato, 50 mg de vitamina B6 e 1 mg de vitamina B12), que aparentemente as protegeu completamente quando a exposição foi repetida.

> **Coma alimentos ricos em ômega-3 ou considere um suplemento de óleo de peixe.** O ômega-3 preveniu e tratou a inflamação e o estresse oxidativo causados pela poluição do ar em camundongos expostos às PM2,5, alcançando uma

redução de 30 a 50% no dano[62]. Um estudo envolvendo idosos obteve resultados semelhantes[63].

> **Coma legumes crucíferos, especialmente brotos de brócolis.** Vegetais crucíferos crus, e especialmente brotos de brócolis jovens, produzem sulforafano, um potente ativador das enzimas de desintoxicação da fase 2 do fígado que ajudam a excretar toxinas ambientais. Em um estudo, o sulforafano (uma xícara e meia de brócolis cru diariamente por 4 dias antes da exposição) anulou os efeitos inflamatórios da exaustão de queima de diesel ao estimular essas enzimas antioxidantes[64]. Em outro estudo, o sulforafano reforçou significativamente o metabolismo e a excreção dos gases cancerígenos benzeno e acroleína[65].

> **Reforce a ingestão de alimentos ricos em antioxidantes.** Seis meses de suplementação com vitamina E e C (800 mg e 500 mg, respectivamente) foram eficazes na diminuição dos marcadores de danos lipídicos e proteicos e melhoraram as defesas antioxidantes para pessoas regularmente expostas à queima de carvão[66]. Alguns alimentos ricos em vitamina C são couve, frutas vermelhas, brócolis e frutas cítricas. Alimentos ricos em vitamina E incluem amêndoas, abacate e azeite extravirgem.

> **Conheça sua situação em relação ao alelo ApoE4.** Qualquer local que realize de teste genéticos pode descobrir (consulte http://maxl.ug/TGLresources [conteúdo em inglês] para recomendações específicas). Portadores de uma ou duas cópias do gene podem optar por passar menos tempo em áreas poluídas.

É claro que a poluição ao ar livre pode ser perigosa, mas quando foi a última vez que você pensou na qualidade do ar em sua própria casa? Você pode ficar chocado ao saber que o ar interno pode ser dez vezes mais poluído do que o ambiente externo. As surpreendentes razões para isso — e o que você pode fazer para se proteger — serão abordadas no capítulo 5.

Já há bastante tempo somos parte de uma teia vasta, interconectada e natural, já há bastante tempo. Embora nosso isolamento das forças da natureza possa ser uma evolução bem-vinda para um mundo às vezes frio e violento, isso tem um custo. A exposição ao sol, as variações naturais de temperatura e o ar fresco e limpo são a chave para uma vida longa, saudável e livre de doenças. Se você mora em uma cidade grande ou pequena, priorize a natureza e integre seus ensinamentos em sua vida.

A seguir, as virtudes do exercício físico.

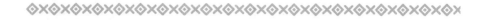

NOTAS DE CAMPO

➤ Níveis saudáveis de vitamina D não são uma opção; descubra os seus pedindo um teste ao seu médico, e certifique-se que estejam entre 40 e 60 ng/mL.

➤ Se você é uma pessoa idosa, tem pele mais escura, está acima do peso ou vive em uma latitude mais alta, pode precisar de mais tempo ao sol ou de uma dose mais alta de vitamina D para atingir um nível saudável.

➤ Se você optar por suplementar, use vitamina D3 (em detrimento da D2), que é idêntica à que criamos em nossa pele.

➤ O potencial da vitamina D para melhorar a saúde cerebral e cardiovascular, reduzir o risco de câncer e melhorar ou prevenir a autoimunidade é um interesse crescente na comunidade científica com pesquisas suficientes para justificar o otimismo.

➤ Estresse pelo frio (seja nadando em águas abertas, com banhos de gelo, duchas frias ou crioterapia) pode ser uma forma poderosa de melhorar a atenção e o humor.

➤ O frio estimula a termogênese sem tremores, o que pode melhorar a saúde metabólica e queimar calorias — sem a necessidade de esteiras!

➤ O estresse térmico aumenta o nível de proteínas de choque térmico, que agem para reforçar outras proteínas corporais, possivelmente desempenhando um papel na prevenção de certas doenças neurodegenerativas.

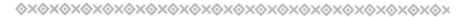

4

LEVANTE A B**** DO SOFÁ

Seja forte para ser útil.
— GEORGES HÉBERT

A vida é como andar de bicicleta. Para manter o equilíbrio, você precisa continuar se mexendo.
— ALBERT EINSTEIN

Existe alguma área da vida na qual desejamos estagnação? Certamente não em nossa vida profissional! Quem quer trabalhar para o mesmo chefe, ocupar o mesmo cargo ou ganhar o mesmo salário para sempre? Também não a desejamos em nossa vida pessoal. Você não adoraria fazer novos amigos ou aprofundar sua conexão com seu parceiro ou sua parceira? A estagnação é o oposto de uma Vida Genial; é morte e decadência.

O corpo humano também não gosta de estagnação; ele é projetado para se mover. No entanto, a vida civilizada do século XXI traz consigo uma epidemia de inatividade. Mais de um terço dos adultos norte-americanos não praticam nenhuma atividade física nos momentos de lazer[1]. Mesmo para os mais ativos entre nós, o exercício físico precisa ser agendado para se adequar às esmagadoras demandas da vida moderna. Nesse capítulo, à medida que nos aprofundarmos nos inúmeros benefícios e nuances do movimento e do exercício, você começará a

VIDA GENIAL

entender que, para nossa saúde e bem-estar, a estagnação é uma toxina semelhante aos grãos refinados e óleos industriais.

Vamos nos concentrar em cinco tipos diferentes de prática: atividade física sem exercício, exercício aeróbico, treinamento intervalado de alta intensidade, treinamento de resistência, e recuperação. Se soa familiar demais, não se preocupe; você provavelmente já está fazendo algumas dessas atividades. Se for um novato na academia, um sujeito caseiro de carteirinha ou um levantador de peso experiente em busca de mais músculos, as páginas a seguir irão ajudá-lo a melhorar o que você vê no espelho, enquanto busca uma saúde melhor e um cérebro mais feliz e capaz.

⊙ Levante a B**** do Sofá

Talvez o tipo de atividade mais subestimado seja a atividade física que você realiza todos os dias enquanto transita pela vida. Esse tipo de atividade fácil, que fazemos distraídos, inclui caminhar até o restaurante para almoçar, andar de um lado para o outro ao telefone, digitar no teclado, limpar a casa, cozinhar, dançar, subir escadas e dobrar roupas. É o que você está fazendo quando não está deliberadamente se exercitando, dormindo ou assistindo a reprises de novelas no conforto do seu sofá. Chamamos isso de atividade física sem exercício.

Quando comparado com os tipos de exercício que você faz em uma academia, as atividades sem exercício podem não ser tão notáveis, mas não as ignore. Cumulativamente, elas proporcionam grandes ganhos para a saúde, especialmente se comparadas a ficar sentado o dia todo. Um grande benefício é que, apesar de o esforço envolvido percebido ser mínimo, elas queimam entre 300 e 1.000 calorias por dia — um atributo chamado *termogênese de atividade sem exercício*, ou NEAT. Aqui estão algumas maneiras pelas quais a NEAT pode acontecer em sua vida:

- ➤ Passear com o cachorro
- ➤ Limpar a casa
- ➤ Tocar um instrumento musical
- ➤ Digitar no computador
- ➤ Cantar

- Fazer sexo
- Dobrar roupa
- Usar uma mesa ou esteira para trabalhar em pé
- Carregar compras
- Lavar a louça
- Limpar a neve
- Brincar com seus filhos
- Correr atrás do gato
- Dançar

Somadas, essas atividades podem representar cerca de metade do gasto diário de energia de um indivíduo ativo[2]. Cuidar do quintal, por exemplo, ou limpar e manter sua casa em ordem, pode gastar de dez a cinquenta vezes mais energia do que ficar sentado em frente à televisão. Na verdade, a NEAT é tão eficaz na dissipação de energia que tendemos a aumentar a quantidade de movimentos espontâneos quando estamos superalimentados[3]. Você está inquieto? Talvez você tenha comido demais no almoço.

Um grupo da Clínica Mayo decidiu descobrir se apenas a NEAT poderia impedir que uma pessoa ficasse acima do peso. Eles deram a indivíduos com peso normal um adicional de 1.000 calorias de comida — o equivalente a um sanduíche Triple Whopper — todos os dias, durante oito semanas, e documentaram suas atividades. Como esperado, a superalimentação aumentou a atividade diária deles, mas aqueles com níveis mais altos de NEAT (lavar o carro, mexer-se por inquietude ou brincar com crianças, por exemplo) também foram capazes de preservar sua magreza e prevenir o ganho de peso em um grau notável: o aumento na atividade foi capaz de explicar uma variação na razão de dez vezes, na quantidade de gordura que os participantes ganharam[4].

Queima de calorias à parte, a atividade de baixa intensidade é capaz de influenciar o armazenamento de gordura por meio de seu efeito em uma enzima chamada lipase lipoproteica, ou LPL[5]. A LPL (não confundir com LDL, um transportador de colesterol) é encontrada nos vasos sanguíneos e ajuda a determinar onde a gordura que você ingere vai parar. Quando você come alimentos como um hambúrguer de carne de gado de pastagem ou um punhado de nozes, essas gorduras são distribuídas em pequenas embarcações chamadas lipoproteínas. A LPL permite que vários tecidos retirem os lipídios dessas balsas de transporte para que possam ser usadas como combustível, no caso da musculatura, ou armazenadas como gordura. Atividades simples — caminhar pelo escritório, cuidar de crianças ou animais de estimação ou preparar comida, por exemplo — aumentam a LPL nos músculos engajados, tornando menos provável o armazenamento de gordura[6].

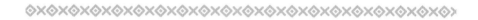

PERGUNTAS FREQUENTES

P: Eu trabalho sentado. O que devo fazer para ter mais NEAT?

R: Tente usar uma mesa alta e alterne entre trabalhar sentado e em pé. Se não tiver uma mesa alta para trabalhar em pé, você pode fazer algo semelhante. Eu escrevi boa parte deste livro na minha mesa de jantar e muitas vezes empilhava caixas vazias e livros para elevar meu laptop. Você pode então colocar uma perna sobre a cadeira para abrir os quadris, trocando de lado em intervalos de cinco minutos. Faça pausas regulares para se alongar ou dar uma volta no escritório e use as escadas sempre que puder, mesmo que seja apenas numa pausa de dois minutos a cada meia hora (um intervalo para normalizar o fluxo sanguíneo para o cérebro, que diminui quando permanecemos sentados[7]). E, apesar de longos períodos de exercícios aeróbicos de intensidade moderada serem desnecessários se seu estilo de vida incluir NEAT suficiente, fazer um pouco de exercícios aeróbicos pode compensar de maneira plausível se você realmente ficar sedentário o dia todo. Vou oferecer alguns exemplos mais à frente.

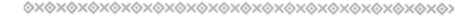

Depois que comemos, a quantidade de LPL tende a ser menor nos músculos e maior no tecido adiposo[8]. Isso ocorre mais dramaticamente após refeições e lanches ricos em carboidratos que estimulam a insulina, e em parte essa é a forma como esse antigo hormônio promove o armazenamento de gordura. Hoje consumimos cerca de 300 gramas de carboidratos por dia, comendo e petiscando enquanto estamos sentados às nossas mesas, no sofá e em nossos carros. Como pesquisadores do *Journal of Applied Physiology* observaram, "a maioria das pessoas passa a maior parte do dia no estado pós-prandial (pós-refeição), quando a atividade física é baixa[9]". Isso mantém a queima de gordura efetivamente desligada, e faz com que nossa cintura se expanda mais e mais[10].

Pessoas com níveis mais altos de atividade não são apenas mais magras. Os barquinhos de lipoproteínas viajam através de suas artérias transportando lipídios em um determinado formato, chamados triglicerídeos. Uma taxa de triglicerídeos elevada em jejum (ou seja, mais gordura no sangue) está associada à síndrome metabólica. Isso geralmente é um sinal de que seu corpo está ficando sobrecarregado com a energia dos alimentos e que você não a está usando de forma eficaz. Hoje, uma "boa" saúde metabólica é alcançada por apenas 12% dos adultos[11]. Isso é lamentável, uma vez que uma saúde metabólica fraca diminui sua expectativa de vida, colocando-o em risco para uma série de doenças, incluindo doenças cardíacas e câncer[12].

Ao, simplesmente se mover mais — adicionando uma caminhada diária à sua rotina, por exemplo — você permite que a LPL reduza os triglicerídeos circulantes, o que pode diminuir o risco de doenças cardíacas[13].

A capacidade da atividade de baixa intensidade de prolongar a vida foi mostrada em um estudo envolvendo quase 4 mil suecos adultos, que foram acompanhados por mais de treze anos. Aqueles que eram mais ativos tiveram 27% menos eventos cardiovasculares (como ataque cardíaco) e reduziram seu risco de mortalidade precoce em 30%[14]. Por outro lado, isso pode provar o óbvio — que pessoas saudáveis se movem mais e pessoas doentes, menos — mas estudos mostram que movimentos simples como andar e permanecer em pé, ao longo do dia, melhoram os marcadores de saúde do coração, *até mesmo* em comparação com exercícios praticados por pessoas, na maior parte do tempo, sedentárias[15].

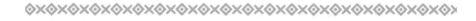

NEAT PARA IDOSOS, PESSOAS DEBILITADAS OU DEFICIENTES

A NEAT é uma maneira significativa de se manter o gasto de energia para pessoas para quem o exercício vigoroso é difícil, como idosos, pessoas debilitadas ou deficientes. À medida que os sintomas de Parkinson de minha mãe avançavam, causando problemas de rigidez e equilíbrio, exercícios de alta intensidade foram se tornando cada vez mais difíceis para ela, e a NEAT passou a ser cada vez mais valiosa. Muitas vezes eu a acompanhava em caminhadas ou dançava com ela na sala de estar ao som de sua música favorita, segurando suas mãos para que ela não caísse (essas são algumas das minhas lembranças favoritas). E quanto às tarefas de casa, eu não a desencorajava a realizá-las; eu simplesmente me ofereceria para ajudar. Divida a NEAT com seus entes queridos ou voluntarie-se em uma instituição de assistência local. Eles apreciarão o seu tempo dedicado, por mais simples que isso possa parecer para você.

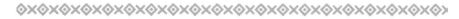

No que diz respeito ao seu metabolismo, movimento nunca é insignificante e nunca é inútil; é a chave para se manter em forma e saudável, em parte porque ajuda a dissipar o excesso de energia alimentar. A LPL faz parte da equipe responsável por isso. Pesquisadores do *Journal of Physiology* escreveram: "A sensibilidade impressionante da LPL muscular (...) pode proporcionar uma peça no quebra-cabeça das razões pelas quais a inatividade é um fator de risco para doenças metabólicas e razões pelas quais até as atividades não vigorosas proporcionam proteção acentuada contra distúrbios envolvendo o metabolismo [de energia] fraco". E pode até fazer seu cérebro funcionar melhor também.

Ficar sentado por um longo período literalmente faz com que o sangue seja drenado do cérebro, e isso pode prejudicar a função cognitiva[16]. Mas mesmo movimentos simples (como uma caminhada de dois minutos para cada trinta minutos sentado) podem promover um fluxo sanguíneo normal. Funciona assim: ao mover o seu corpo, você cria pequenas mudanças em sua pressão sanguínea, que empurram sangue e nutrientes para seu cérebro[17]. A longo prazo, o fluxo sanguíneo reduzido pode ser o culpado pela fraqueza mental que geralmente consideramos parte do envelhecimento, e também é um suspeito tanto da Doença de Alzheimer quanto na demência vascular. Nesta última, o fluxo sanguíneo para partes do cérebro é impedido por uma série de pequenos bloqueios, mas um pequeno estudo descobriu que caminhar apenas três vezes por semana melhorou a função cognitiva em pacientes com uma forma inicial leve da doença[18].

O sangue não é o único fluido corporal que depende do movimento para continuar fluindo. As contrações musculares, por menores que sejam, ajudam a lubrificar as articulações, a drenar a água extracelular e empurrar o fluido linfático pelos canais desse sistema, que não têm a capacidade de se contrair. Esses dutos ficam entre o músculo e a pele, onde servem como estradas de serviço para o fornecimento de nutrientes e das esforçadas células do sistema imunológico. Agora sabemos também que eles estão conectados ao cérebro e fornecem uma saída para resíduos cerebrais, como a beta-amiloide e outros. E, assim como a água parada, a estagnação desse fluido não leva a coisas boas.

Para ver se movimentos diários simples poderiam melhorar a saúde do cérebro, pesquisadores mediram os níveis de atividade em adultos mais velhos e nos compararam com seu desempenho anual em testes cognitivos. No estudo, publicado na revista *Neurology*, os pesquisadores descobriram que níveis mais altos de movimento diário estavam ligados a melhores habilidades de pensamento e memória. A observação resultou verdadeira mesmo quando a análise post-mortem revelou patologias relacionadas ao Alzheimer (acúmulo de placas, por exemplo) no cérebro dos indivíduos[19]. A atividade cotidiana, ao que parece, ajudou a combater a demência.

A NEAT prova que, apesar de frequentar uma academia ser favorável para certos tipos de exercício, não é essencial para se melhorar ou manter a saúde, e certamente também não é essencial para se perder peso (embora, é claro, pagar a mensalidade possa ser um bom motivador). Ficar em forma, perder peso e se proteger contra uma ocasional indulgência de alto teor calórico pode ser muito fácil, é simplesmente se movimentar mais.

⊕ Faça Por Merecer Seus Carboidratos

Respire fundo. Sentiu? Você está funcionando em um estado de respiração aeróbica. Andar por aí, resolver coisas do dia a dia, subir escadas, correr atrás do gato — todas essas atividades são alimentadas por uma mistura de lipídios, açúcar e oxigênio, que geralmente estão disponíveis em quantidade suficiente (a palavra *aeróbica* significa "com oxigênio"). O *exercício* aeróbico implica simplesmente em subir um pouco na escala de intensidade, fazendo seus processos normais de geração de energia se elevarem um pouco.

Semelhante à NEAT, grande parte dos exercícios aeróbicos pode ser sustentada por um longo período. Geralmente realizado em um nível de intensidade leve a moderado, o exercício aeróbico pode ser correr, andar de bicicleta, andar de skate e nadar. Ao realizar essas atividades, você notará que elas aumentam sua frequência cardíaca e exigem respiração mais profunda. Quando as necessidades de energia de nossos músculos *excedem* a taxa de fornecimento de oxigênio — ou seja, quando damos impulsos ou fazemos treinos de tiros que exigem nosso esforço máximo — nossos músculos mudam para um mecanismo de geração de energia alternativo, chamado metabolismo *anaeróbico*. "Anaeróbico" significa "sem oxigênio", e esse modo queima *somente* o açúcar. Mas de onde vem esse açúcar?

Quando se trata de armazenamento de açúcar, nosso corpo é como um apartamento em Nova York; simplesmente não têm muito espaço. Seu fígado pode armazenar um pouco de açúcar (cerca de 100 gramas), e seus músculos geralmente armazenam o resto. No total, seus músculos podem conter cerca de 400 gramas de açúcar, um pouco mais ou um pouco menos, dependendo da sua musculatura[20]. Pode parecer muito, mas são apenas cerca de 100 colheres de chá de açúcar, divididas entre suas costas, seu peito, seus bíceps, tríceps, glúteos e todos os outros músculos que você tem. Este açúcar armazenado é conhecido como glicogênio.

Em condições cotidianas, quando a demanda de energia é baixa, como quando você está sentado à sua mesa, esse açúcar em grande parte permanece ali. Imagine uma pessoa comum, sedentária, consumindo cerca de 300 gramas de carboidratos diariamente — uma tarefa fácil quando sua dieta gira em torno de grãos processados *e* você bebe açúcar na forma de refrigerantes e sucos, como a maioria dos ocidentais hoje. Essa pessoa está sempre com o tanque cheio, e cada refeição apenas enche os reservatórios já lotados em seu fígado e seus músculos. Mas o treinamento de resistência e o exercício de alta intensidade ajudam a queimar esse açúcar, abrindo espaço para outros amidos e açúcares no seu prato.

É por isso que, se você realiza exercícios de longa duração e alta intensidade regularmente, como aulas de exercícios vigorosos ou treinamento para uma corrida ou competição, pode ser útil consumir carboidratos junto com proteínas próximo de quando for se exercitar para manter sua energia. Como você aprendeu no capítulo 1, somos mais sensíveis à insulina durante o dia, o que significa que a entrada de açúcar nos músculos é mais fácil. Por outro lado, a janela pós-treino, de dia ou à noite, oferece o benefício adicional da captação de glicose *independentemente da insulina*, o que significa que seus músculos literalmente *sugarão* o açúcar do sangue, reduzindo a necessidade de insulina e transformando você em uma máquina de queima de gordura de alta eficiência.

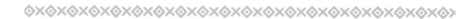

PERGUNTAS FREQUENTES

P: Quanto devo consumir de proteínas?

R: Consumir proteínas em quantidades adequadas é uma parte importante do processo de crescimento e manutenção da musculatura, e isso se torna ainda mais crítico com a idade. Evidências atuais sugerem que um mínimo de 0,7 grama de proteína por quilo de massa corporal magra por dia é o ideal para permitir que a massa magra cresça e seja mantida durante um regime de treinamento com pesos[21]. Para uma mulher atlética de 61 quilos, isso significa 95 gramas de proteínas por dia. Para um homem magro de 84 quilos, isso equivale a 130 gramas de proteínas diárias. Se você está carregando gordura corporal extra, use sua meta de peso e multiplique-a por 1,55. Alimentos ricos em proteínas a serem incorporados em cada refeição incluem carne de bovinos alimentados em pastos, ovos, frango, peru, carne de porco, peixe e iogurte grego integral feito a partir de leite de vacas de pastagem (o iogurte sem gordura também é uma boa opção — apenas evite variedades adoçadas). E se você se exercita em jejum, certifique-se de consumir proteínas (como um shake de proteína de soro de leite) logo em seguida[22]. Sinta-se à vontade para revisitar a página 36 para recapitular outros benefícios das proteínas.

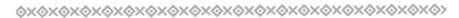

Se você é um atleta avançado, os carboidratos são importantes para proporcionar força e potência, mas se não for, você pode os ignorar. O corpo é capaz de produzir seu próprio açúcar, e o glicogênio se reabastecerá naturalmente com o tempo, principalmente quando você começar a comer mais vegetais. Em última análise, o fato de você precisar ou não de carboidratos após o treino depende de sua saúde e de seus objetivos, mas, como regra, exercícios de alta intensidade com maior regularidade equivalem a maior tolerância a carboidratos (consulte a página 224 para mais orientações). Ficar sem carboidratos após o exercício também pode trazer seu próprio conjunto de benefícios, como queima de gordura sustentada e elevações nas taxas de hormônio de crescimento, o que ajuda a fortalecer as articulações e reconstruir o tecido conjuntivo[23]. Nosso corpo é altamente adaptável, com características pessoais, então sinta-se à vontade para avaliar suas próprias necessidades, alternando refeições com baixo e alto teor de carboidratos depois de se exercitar, e observando como você se sente.

Melhore Sua Forma Física

Quanto mais em forma você estiver, mais esforço poderá aplicar aos seus treinos, se mantendo ao lado do metabolismo aeróbico, de queima de gordura e de oxigênio. Podemos medir onde está esse limite pessoal com um teste de VO_2 máximo. Esse teste descreve a quantidade máxima de oxigênio que uma pessoa pode utilizar durante o exercício intenso. Normalmente, em uma academia, um profissional de educação física pedirá que você faça exercícios estacionários em intensidade crescente enquanto usa uma máscara que analisa sua respiração. Uma pessoa com VO_2 máximo mais alto lidará com o oxigênio com mais eficiência e, portanto, será capaz de atuar em uma intensidade mais alta, por mais tempo. Chamamos isso de resistência.

O limiar em que você passaria ao metabolismo de queima de açúcar é chamado de limiar de lactato. Você já ouviu falar em ácido lático? É um conhecido prenúncio da exaustão muscular e a fonte da infame "queimação" durante o exercício intenso. Ele também pode levar à sensação de disforia temporária que ocorre imediatamente após um treino intenso. Anteriormente considerado um produto residual do metabolismo, agora sabemos que o lactato é realmente produzido o tempo todo em nosso tecido muscular, e serve como uma potente fonte de combustível para coração, cérebro, músculos e outros tecidos. Estar mais em forma significa que você tem uma maior capacidade de gerar e utilizar lactato, conseguindo, assim, um melhor desempenho[24].

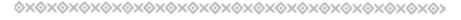

LACTATO PARA A SAÚDE DO CÉREBRO

Graças a George Brooks, pioneiro da pesquisa com o lactato, sabemos que a substância produzida nos músculos pode entrar na circulação para alimentar outros órgãos, incluindo o cérebro, onde surfa nos mesmos transportadores que permitem a entrada das cetonas[25]. Em repouso, o cérebro pode obter cerca de 10% de sua energia do lactato, e exercícios vigorosos, principais contribuintes para o lactato circulante, empurram ainda mais da substância para o cérebro[26]. Como as cetonas (descritas na página 23), o lactato desloca o açúcar, o combustível habitual do cérebro. Essa é uma boa notícia, porque o cérebro de algumas pessoas tem dificuldade em utilizar o açúcar para gerar energia, incluindo aquelas com Doença de Alzheimer, portadores do gene comum de risco da doença (o alelo ApoE4, comum em 25% das pessoas) e portadores de lesão cerebral traumática[27]. Algumas pesquisas sugerem que o lactato pode ser até um protetor contra a Doença de Parkinson; um estudo mostrou que uma rotina de exercícios de alta intensidade preveniu a progressão da doença em pacientes após 6 meses de prática, enquanto a prática com intensidade moderada, não[28]. Mais motivos para você levantar a b**** do sofá!

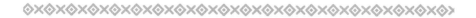

A sabedoria convencional nos diz que, para melhorar nossa forma física, devemos realizar longas sessões de exercícios "cardio". Embora as sessões de atividades aeróbicas prolongadas possam aumentar a resistência, o treinamento intervalado de alta intensidade, ou HIIT, pode ser do mesmo modo eficaz para aumentar seu VO_2 máximo, em menos tempo e com menos danos colaterais aos joelhos e articulações. Um estudo publicado na revista *PLOS ONE* descobriu que o treinamento intervalado de alta intensidade, realizado três vezes por semana ao longo de doze semanas, proporcionou as mesmas melhorias na aptidão cardiorrespiratória e na resistência que o cardio de atividade contínua, em um quinto do tempo[29].

Treinar intensamente — tão intensamente que você só possa sustentar o treino por breves momentos — é o equivalente a enviar uma mensagem de texto para seu genoma, dizendo que suas células precisam dar conta ou morrerão. Suas células não desejarão morrer, então elas se adaptam para que possam produzir mais energia. Uma dessas adaptações é a biogênese mitocondrial, ou a criação de novas mitocôndrias. Essas estruturas estão alojadas em suas células e são onde o ATP, ou energia, é produzido. Mais mitocôndrias produtoras de energia significam mais energia, e apenas uma única sessão de HIIT demonstrou ser suficiente para estimular esse processo de aumento energético[30].

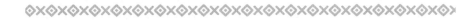

PERGUNTAS FREQUENTES

P: Qual é a melhor hora do dia para malhar?

R: O horário que for mais conveniente para você! Embora haja uma influência circadiana (ou seja, rítmica) em nossa força (as pessoas tendem a ser mais fortes no final do dia), em última análise, a melhor hora para se exercitar é a hora em que você consegue se exercitar. Pessoalmente, muitas vezes me sinto mais forte de manhã com o estômago vazio, mas também gosto de malhar no final da tarde e, em seguida, comer um jantar farto e rico em proteínas. E embora o exercício à noite (antes das 22h) tenha demonstrado melhorar a qualidade do sono, evite malhar *imediatamente* antes de dormir, pois isso pode ter o efeito oposto[31].

Para estabelecer uma rotina HIIT, comece com três séries de vinte segundos de repetições máximas de seu exercício de escolha, cada uma separada por um ou dois minutos de movimento de recuperação de baixa intensidade. Um exemplo pode ser vinte segundos de ciclismo vigoroso em uma bicicleta ergométrica, seguido por um período de pedaladas lentas e repetitivas. Ou você pode preferir sair da academia e subir uma ladeira correndo em intervalos de vinte segundos. Na minha academia, costumo usar a Assault AirBike ou balançar as pesadas "cordas de batalha" em três a cinco repetições no final dos meus treinos. As regras são flexíveis, mas a chave para o HIIT é empurrar seu corpo para além dos limites aeróbicos, recuperar-se e repetir. Aqui vão alguns exemplos de exercícios HIIT:

Salto com agachamento	Power yoga
Tiros em subidas	CrossFit
Burpees	Jujitsu
Tiros de bicicleta	Aula de Spin
Cordas de batalha	Boxe

Lembre-se: o seu "extremo" será diferente do da sua irmã, do seu irmão ou do seu melhor amigo. Force-se até o seu próprio limite pessoal e, em seguida, reduza a atividade de volta. O que mais importa é o esforço que você aplica, e não resultados como velocidade ou distância. Ouça seu corpo. E é sempre uma boa ideia consultar um médico primeiro, especialmente se você tiver algum tipo de doença. À medida que seu condicionamento físico aumenta, sinta-se à vontade para aumentar a resistência (por exemplo, mais inclinação), um número maior de repetições ou uma duração maior.

Impulsione Seu Cérebro

No que diz respeito ao seu cérebro, exercício físico é uma obrigação. Alguns dos benefícios de um bom treino são incorporados diretamente, como os combustíveis, nutrientes e várias substâncias químicas neuroprotetoras que inundam o órgão com atividade vigorosa. Outros são indiretos, mas não menos importantes, como a proteção que a atividade física proporciona aos vasos sanguíneos.

Hoje em dia, seus vasos sanguíneos, que fornecem combustível, oxigênio e nutrientes ao seu cérebro, estão sob constante ataque. No capítulo 1, você descobriu como a inflamação e o açúcar cronicamente alto no sangue atuam como se você passasse um maçarico nos vasos; provavelmente é algo que você não deseja para si. Mas a pressão alta é outra grande e comum ameaça. Cerca de um em cada três adultos sofre de hipertensão (o termo médico para pressão alta), e isso não é apenas um problema dos seus pais. De acordo com os Centros de Controle e Prevenção de Doenças, cerca de 14% dos jovens de 12 a 19 anos agora têm hipertensão ou estão a caminhando para ter[32].

Semelhantemente à inflamação ou ao alto nível de açúcar no sangue, você não consegue sentir se tem ou não pressão alta — o problema do chamado "assassino silencioso". Mas a pressão alta não aumenta apenas o risco de uma morte precoce. Ela pode danificar seus rins, seus olhos, seus órgãos sexuais e seu cérebro. A pressão arterial cronicamente alta pode resultar em diferentes formas de comprometimento cognitivo, incluindo demência e uma forma de "pré-demência" chamada *comprometimento cognitivo leve*, ou CCL. Em um grande estudo multicêntrico, pessoas cognitivamente saudáveis que tinham pressão alta ficaram menos propensas a desenvolver o CCL quando reduziram sua pressão arterial com medicação[33].

Mas o que causa a pressão alta para começar? O estresse é um grande contribuinte, assim como dietas que incluem muitas bebidas açucaradas ou muitos alimentos processados[34]. Isso ocorre em parte porque o açúcar excita o sistema nervoso, provocando uma resposta bioquímica de estresse mesmo quando você está perfeitamente calmo. Estudos mostram que até mesmo uma bebida açucarada pode aumentar sua pressão arterial por até 2 horas após a ingestão[35]. Outro fator contribuinte para a pressão alta é a obesidade; se você estiver acima do peso, perder peso geralmente pode ajudar a corrigir problemas de pressão arterial. E também temos a inatividade física.

Você não verá anúncios de TV pedindo para conversar com seu médico sobre isso, mas uma análise robusta publicada no *British Journal of Sports Medicine* descobriu que o exercício físico reduz a pressão arterial de forma tão eficaz quanto a medicação para pessoas com hipertensão[36]. O exercício também é agora uma diretriz oficial da Academia Americana de Neurologia no tratamento da CCL, o que é uma notícia bem-vinda, uma vez que atualmente não há tratamento farmacêutico aprovado pela FDA para a doença. A recomendação atual para pessoas com CCL é de 150 minutos de exercício aeróbico de intensidade moderada por semana durante seis meses, o que pode ajudar a retardar ou reverter o declínio cognitivo.

Se você é sedentário, iniciar uma rotina de exercícios deve trazer melhorias notáveis em sua cognição[37]. Mesmo uma única sessão de exercícios de vinte a trinta minutos pode lhe dar uma vantagem para o aprendizado, ativando regiões do cérebro envolvidas na função executiva e no processamento da memória[38]. Um estudo envolvendo estudantes universitários descobriu que fazer exercícios físicos antes e durante as aulas de língua estrangeira promoveu uma lembrança mais forte e melhor integração dos conceitos aprendidos[39]. Os exercícios também não precisam ser extenuantes; exercícios aeróbicos de intensidade moderada, demandando de 60 a 70% da frequência cardíaca máxima, parecem funcionar.

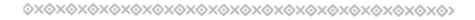

ALERTA NERD

O exercício físico melhora a função cerebral durante todo o dia, mas pode ser particularmente útil enquanto você está ativamente tentando aprender. Como estudar na academia não costuma ser uma opção, tente ocupar seu smartphone com debates, podcasts ou palestras para ouvir enquanto se envolve em seu exercício preferido; você pode se surpreender com os resultados.

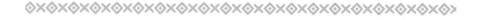

126 ▶ VIDA GENIAL

Além da função de memória, o condicionamento físico tem sido associado a melhorias nos sintomas de ansiedade e depressão. A Organização Mundial da Saúde estima que até 300 milhões de pessoas sofrem de depressão na atualidade, e as evidências que ligam a depressão ao baixo condicionamento físico nunca foram tão fortes. Em um estudo com 1 milhão de pessoas, a baixa aptidão cardiorrespiratória foi associada a um risco de depressão 75% maior[40]. Pessoas deprimidas podem acabar optando por se exercitar menos, o que leva a uma menor aptidão física, mas um número crescente de pesquisas sugere que, quando os pacientes melhoram seu condicionamento físico, seus sintomas de depressão também melhoram.

Um neurotransmissor que se acredita estar ligado a um humor equilibrado é a serotonina. Você pode ter ouvido falar de serotonina e sua associação com inibidores seletivos de recaptação de serotonina (ISRSs), um tipo comum de medicamento antidepressivo. Os ISRSs funcionam — para alguns — aumentando a disponibilidade de serotonina no cérebro. Eles tendem a ser prescritos em excesso, mas foi demonstrado que sua eficácia aumenta com a gravidade da depressão. Embora possam aliviar alguns sintomas da doença, eles são frequentemente associados a fatores desagradáveis como perda de libido e pensamentos suicidas, levantando a questão: e se você pudesse aumentar a serotonina por conta própria, sem precisar se arriscar com esses efeitos colaterais?

A serotonina é criada no cérebro a partir de um aminoácido chamado triptofano, que obtemos de alimentos que contêm proteínas. O triptofano é transportado para o cérebro por transportadores ao longo da barreira hematoencefálica. Em circunstâncias normais, outros aminoácidos competem pelos mesmos transportadores, mas durante a atividade física, o triptofano vai para a frente da fila, inundando o cérebro com serotonina. Esta é apenas uma razão pela qual o exercício faz com que nos sintamos bem. E como bônus, a maior disponibilidade de triptofano para o cérebro também pode nos ajudar a dormir melhor. No final do dia, a serotonina é convertida em melatonina, o hormônio do sono.

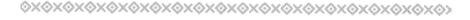

EXERCÍCIO FÍSICO: UMA VITÓRIA CONTRA A DEPRESSÃO E A ANSIEDADE

Em uma recente metanálise (um estudo baseado em outros estudos acerca de um determinado assunto) publicada na revista *Depression and Anxiety*, foram pesquisados 11 ensaios envolvendo 455 pacientes. O estudo descobriu que os efeitos antidepressivos do exercício aeróbico foram significativos em um grande espectro de pacientes e condições de tratamento, mesmo em um curto período de tempo — menos de um mês[41]. Os pesquisadores destacaram a importância dessa nuance, uma vez que o tratamento farmacológico geralmente requer *pelo menos* quatro semanas para que qualquer efeito surja.

Levantar pesos também ajudou a melhorar o humor em duas grandes metanálises de ensaios clínicos randomizados, uma delas publicada na revista *JAMA Psychiatry*. Independentemente dos participantes se sentirem formalmente deprimidos no início do estudo ou não, o treinamento de força foi associado a melhorias nos sintomas depressivos[42]. E o efeito foi forte em "doses" relativamente pequenas, proporcionando alívio semelhante tanto para os indivíduos que se exercitavam duas vezes por semana como para aqueles que se exercitavam cinco vezes.

Os mesmos pesquisadores realizaram outra metanálise, desta vez procurando o efeito do treinamento com pesos na ansiedade. Neste estudo, publicado na revista *Sports Medicine*, os cientistas descobriram que tanto para pessoas saudáveis quanto para aquelas com doenças físicas ou mentais, o treinamento de resistência melhorou significativamente os sintomas de ansiedade[43]. Com o bônus de melhorias na saúde, forçar-se a ir à academia deveria ser parte do seu tratamento sempre. E se você ainda precisar de medicação, tudo bem, e conversar com um terapeuta também nunca é uma má ideia.

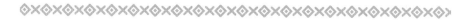

Alterar favoravelmente a bioquímica do cérebro é uma vantagem do exercício físico, mas a atividade física também demonstrou promover um volume cerebral saudável ao longo do tempo, preservando e até aumentando seu tamanho, quando o cérebro normalmente diminuiria. Uma das substâncias químicas responsáveis é o *fator neurotrófico derivado do cérebro*, ou BDNF, que aumenta durante o exercício vigoroso.

O BDNF tem sido chamado de proteína miraculosa do cérebro por leigos e cientistas, e por boas razões; ele ajuda a manter o órgão jovem, incentivando o crescimento de novas células cerebrais em um processo chamado *neurogênese*.

O BDNF é poderoso. Tão poderoso que, quando polvilhado sobre neurônios em uma placa de Petri, faz com que dendritos brotem neles — as estruturas espinhosas necessárias para o aprendizado — como em uma almofadinha de sementes, aquela de tecido que você rega e de repente está cheia de brotinhos. Como você pode imaginar, o BDNF atraiu interesse por suas implicações em distúrbios de memória como a doença de Alzheimer. Na doença, o BDNF é reduzido em cerca de 50%, tornando o cérebro menos suscetível a mudanças e reduzindo sua característica conhecida como *plasticidade*. Isso faz com que aumentar o BDNF com exercício físico seja uma arma potencial na luta para tratar ou prevenir tais doenças e até mesmo o próprio envelhecimento cognitivo.

A plasticidade não é importante apenas para podermos criar novas memórias; também é crucial para um humor saudável. As pessoas com depressão clínica têm cérebros mais resistentes à mudança, o que oferece uma explicação biológica sobre por que as pessoas com depressão muitas vezes podem sentir que estão presas num buraco. Estudos mostraram que muitos medicamentos antidepressivos (incluindo os ISRSs) também aumentam o nível do BDNF, e uma teoria é que, ao aumentar a capacidade de mudança do cérebro, eles o ajudam a "religar" antigos padrões e facilitar a cura (a serotonina também é fundamental para a neurogênese, que também tem níveis aumentados por algumas dessas drogas[44]). A boa notícia é que, para muitos de nós, o exercício físico funciona pelo menos com tanta eficácia quanto os antidepressivos.

Quanto exercício aeróbico você deve fazer? Infelizmente, não existe uma resposta única para essa pergunta. Sua prescrição ideal dependerá de seus objetivos: você está treinando para aumentar sua resistência? Ou para puramente ter saúde e condicionamento melhores? Se sua resposta for a segunda, talvez você não precise fazer nada de "cardio" se sua vida naturalmente envolver muita atividade na forma de NEAT (por exemplo, caminhar ou carregar coisas). Nesse caso, concentre seus esforços no treinamento de resistência, que será discutido a seguir.

Por outro lado, se você é majoritariamente sedentário, o exercício aeróbico deliberado pode ser um antídoto razoável. Nesse caso, tenha uma meta de 30 minutos por sessão e 150 minutos de atividade aeróbica total por semana. Em última análise, seu protocolo ideal dependerá de vários fatores, mas o mais importante deles é o seu prazer. E lembre-se de que você também pode adaptar outras formas de exercício, como a musculação, simplesmente diminuindo os tempos de descanso, e assim colher os benefícios do exercício aeróbico e atingir sua meta.

Aqui estão alguns exemplos de exercícios aeróbicos:

Vinyasa Yoga	Corrida
Caminhadas	Remo
Andar de bicicleta	Esqui
Natação	Treinamento em circuito

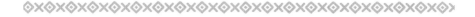

CARDIO PARA PERDA DE PESO?

O exercício aeróbico tem muitos benefícios, mas sua utilidade para perda de peso é frequentemente exagerada. Embora o "cardio" acelere a queima de calorias, a termogênese da atividade sem exercício (NEAT, já descrita) consome muito mais calorias do que a maioria das pessoas jamais se preocuparia em queimar em equipamentos de exercício aeróbico. O excesso de cardio, especialmente sem treinamento de resistência, pode até levar à perda muscular, prejudicando seu metabolismo e promovendo a infeliz condição conhecida como "gordo magro". Esse cenário exato foi mostrado em um teste da Wake Forest University envolvendo adultos mais velhos em dieta: exercícios aeróbicos os fizeram perder o dobro de músculos quando comparados àqueles que levantavam peso[45].

A conclusão? O exercício aeróbico promove uma série de coisas espetaculares para a mente e para o corpo, mas para ficar melhor quando estiver nu e ter uma proteção contra acessos de gula ocasionais, movimento *regular*, musculação e melhorias na qualidade de sua dieta provavelmente são uma estratégia melhor.

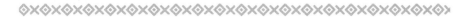

➔ Crescer Para Não Envelhecer

Independentemente da sua idade ou sexo, ganhar massa muscular deve ser o foco principal da sua rotina de exercícios. Além de ajudá-lo a transitar livremente pelo mundo e realizar tarefas diárias, o treinamento de resistência (o principal meio que usamos para ficar mais fortes) aumenta a força de seus ossos, ajuda na perda de peso, diminui a inflamação e dá base à sua saúde metabólica, queimando calorias enquanto proporciona um colchão para ocasionais consumos excessivos de carboidratos.

Pesquisas sugerem que ter músculos mais fortes está diretamente ligado a uma saúde melhor, à medida que envelhecemos. Um estudo da Universidade de Sydney com 80 mil pessoas descobriu que aqueles que faziam treino de força semanalmente tinham uma redução de 23% no risco de morte prematura por qualquer meio[46]. E não foi necessária nenhuma frequência à academia: pessoas que se exercitavam com o peso do corpo, com flexões, abdominais e agachamentos, obtiveram resultados comparáveis a atividades feitas em academia!

A pesquisa sobre treinamento de resistência e o cérebro está em seus estágios iniciais, mas a força física está aparentemente associada a uma melhor função cognitiva entre adultos mais velhos, e pode até ajudar um grupo particularmente necessitado: pacientes com deficiência cognitiva. Um estudo com pacientes de DCL descobriu que um regime de seis meses de treinamento com pesos levou a pontuações significativamente mais altas em testes cognitivos, em comparação com a linha de base de referência — e esses participantes mantiveram sua melhora por doze meses. Aqueles que tiveram os maiores ganhos de força também obtiveram os maiores ganhos nas pontuações dos testes, enquanto o grupo de controle, que realizou apenas exercícios de alongamento, teve um declínio em suas habilidades cognitivas[47].

Infelizmente, a idade ainda é o principal fator de risco para desenvolver a doença de Alzheimer e outras condições neurodegenerativas. Seria uma coincidência que a perda muscular relacionada à idade também seja comum? Você pode perder até 3 a 5% de sua massa muscular a cada década após os 30 anos. A boa notícia é que qualquer momento é o momento certo para começar uma rotina de treinamento com pesos.

Mesmo idosos sedentários podem alcançar mais de 50% de ganho de força após apenas seis semanas de treinamento com pesos duas ou três vezes por semana[48]. A chave em qualquer idade é levantar peso suficiente para se desafiar (fazendo uso de cerca de 70 a 80% de sua força máxima).

Ao levantar pesos, concentre-se em movimentos *compostos*. Esses tipos de movimentos recrutam fibras musculares de vários grupos musculares de uma só vez. Por exemplo, o supino envolve os músculos do peito, do tríceps e dos ombros. Uma rosca de bíceps, em contraste, é um movimento de *isolamento* e requer principalmente um grupo de músculos: o bíceps. Os movimentos de isolamento podem ser usados para incrementar seus treinos, mas seu foco deve estar nos exercícios que darão o maior retorno possível, principalmente se você estiver apenas começando. Outros exercícios compostos incluem agachamentos, flexões de braço, flexões com barras, levantamento de peso e exercícios para os ombros.

Felizmente, existem muitos exercícios diferentes para atender ao seu gosto. Levantamento de peso, calistenia e produtos como faixas de resistência ou força proporcionam ótimas variantes de exercícios compostos. Esses exercícios devem ser realizados no esforço máximo ou próximo ao máximo e em tiros curtos (normalmente chamadas de "séries"). Não se preocupe se você não conseguir, ou seja, não dar conta de todas as repetições, especialmente se estiver começando a usar pesos.

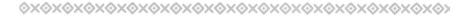

FAÇA UM "LANCHINHO" — DE EXERCÍCIOS

Quando se trata de exercícios, "lanchar" é certamente bom para você. Em um estudo que examinou os efeitos de diferentes tipos de exercícios sobre o açúcar no sangue, meros seis minutos de caminhada intensa em subida ou caminhada combinada com treinamento de resistência pouco antes do café da manhã, almoço e jantar levaram a concentrações mais baixas de açúcar no sangue ao longo de 24 horas, em comparação com trinta minutos de exercício contínuo antes do jantar[49]. A mensagem a se tirar disso é a seguinte: exercícios intensos de queima de açúcar (isto é, anaeróbicos) podem ajudar a controlar melhor o açúcar no sangue do que períodos mais longos de exercício aeróbico de intensidade moderada. Está sem tempo? Sem desculpa! Mesmo algumas séries rápidas de flexões ou agachamentos antes de uma grande refeição podem ajudar seu corpo a gerenciar melhor a enxurrada de energia que está a caminho.

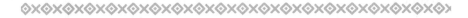

Para construir uma rotina de treinamento com pesos, planeje fazer um treino de corpo inteiro três vezes por semana. Você pode decidir que gosta de fazer um treino dividido, no qual exercita diferentes partes do corpo em dias alternados, mas algumas pesquisas sugerem que, tanto para iniciantes quanto para praticantes avançados, é necessário trabalhar o mesmo músculo mais de uma vez por semana para obter progresso em termos de força e ganho muscular[50]. Após cada sessão de treinamento de força, você pode incluir um treinamento intervalado de alta intensidade, cardio ou até mesmo uma sessão na sauna, que comprovadamente melhora a recuperação após exercícios. Veja algumas opções para sua rotina:

ROTINA DE CORPO INTEIRO

Segunda-feira

Agachamento	Desenvolvimento de ombro
Levantamento de pesos	Rosca martelo para bíceps
Puxada frontal para costas	Puxada de tríceps no pulley
Supino	

Quarta-feira

Afundo	Rosca direta
Flexão dos isquiotibiais	Elevação lateral
Legpress	Tríceps testa com halteres
Puxada para costas	

Sexta-feira

Repetir o treino de segunda-feira

TREINO DIVIDIDO

Segunda-feira (peito/bíceps)

Supino	Rosca direta
Legpress	Rosca martelo
Crucifixo	

Terça-feira (costas/tríceps)

Puxada para costas frontal	Tríceps testa com halteres
Puxada para costas com pegada aberta	Puxada de tríceps no pulley
Barra para costas no gráviton	

Quarta-feira (pernas/ombros)

Agachamento	Desenvolvimento de ombros
Afundo	Encolhimento de ombros
Flexão dos isquiotibiais	Puxada no rosto

Quantas séries e repetições você deve fazer? Em um dia de corpo inteiro, você pode escolher um exercício por grupo muscular, e em treinos divididos, pode fazer três ou quatro. Para cada exercício, faça de três a quatro séries. Em relação às repetições, há determinados benefícios por faixa. Você conseguirá crescimento muscular em uma variedade de faixas de repetições, de um a vinte, mas para aumentar a força, quantidades menores de repetições (entre um e cinco) são as mais eficazes. Se você é novo no treino, comece na faixa de oito a doze. Menos repetições exigirão mais peso e só devem ser feitas quando você tiver desenvolvido um bom controle muscular e estabilidade.

Não importa por onde você comece, prossiga devagar, concentrando-se na boa forma do movimento. Para verdadeiros novatos, ou se você está cuidando de uma lesão antiga, eu recomendo investir em algumas sessões com um personal trainer qualificado para lhe mostrar a forma e a técnica adequadas. Alguns movimentos (principalmente levantamento de peso e agachamento) podem machucá-lo se não for cuidadoso. Você só tem um corpo; trate-o com carinho!

⊕ Descanse

O descanso é um remédio para o corpo e a mente ativos, porém você está realmente descansando quando está deitado na cama, mas atualizando seu feed do Instagram? Para descansarmos verdadeiramente hoje precisamos de diligência para conseguirmos colher o máximo de benefícios. Quando se trata de dar base à sua rotina de exercícios, há dois tipos principais de descanso que abordarei: sono e relaxamento. Cada um tem benefícios únicos que não são fornecidos pelo outro.

Os benefícios de um bom sono não podem ser menos ressaltados. O sono o ajuda a manter os ganhos obtidos na academia, permitindo que seu sistema nervoso descanse — essencial para uma rotina que inclua treinamento de força e treinamento intervalado de alta intensidade. E o sono atua como o principal controlador do seu sistema endócrino — os hormônios que controlam tudo, desde o reparo e desenvolvimento dos tecidos até o gasto de energia e a fome.

Um dos hormônios cujas taxas aumentam durante o sono é o hormônio do crescimento (GH). Secretado pela glândula pituitária em seu cérebro, o GH fortalece seu tecido conjuntivo e ajuda a manter a massa magra. Ambos são vitais para prevenir lesões e facilitar a adaptação ao exercício físico para que você possa "acertar" novamente no dia seguinte. Além dos exercícios, o GH também oferece benefícios para a função cerebral. Em um estudo, a terapia de reposição de GH reforçou a função cognitiva em pacientes com comprometimento cognitivo leve e em sujeitos do grupo de controle saudáveis, após apenas cinco meses[51].

A maior parte do nosso hormônio do crescimento é liberada durante o sono de baixa frequência, com a maior descarga ocorrendo logo após adormecermos. Com menos de sete horas de sono por noite, a liberação do hormônio do crescimento é atenuada, fazendo com que nosso cérebro libere o hormônio durante o dia como medida compensatória[52]. Mas, como mencionei, o hormônio do crescimento é inibido quando consumimos alimentos ricos em carboidratos — exatamente os tipos de alimentos que mais desejamos quando dormimos mal[53]. É também por isso que comer tarde da noite pode atrapalhar a liberação do hormônio do crescimento, e é mais uma razão pela qual você deve considerar encerrar o consumo de alimentos duas a três horas antes de dormir.

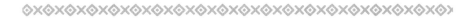

HORMÔNIO DO CRESCIMENTO: UM HORMÔNIO DO JEJUM

Em adultos, o hormônio do crescimento atua para preservar a massa magra durante os períodos de fome ou jejum[54]. Uma das melhores maneiras de aumentar a taxa de hormônio do crescimento, portanto, é o jejum. Quando se jejua de 14 a 16 horas para mulheres e de 16 a 18 horas para homens, a descarga de hormônio do crescimento começa a aumentar. Após 24 horas de jejum, foi relatado um disparo no hormônio do crescimento de até 2.000%! Apenas lembre-se de que todos somos diferentes, e algumas mulheres podem ter uma reação *adversa* ao jejum prolongado (reveja a página 74 para outras advertências).

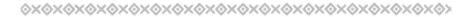

Logo após a liberação do hormônio do crescimento, outro hormônio chamado testosterona entra em cena. A testosterona pode ser mais famosa pelo desenvolvimento e comportamento sexual masculino, mas também é importante para o desenvolvimento e manutenção da massa muscular, da força, da densidade óssea e do bem-estar para homens e mulheres. A maior parte de nossa liberação diária de testosterona ocorre durante o sono, e a privação do sono dificulta muito esse aumento noturno. Em um estudo, homens jovens e saudáveis que passaram por uma semana de restrição de sono a cinco horas por noite experimentaram um declínio na testosterona de 10 a 15%[55]. A testosterona normalmente diminui de 1 a 2% a cada ano, então, para colocar isso em perspectiva, em apenas uma semana de sono ruim, os níveis de um dos hormônios mais poderosos do seu corpo se tornam equivalentes aos de alguém cinco a dez anos mais velho! Infelizmente, pelo menos 15% da população trabalhadora dos EUA experimenta regularmente esse grau de restrição do sono, voluntariamente ou não.

Tanto o hormônio do crescimento quanto a testosterona vem sendo chamados de hormônios antienvelhecimento (o último mais especificamente para os homens), em parte porque os níveis desses hormônios atingem seu pico durante a juventude e diminuem com a idade. Os idosos, em particular, passam menos tempo em sono profundo, e otimizar o sono aumenta a produção natural de hormônio do crescimento e de testosterona. Como você aprendeu no Capítulo 2, o declínio do sono relacionado à idade pode ser parcialmente causado pela desregulação circadiana causada pela sensibilidade reduzida à luz. Não importa sua idade ou estágio de vida, lembre-se de que bons hábitos de sono começam com a exposição ao sol pela manhã, mesmo em um dia nublado (darei mais dicas para otimizar seu sono no capítulo 6).

Além de seu sagrado sono, o relaxamento é um componente importante e subestimado do condicionamento físico. Tirar folga dos treinos é tão essencial quanto os próprios treinos! Excesso de treino com descanso inadequado resultará em sobrecarga, prejudicando seu desempenho, fazendo com que você se sinta fatigado e deixando-o propenso a lesões e a ficar doente (reveja o conceito de sobrecarga alostática no capítulo anterior)[56].

O descanso permite que seus músculos cresçam, suas articulações e ligamentos se fortaleçam e seu sistema nervoso se adapte ao aumento da carga de trabalho. Talvez ajude saber que a força está tanto na mente quanto nos glúteos. Em outras palavras, seu sistema nervoso desempenha um papel tão importante em sua força quanto seus músculos[57]. Essa é a chave para a diferença entre a forma como os levantadores de peso e os fisiculturistas se exercitam. Apesar de ambos serem fortes, fisiculturistas maximizam seu treino para ganhar tamanho na musculatura e tradicionalmente usam pesos mais leves e fazem mais repetições. Os levantadores de peso, por outro lado, treinam para ganhar força, usando mais peso para desafiar a conexão mente-músculo.

A mensagem para você levar daqui é que, para aumentar a intensidade, o descanso se torna crucial no processo de adaptação. Estudos mostram que a síntese de proteína muscular — ou o crescimento de tecido muscular novo — ocorre ao longo de cerca de 48 horas após o exercício, o que significa que você provavelmente deve esperar dois dias antes de atacar o mesmo músculo novamente. No final, as necessidades específicas de descanso de cada pessoa vão variar. Algumas pessoas podem treinar com um volume muito maior e precisam de menos descanso do que outras. Isso depende de inúmeras variáveis: idade, sexo, níveis de condicionamento físico, situação nutricional, sono e outras. Como sempre, a experimentação é fundamental. Agora vá se divertir!

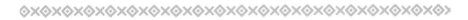

PASSE MAIS TEMPO NO CHÃO

A cultura ocidental de sentar-se em cadeiras causou uma epidemia de fraqueza e tensão em nossos corpos, evidenciada por problemas generalizados de postura, dores nas costas e até disfunção do assoalho pélvico, o que influencia o controle urinário e fecal e o desempenho sexual. Ficar cronicamente preso à cadeira faz com que seus glúteos (que deveriam ser os músculos mais fortes do seu corpo) fiquem fracos e seus músculos flexores do quadril se contraiam. Isso pode causar dor na região lombar ou deixá-la vulnerável, de modo que uma compensação na academia pode levar a lesões graves. Passar tempo no chão é algo comum para crianças e adultos em países asiáticos e populações de caçadores-coletores. Isso pode fortalecer muitos aspectos do seu corpo, incluindo o coração, a coluna e a saúde digestiva e reprodutiva. Facilite o sentar e o alongamento no chão deixando um tapete de ioga à disposição ou adquirindo um tapete confortável para colocar na frente da TV. Para trabalhar do chão, coloque seu laptop em uma cadeira e sente-se com as pernas cruzadas (se for difícil no início, você pode sentar sobre uma toalha, um bloco de apoio para ioga ou travesseiro, até que seus músculos começarem a se fortalecer).

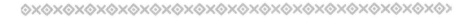

Mesmo movimentos básicos ajudam a mobilizar e liberar os fluidos que circulam com resíduos, lubrificar suas articulações, fortalecer seus ossos, oxigenar seus órgãos e empurrar sangue novo e nutrientes para o seu cérebro voraz. Também reduz o risco de demência, vários tipos de câncer e doenças cardíacas, sendo as últimas a principal causa de morte em todo o mundo. Leve esses aprendizados consigo e tenha um corpo mais esguio e saudável, uma vida mais longa e um cérebro que funcione bem e sinta-se bem, como deveria ser.

A seguir, os produtos tóxicos do dia a dia que — apesar de todos os seus melhores esforços — podem estar afastando você do seu verdadeiro gênio interior, e o que fazer para se proteger deles.

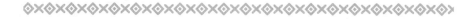

NOTAS DE CAMPO

- A ociosidade faz com que o sangue e outros fluidos tendam à inércia e a gordura se acumule em suas artérias. Em vez disso, integre o máximo de movimento possível ao seu dia. Você não precisa se matar — estamos falando de atividades de baixa intensidade, que podem ser realizadas até mesmo quando você estiver sentado.
- A termogênese da atividade sem exercício (NEAT) inclui caminhar, dançar, limpar e brincar com seus filhos ou animais de estimação. É vital para a saúde, e queima muito excesso de energia cumulativamente — muito mais do que um treino.
- O treinamento intervalado de alta intensidade fornece um poderoso estímulo aos seus músculos, ao gritar para eles, "Adaptem-se!" Isso proporciona benefícios antienvelhecimento para as células. O exercício deve envolver repetições suficientemente intensas para valer. Você pode dizer que cada repetição é suficientemente intensa quando só conseguir sustentar a atividade por vinte a trinta segundos.
- O exercício aeróbico é importante para a saúde do cérebro, para o humor, para a saúde cardiovascular e a resistência. Embora sua utilidade para perda de peso seja exagerada, ainda é bom. Lembre-se de que você não precisa ficar na esteira por horas, pois ela pode ser integrada a outras formas de exercício além do cardio tradicional.
- Exercícios com peso são fundamentais. Mais força é diretamente proporcional a um cérebro mais saudável. Eles também permitem que seu corpo continue a se exercitar até a idade avançada. Isso ajudará a prevenir a fragilidade e a perda muscular conhecida como sarcopenia.
- Por mais valioso que o exercício físico seja, o descanso é equivalentemente importante. Durma bem e relaxe regularmente.

5

MUNDO TÓXICO

Você vem comendo de forma saudável e se expondo ao sol diariamente. Está atento ou atenta ao ritmo circadiano do seu corpo e tem contato com a natureza com certa frequência. Você é ativo ou ativa, se exercita, e até enfrenta um banho frio ocasional. E pensa *"Finalmente* venci o mundo moderno", acreditando que escapou da esteira rolante que leva o resto de nós para a entropia e a senilidade. Ainda assim, algo parece errado.

Quando se trata de se sentir bem, ser saudável e dar o seu melhor, exercitar-se, comer direito e sair de casa é apenas metade da batalha. Os produtos químicos que envolvem nossa confortável vida do século XXI e de fato as tornam possíveis, acabam comprometendo todos os nossos melhores esforços. Isso inclui compostos que ingerimos, como certos medicamentos de venda livre que, quando usados rotineiramente, podem ter consequências profundas e não intencionais para nossa saúde e bem-estar. Mas aqui também estão incluídos os produtos químicos ocultos que permeiam nossas casas, entrando em nossos corpos através da nossa pele, da nossa comida ou do ar que respiramos.

Fiquei curioso sobre essas substâncias como consequência do declínio da saúde da minha mãe; à medida que a demência avançava, ela ficava cada vez mais confinada à sua casa. Eu me perguntava, além do porquê do monte de remédios ineficazes que ela estava tomando, se os produtos de limpeza cáusticos que os cuidadores usavam poderiam estar afetando sua saúde. Devido à sua onipresença em nossos ambientes pessoais, muitos produtos químicos recebem carta

140 ▶ VIDA GENIAL

branca para acessar nossos corpos, onde podem permanecer por anos —
e até mesmo décadas. E da mesma forma como é para os norte-americanos, que passam atualmente 93% de seu tempo em ambientes fechados, a qualidade do ar interno deve ser uma grande preocupação para
todos nós[1].

As páginas a seguir revelarão a toxicidade potencial causada pelos compostos industriais mais comuns, incluindo muitos produtos de
limpeza, alimentos e até cosméticos aparentemente benignos e medicamentos de venda livre. Para cada um, vou incluir passos que você
pode seguir para se proteger e ajudar seu corpo a se desintoxicar com
mais eficiência.

⊕ Disrupção Endócrina

O sistema endócrino é o principal influenciador; ele orquestra quase
todos os aspectos de sua vida. Ele é composto por mensageiros químicos de longo alcance chamados hormônios, para os quais existem
receptores nas células de todo o corpo. No capítulo 1, você leu sobre
a insulina, um dos hormônios desse sistema que influencia o armazenamento de gordura. Mas existem dezenas deles, que afetam tudo, da
excitação sexual até a predisposição para doenças e até mesmo vários
estados mentais. Aqui estão alguns dos hormônios com os quais você
já deve estar familiarizado:

Hormônio	Lista Parcial de Funções
Insulina	Armazenamento e metabolismo da gordura
Grelina	Fome
Leptina	Gasto energético, saciedade
Cortisol	Estresse, produção de energia
Testosterona	Desenvolvimento muscular, desejo sexual, desenvolvimento de órgãos sexuais
Estrogênio	Fertilidade, desejo sexual, desenvolvimento de órgãos sexuais
Tireoide	Desenvolvimento do cérebro, energia, metabolismo

Os hormônios são substâncias poderosas, e mesmo uma pequena mudança no afinado sistema endócrino pode causar grandes efeitos. Para entendermos a proporção, se níveis "normais" de um determinado hormônio fossem capazes de encher vinte piscinas olímpicas, a adição ou remoção de apenas uma gota poderia causar uma resposta no corpo. Isso dá aos hormônios um poder considerável sobre você e também o deixa vulnerável às consequências de alterações não intencionais.

Você não pode sentir ou ver isso acontecendo, mas, uma vez dentro do seu corpo, certos produtos químicos domésticos e industriais podem mimetizar vários hormônios, ativando os receptores celulares deles. Também podem impedir que seus próprios hormônios, produzidos naturalmente, liguem-se aos locais devidos. Essas substâncias são conhecidas como *desreguladores endócrinos*. De acordo com a Endocrine Disruption Exchange, uma organização de base científica sem fins lucrativos dedicada a rastrear e difundir a conscientização sobre esses produtos químicos, existem mais de 1.400 substâncias com potencial para fazer isso, e nós nos deparamos com muitas delas todos os dias.

Parte do que torna esses produtos químicos tão traiçoeiros é que sua atividade é difícil de prever. Quase todas as substâncias químicas conhecidas pelos humanos — até mesmo a água! — tornam-se tóxicas em doses suficientemente altas. Mas os disruptores endócrinos, como os que você verá aqui, desafiam essa lógica, precisamente porque, uma vez dentro do corpo, eles agem como hormônios. Isso permite que eles afetem a maneira como suas células funcionam em uma dose muito menor do que a quantidade em que são considerados declaradamente tóxicos.

A maioria das substâncias com as quais nos preocupamos segue o paradigma comum de que "a dose faz o veneno" — quanto maior a quantidade, maior a chance de toxicidade. Por muitas décadas, os toxicologistas não pensaram que a toxicidade de baixas doses fosse possível, e a ideia de que pequenas quantidades de um desregulador endócrino podem ser perigosas ainda é controversa. Adicione à confusão as centenas de bilhões de dólares gastos para produzir e comercializar os produtos feitos com essas substâncias, e você verá como eles conseguiram evitar o escrutínio.

Como mencionei, os hormônios governam muito do que ocorre no nosso corpo e, assim, os produtos químicos que os perturbam podem influenciar nossa suscetibilidade a uma série de problemas, incluindo ganho de peso, doenças metabólicas, infertilidade e certos tipos de câncer. Quando somos jovens e ainda estamos em desenvolvimento, a exposição pode ter implicações ao longo da vida. A lista de resultados adversos à saúde associados aos desreguladores endócrinos, portanto, também inclui anormalidades genitais, endometriose, puberdade precoce, asma, distúrbios imunológicos e até transtorno de déficit de atenção e hiperatividade (TDAH).

Apesar de que seriam necessários muitos volumes para detalhar os esconderijos de todos os potenciais desreguladores endócrinos, os mais comuns são encontrados no plástico.

Paraíso de Plástico?

Os dois compostos plásticos mais comuns e bem estudados são os ftalatos e os bisfenóis. De um modo geral, os bisfenóis são usados para tornar os plásticos duros e os ftalatos são usados para tornar os plásticos moles. Os bisfenóis podem ser encontrados em móveis, mamadeiras, revestimento de latas, talheres de plástico e utensílios de escrita. Os ftalatos são geralmente encontrados em garrafas plásticas descartáveis, sacolas de entrega para viagem, recipientes plásticos para armazenamento, vestuário, tubos industriais e canudos. E esses produtos químicos também nem sempre estão apenas no plástico. Recibos de loja — do tipo que você pode marcar se arranhar com a unha — são cobertos com bisfenol, e fragrâncias sintéticas usadas em produtos de limpeza e cuidados pessoais são frequentemente criadas com ftalatos.

Entre os bisfenóis, o bisfenol A, ou BPA, é o mais conhecido e comumente associado a embalagens de alimentos e garrafas de água reutilizáveis. As crescentes preocupações dos consumidores em relação ao BPA levaram muitos fabricantes a removê-lo de seus produtos e rotulá-los como "livres de BPA", mas isso não significa que esses produtos estejam livres de compostos relacionados. Alguns fabricantes estão agora usando bisfenol S (BPS). Muito menos pesquisas foram feitas sobre o BPS, mas ele tem provavelmente efeitos semelhantes aos do BPA no corpo. "Isso criou um jogo perigoso de maquiagem química", disse-me a Dra. Carol Kwiatkowski, diretora executiva da Endocrine Disruption Exchange.

Tudo começou no início do século XX, quando pesquisadores procuravam uma substância para reposição hormonal que aliviasse as cólicas menstruais e os sintomas da menopausa e da gravidez (ondas de calor e náuseas, por exemplo), e pudesse ser usada na prevenção de abortos. Em meados da década de 1930, um pesquisador médico da Universidade de Londres chamado Edward Charles Dodds descobriu um candidato, um produto químico que havia sido sintetizado na Alemanha trinta anos antes. Era o bisfenol A, que parecia imitar o hormônio sexual feminino estrogênio.

Um substituto para o estrogênio traria enorme valor à sociedade e ajudaria a aliviar as queixas de milhões de mulheres. Em relação a esse propósito, o BPA parecia quase um gol na final da copa — um produto químico *milagroso* — até que os pesquisadores descobriram um estrogênio sintético muito mais poderoso chamado dietilestilbestrol, ou DES. Na mesma época, descobriu-se que o BPA tinha um uso alternativo com sério potencial comercial. Poderia ser usado como a espinha dorsal química de um material barato que era quase tão duro quanto o aço e tão claro quanto o vidro: o plástico. O DES foi lançado no mercado como uma droga e o BPA foi direcionado para produção nas fábricas.

Nas décadas que se seguiram, esses dois produtos químicos saturaram nossa vida. O DES foi injetado em milhões de mulheres e os plásticos feitos com BPA explodiram no mercado. De repente, podíamos encher nossas casas e nossa vida com produtos de qualquer tamanho e tipo, e o BPA os tornou baratos, fáceis de limpar, inquebráveis e resistentes ao calor. Susan Freinkel, no livro *Plastic: A Toxic Love Story* [Plástico: Uma Tóxica História de Amor, em tradução livre], descreve isso vividamente: "Produto após produto, mercado após mercado, os plásticos desafiaram os materiais tradicionais e venceram, tomando o lugar do aço nos carros, do papel e do vidro nas embalagens e da madeira nos móveis". Mas houve um problema.

Muitos compostos são trazidos ao mercado primeiro, para apenas mais tarde serem revelados como prejudiciais. Entre as maiores falhas da história estão tintas à base de chumbo, isolamento de amianto em edifícios e gorduras parcialmente hidrogenadas. O DES, o irmão

VIDA GENIAL

quimicamente semelhante ao BPA, teve um destino semelhante. "Inicialmente parecia ser uma tecnologia reprodutiva benigna e empolgante, mas a longo prazo, [o DES] teve consequências profundas e prejudiciais para as mulheres", escreveu a professora de sociologia Susan Bell, na sua publicação *Gendered Medical Science: Producing a Drug for Women* [Medicina Genderizada: Produzindo uma Droga para Mulheres, em tradução livre]. Para meninas que foram expostas no útero de sua mãe, o DES aumentou dramaticamente o risco de malformações uterinas e cânceres vaginais raros.

O DES foi finalmente banido em 1971, mas o BPA permaneceu. Agora sabemos que alimentos e bebidas armazenados em plástico feito com BPA são capazes de ser infectados por esse composto estrogênico. Ele é encontrado na poeira criada por nossos tapetes, eletrônicos e móveis. E geralmente cobre os recibos sensíveis ao calor de registro de lojas, entrando em nosso corpo por meio de nossa pele e do hábito de se levar a mão à boca. Por essas razões, 93% das pessoas agora têm quantidades mensuráveis de BPA na urina, e níveis mais altos são encontrados em pessoas obesas[2]. Os números dos ftalatos não são mais animadores.

Embora nossa exposição — nossa *dose* diária — seja muito menor do que uma seringa cheia de DES, o BPA, como outros desreguladores endócrinos, pode ser biologicamente ativo mesmo em pequenas doses. A FDA argumenta que o BPA é seguro, mas a Endocrine Society, que publica os principais periódicos revisados de ciência hormonal em todo o mundo, discorda, insistindo que os formuladores de políticas fecham os olhos, ou ignoraram completamente os efeitos de toxicidade de doses pequenas[3]. E também não ajuda o fato de que os padrões de teste do BPA não foram atualizados em mais de vinte anos[4].

Uma coisa é clara: não existe um nível mais seguro de exposição ao BPA. No entanto, tentar evitar completamente esses produtos é algo destinado a se tornar um esforço frustrante (e fútil). A boa notícia é que, graças aos próprios caminhos de desintoxicação de nosso corpo, essas substâncias não duram muito dentro de nós. Portanto, reduzir sua exposição a esses falsos compostos de estrogênio provavelmente terá um impacto significativo à medida que seu sistema hormonal e de receptores for se reequilibrando. Aqui estão alguns princípios orientadores que devem ajudar:

> **Nunca reaqueça alimentos dentro de plásticos, no micro-ondas ou no fogo.** O calor acelera a liberação de BPA e ftalatos em sua comida, e é por isso que você nunca deve cozinhar ou armazenar alimentos quentes em recipientes plásticos. Sempre mantenha seus recipientes longe de ambientes e pontos quentes, como a máquina de lavar louça, seu carro e o sol.

> **Minimize o consumo de bebidas e alimentos vendidos em embalagens plásticas.** Beber de garrafa ou copo de plástico não vai te matar, mas tente comprar alimentos líquidos armazenados em recipientes de vidro sempre que possível. Você não sabe como aquele recipiente de plástico foi armazenado antes de chegar às suas mãos. Pode ter ficado na caçamba quente de um caminhão por dias, semanas ou até meses!

> **Minimize o consumo de alimentos e bebidas enlatados.** Os revestimentos interiores das latas geralmente são feitos de BPA (sim, isso inclui bebidas enlatadas como refrigerantes e água gaseificada). Remover todas as latas de sua vida não será algo prático, mas se você puder pelo menos reduzir o consumo, estará à frente no jogo. Alimentos ácidos como tomates são especialmente propensos a causar lixiviação.

> **Evite cozinhar em *"sous vide".*** Esse é o método de cozinhar sua comida em um saco plástico colocado em água fervente. Muitos restaurantes mantêm a comida quente dessa forma. Lembre-se que mesmo as sacolas sem BPA contêm produtos químicos plastificantes alternativos e não há razão para acreditar que eles sejam seguros.

> **Coma em casa com mais frequência.** Como resultado da preparação e do armazenamento dos alimentos, os restaurantes são uma grande fonte de ftalatos e bisfenóis. Um estudo com mais de 10 mil pessoas descobriu que os adultos que comiam mais comida fora de casa apresentavam, em média, níveis 35% mais altos de ftalatos no sangue no dia seguinte[5].

146 ▶ VIDA GENIAL

As concentrações foram mais altas (55%) para adolescentes, provavelmente devido ao maior consumo de fast food.

➤ **Substitua os recipientes de armazenamento de plástico por vidro ou cerâmica.** Vidro e cerâmica podem ser usados para cozinhar, e também são fáceis de limpar, podem ser lavados na máquina de lavar louça e têm uma aparência mais agradável. Não se preocupe com as tampas, a menos que elas entrem em contato com a comida.

➤ **Minimize o uso de talheres, pratos e copos de plástico.** Não será apenas bom para o meio ambiente, mas também reduzirá a exposição a plastificantes como o BPA, ftalatos e estireno (que é desregulador endócrino e cancerígeno).

➤ **Evite produtos perfumados.** Isso inclui a maioria dos detergentes de louça, sabões para roupas, amaciantes e clareadores de roupas, desodorantes e produtos de higiene pessoal. Em vez disso, procure produtos sem perfume ou produtos perfumados naturalmente com óleos essenciais à base de plantas.

➤ **Jogue fora os contêineres antigos.** Os plásticos se degradam com o tempo, então, se você tem recipientes de plástico em seus armários há anos e eles estão mostrando sinais de desgaste, pode ser útil jogá-los fora.

➤ **Ignore o recibo.** A menos que seja uma compra importante, abra mão de levar o recibo. Se precisar, lave as mãos logo em seguida. Sempre incentive as crianças a fazerem o mesmo.

➤ **Saquinho de chá de plástico? Fuja deles!** Uma equipe de pesquisa canadense descobriu que a imersão de um único saquinho de chá de plástico liberava cerca de 12 bilhões de partículas microplásticas e 3 bilhões de partículas nanoplásticas, produzindo 16 microgramas de plástico a ser ingerido por xícara. Opte por saquinhos de chá de papel ou métodos de preparo com folhas soltas.

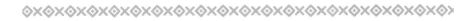

INOCENTE ATÉ QUE SE PROVE O CONTRÁRIO? NÃO, OBRIGADO.

Inocente até que se prove o contrário: algo bom para o sistema judiciário, mas bem ruim se aplicado a produtos químicos de última geração aos quais humanos e outros animais acabam sendo expostos rotineiramente. Criações industriais, de produtos relacionados com alimentos e acessórios a medicamentos e até dispositivos médicos, frequentemente se infiltram em nossa vida antes que testes rigorosos e de longo prazo sejam feitos. Esses produtos muitas vezes escapam do escrutínio regulatório aplicado a medicamentos ou suplementos simplesmente porque não os ingerimos. Outras vezes, a complexidade de nosso corpo não nos permite ver se um produto é prejudicial até que seja tarde demais. Ausência de evidência não é evidência de ausência, e quanto mais novo o produto, maior deveria ser a carga de testes antes de ele ser oferecido, exposto ou implantado em pessoas. Há simplesmente muitos exemplos em que estávamos errados ao longo da história humana.

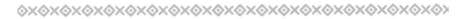

Um Pesadelo Antiaderente

Substâncias alquiladas perfluoradas (PFASs) também são onipresentes em todo o mundo moderno. As PFASs ajudam a repelir óleos e água, dessa forma, roupas impermeáveis, carpetes, estofados, peças de automóveis, selantes, papéis de embrulho de alimentos, espumas de combate a incêndios e utensílios de cozinha exploram as propriedades químicas aparentemente mágicas dos produtos baseados em PFASs. Infelizmente, esses produtos foram identificados não apenas como potentes desreguladores endócrinos, mas como possíveis cancerígenos. Estudos em animais ligaram algumas PFASs a cânceres, incluindo rim, próstata, reto e testículo. Eles também vêm sendo associados a problemas de fígado e tireoide e malformação fetal. Estudos mostraram que pessoas expostas a níveis mais altos de PFAS têm colesterol total e LDL mais altos, e eles tornam a manutenção de peso mais difícil após o emagrecimento[6] (é claro que esses produtos são comumente encontrados em fast food e lanches processados, o que pode desorientar tais descobertas).

Embora alguns dos produtos com PFAS mais bem estudados tenham sido banidos pela FDA, 98% de todas as pessoas ainda têm níveis detectáveis de PFASs em seus organismos, o que significa que provavelmente ainda estamos sofrendo seus efeitos. Parte da razão para isso é que os produtos químicos baseados em PFAS permanecem no corpo por anos a mais do que ftalatos e o BPA[7]. E, apesar da proibição, isso não impediu os fabricantes de encontrarem compostos quimicamente semelhantes para substituí-los. A conscientização do consumidor levou apenas a um certo acordo, pois os fabricantes ocultam substâncias mais novas (e muitas vezes igualmente tóxicas).

Lembre-se: hoje em dia é quase impossível eliminar sua exposição a esses produtos químicos, e estressar-se cronicamente com eles não é uma solução viável para sua saúde. Portanto, reduzir a exposição é um objetivo muito mais atingível e menos provável de deixá-lo louco no processo. Aqui estão algumas táticas que podem ajudar:

> **Jogue fora as panelas com revestimento antiaderente.** As panelas mais seguras são as de aço inoxidável (procure as versões sem níquel), ferro fundido e cerâmica. Existem algumas panelas antiaderentes no mercado que afirmam ser livres de PFAS, mas ainda não foram julgadas quanto a sua segurança.

> **Evite fita dental macia.** A *fita* dental é feita com PFAS, o que permite que ela deslize facilmente entre os dentes. Novas pesquisas sugerem que os produtos químicos com PFAS na fita não são inertes; eles podem entrar na circulação e causar problemas de saúde[8]. Em vez disso, use fio dental, que também é mais eficaz na limpeza dos dentes devido à sua textura abrasiva.

> **Evite carpetes, tapetes e móveis resistentes a manchas.** Apesar da resistência a manchas ser útil, as partículas de PFAS nesses produtos podem facilmente se espalhar pelo ar e permear nosso corpo. As crianças pequenas, em particular, têm concentrações muito altas desses e de outros produtos químicos devido à proximidade ao chão e ao comportamento de levar a mão à boca frequentemente. Lembre-se de que as crianças são particularmente vulneráveis aos efeitos da desregulação endócrina.

> **Evite alimentos embrulhados em papel com revestimento interno liso.** Esses revestimentos tornam os papéis à prova de óleo e são comumente usados para embrulhar hambúrgueres, burritos e outros alimentos de conveniência. Não armazene ou reaqueça seus alimentos nesses papéis.
> **Evite produtos à prova d'água, a menos que você realmente precise deles.** Procure casacos, chapéus, botas e barracas com a etiqueta "resistente à água", pois é menos provável que tenham sido tratados com PFAS.
> **Use um filtro de água de osmose reversa.** Os químicos nas PFASs representam uma ameaça ambiental substancial, tendo sido identificados na água potável em todo território dos Estados Unidos. Ao separar a água de seus contaminantes, um filtro de água de osmose reversa pode remover até 90% da grande variedade de PFAS.

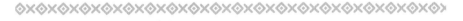

QUANDO NÃO USAR UMA PANELA DE FERRO FUNDIDO

De um modo geral, as panelas de ferro fundido são uma ótima alternativa às panelas antiaderentes. Elas não apenas são livres de produtos químicos tóxicos, como podem adicionar quantidades significativas de ferro à sua comida — mas para alguns, isso é um problema. O ferro é essencial, mas se você ingerir muito, ele pode se acumular no sangue e agir como um pró-oxidante. Isso significa que níveis excessivos de ferro podem realmente danificar seus órgãos e acelerar o envelhecimento. Quem está em risco? Homens, mulheres na pós-menopausa e pessoas com genes que aumentam a absorção e/ou armazenamento de ferro — a chamada *hemocromatose hereditária*. Se você está entre um dos grupos citados, deve obter todo o ferro necessário de alimentos ricos em nutrientes, como carne ou frango orgânico, e usar panelas de ferro com moderação. Você também pode evitá-las ao cozinhar alimentos que liberam mais ferro. São os alimentos ácidos, como molho de tomate, e alimentos gordurosos, como bife e ovos. Para mulheres na *pré-menopausa*, veganos e vegetarianos, ou se você doa sangue regularmente, usar uma panela de ferro fundido pode ser uma ótima maneira de aumentar o teor de ferro de sua comida.

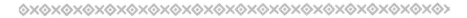

Retardadores de Chamas

Décadas atrás, incêndios em residências ceifavam milhares de vidas todos os anos, mas a tragédia não acontecia por contratempos na cozinha ou por causa da combustão espontânea de nossos móveis. Era comum fumar dentro de casa, e as brasas de cigarro que caíam em sofás e poltronas incendiavam casas inteiras. Pressionada para encontrar uma solução, a indústria do tabaco empurrou a responsabilidade para os fabricantes de móveis, obrigando-os a incorporar o uso de retardadores de chama químicos[9]. O resultado? A total onipresença de desreguladores endócrinos no ambiente e em nosso corpo.

Os produtos químicos específicos em questão são os PBDEs, ou, que já estão em uso há mais de trinta anos em eletrônicos, móveis e colchões. Eles vêm sendo associados ao câncer, a déficits neurológicos e a danos na fertilidade. Estudos avaliados por pares mostraram que mesmo uma única dose dessas substâncias químicas administradas a camundongos durante o desenvolvimento pode causar mudanças permanentes no cérebro, levando a deficiências no aprendizado, memória e comportamento. Em humanos, estudos mostraram que níveis mais altos de PBDEs no sangue do cordão umbilical coincidiram com QI mais baixo na infância, mesmo quando outros fatores complicadores, como o QI da mãe, eram controlados[10].

Assim como o BPA, ftalatos e PFASs, os PBDEs provavelmente foram projetados para permanecer no lugar, mas eles migram facilmente e, como são mais abundantemente usados na mobília, seu ponto de encontro mais frequente é a poeira doméstica. Como resultado, estamos frequentemente expostos a eles, e os níveis mais altos de contaminação são encontrados naqueles mais vulneráveis aos seus efeitos: crianças e bebês. E não vamos esquecer de nossos animais de estimação, que adoram rolar em nossos tapetes e pular nos móveis — eles também correm alto risco. Um estudo de 2007 encontrou em gatos níveis de PBDE de vinte a cem vezes maiores do que os níveis médios em adultos dos EUA.

Reduzir sua exposição a esses desreguladores endócrinos não é fácil, mas é realmente possível. Certifique-se de que sua casa tenha alarmes de fumaça devidamente colocados e totalmente operacionais e siga estas etapas simples para purgar essas substâncias:

> **Escolha móveis sem retardantes de chama.** Eles não são necessários para reduzir a chance de incêndios domésticos. Muitos dos maiores fabricantes estão em processo de remoção desses químicos tóxicos de seus produtos.

> **Tem filhos? Leia as etiquetas.** Roupas feitas para crianças geralmente contêm retardantes de chama químicos. Sempre compre roupas infantis (especialmente pijamas) com etiquetas indicando que não têm retardantes de chama.

> **Evite peixes criados em cativeiro.** O salmão cultivado em fazendas na Europa e nos EUA tem níveis particularmente altos de PBDEs[11]. Escolha peixes pescados (por exemplo, o próprio salmão) sempre que possível.

> **Opte por eletrônicos livres de retardantes de chama bromados.** Muitas empresas estão abandonando os retardadores de chama bromados (BFRs), que incluem PBDEs, em seus produtos. A organização ambiental Greenpeace lança anualmente um "Guia para Eletrônicos Mais Verdes", no qual você pode conferir informações atualizadas sobre as empresas que fazem o maior esforço para isso.

> **Limpe o pó com pano molhado ou use um aspirador com filtro HEPA.** Limpar a poeira de casa com um pano ou esponja úmido ajuda a reter a poeira contaminada, mas usar um aspirador com filtro de absorção de partículas de alta eficiência (HEPA) é a maneira ideal de remover a poeira se você tiver móveis, tapetes e cortinas convencionais.

> **Use um filtro de ar.** Um filtro de ar de alta qualidade pode ajudar a reduzir a poeira doméstica, o que reduzirá sua exposição não apenas a produtos químicos retardadores de chama, mas também a muitos dos produtos químicos já mencionados.

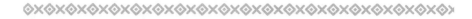

SEU PRÉDIO ESTÁ DEIXANDO VOCÊ DOENTE?

A qualidade do ar nos edifícios é uma preocupação crescente para as autoridades de saúde pública, especialmente porque eles se tornaram mais hermeticamente fechados para economizar nos custos de aquecimento e ar-condicionado. Pessoas submetidas a má qualidade do ar interior apresentam desempenho cognitivo reduzido e até se queixam de vários sintomas que são a base de um diagnóstico médico real, a "síndrome do edifício doente" (SED). Os doentes relatam fadiga, dor de cabeça, tontura e náusea, e a gravidade e a duração dos sintomas estão diretamente ligadas ao tempo gasto no prédio[12].

Acredita-se que a SED seja um resultado direto da exposição a poluentes internos, incluindo muitos dos compostos que já mencionei, mais o dióxido de carbono (que em concentrações mais altas pode afetar a função cognitiva) e cerca de 150 compostos orgânicos voláteis que excretamos naturalmente, incluindo monóxido de carbono, hidrogênio, metano, amônia e sulfeto de hidrogênio. O poluente do ar interior mais comum? Formaldeído, que é liberado através de produtos de madeira prensada e inúmeros outros produtos de consumo corrente.

A solução para a doença do edifício? Tente incentivar a ventilação em sua casa ou escritório mantendo janelas ou passagens de ar abertas. Limpe a poeira com panos úmidos e use um aspirador HEPA regularmente. E, se você passar muitas horas em um mesmo local, considere usar um purificador de ar, ou ainda melhor (e muito mais barato), os próprios purificadores de ar da mãe natureza: plantas. No fim do capítulo, passarei algumas sugestões de plantas específicas, e também de seu posicionamento.

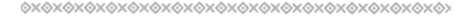

➔ Tarefas de Banheiro

Interagimos diariamente com muitos compostos que podem levar a consequências imprevisíveis para a saúde. Alguns, como os mencionados, nós absorvemos sem saber, nos inúmeros produtos que os liberam no ar e nos alimentos. Outros, nós ingerimos voluntariamente, muitas vezes sem conhecer toda a amplitude de suas implicações para a saúde. A seção a seguir abordará as substâncias químicas suspeitas encontradas em nossos armários de remédios.

Carnificina Cosmética

Os parabenos funcionam como conservantes e são usados para prevenir o crescimento de microrganismos. Você pode dizer quando um produto tem parabenos consultando sua lista de ingredientes; os compostos em questão terminam em "-parabeno" (exemplos comuns são o metilparabeno e propilparabeno). Eles são frequentemente encontrados em xampus, sabonetes líquidos, desodorantes, lubrificantes pessoais e loções, e também são comuns em alimentos embalados, cuja vida útil eles ajudam a prolongar.

Os parabenos são facilmente absorvidos pelo corpo através da boca ou pela pele, e possuem habilidades de desregulação hormonal. Eles causaram câncer em animais de laboratório e, embora essa conexão causal não tenha sido estabelecida em humanos, eles de fato foram *associados* a vários cânceres humanos. Por exemplo, os parabenos foram descobertos em tumores de mama. Isso não prova que eles causaram o tumor, mas dado seu potencial de alteração hormonal, sua presença é certamente suspeita[13].

Espera-se que sejamos "desintoxicados" dos parabenos que comemos pelo nosso fígado e nossos rins, mas os parabenos absorvidos pela pele podem se acumular. O uso diário de cremes contendo parabenos, portanto, fornece uma porta de entrada razoavelmente preocupante para a exposição crônica, agravada pelo que ingerimos por via oral. A boa notícia é que, como acontece com algumas outras substâncias desreguladoras do sistema endócrino, eles não permanecem por muito tempo quando você para de usar os produtos.

Felizmente, hoje há produtos mais saudáveis sem parabenos no mercado. Apoie lojas de produtos de saúde locais e marcas menores procurando produtos livres dessas substâncias ou, melhor ainda, faça suas próprias versões desses produtos. Uma tática que pode ser uma aposta segura é a seguinte: não coloque na sua pele nada que você não comeria!

AINEs

Toda vez que tentamos arrumar algo em nosso corpo, algum efeito não intencional — por menor que seja — está fadado a ocorrer. Isso é particularmente verdadeiro para medicamentos anti-inflamatórios não esteroides, ou AINEs. Essa categoria de medicamentos inclui muitos analgésicos comuns, como aspirina, ibuprofeno e naproxeno. Como esses medicamentos podem ser comprados sem receita médica, muitas pessoas pensam que eles são inofensivos.

Um risco do uso regular de AINEs são eventos cardiovasculares, como ataque cardíaco. Embora o mecanismo seja complexo, uma possível fonte de dano é o que ocorre nas mitocôndrias das células do coração, reduzindo sua capacidade de produzir energia. Isso aumenta a produção de espécies reativas de oxigênio, também conhecidas como radicais livres, que podem causar danos ao tecido cardíaco. Essas drogas também podem atravessar a barreira hematoencefálica, e ainda não se sabe se podem afetar as mitocôndrias das células cerebrais. No entanto, pessoas em risco de doenças neurodegenerativas devem ter cautela com o uso rotineiro desses remédios, pois a disfunção mitocondrial cerebral está associada ao declínio cognitivo (nenhuma ligação clara foi estabelecida até agora entre demência e uso de AINEs).

Os AINEs também têm um efeito negativo na saúde do seu estômago, pois podem irritar e bloquear as enzimas que protegem seu revestimento interno. De fato, efeitos colaterais gastrointestinais como úlceras e sangramento são comuns com o uso rotineiro dessas substâncias. Para piorar as coisas, os AINEs também podem mexer com as bactérias benéficas que vivem no interior do seu trato digestório, alterando sua colônia microbiana de uma forma que o torna vulnerável a patógenos oportunistas como a *Clostridium difficile*[14]. A infecção por *C. difficile* (e a diarreia que ela causa) resulta em meio milhão de hospitalizações e 30 mil mortes anualmente, de acordo com o CDC.

Por fim, essas drogas alteram indiscriminadamente as vias naturais de inflamação do seu corpo. A inflamação tem uma má reputação, em parte por causa de seu envolvimento na dor e no inchaço. Mas também é assim que colhemos os benefícios do exercício ou da sauna. Um bom treino ou bastante suor, por exemplo, causa um pico temporário nos marcadores inflamatórios, o que faz com que seu corpo responda de forma positiva. Estudos mostram que drogas anti-inflamatórias abrangentes, como os AINEs, podem inibir os efeitos benéficos do exercício, incluindo o crescimento muscular[15].

Lembre-se: só porque um medicamento está disponível sem receita não quer dizer que ele é incondicionalmente seguro. Tente evitar o uso diário e persistente de AINEs, deixando para tomá-los quando tiver dores mais graves. Para dores mais leves, experimente a curcumina (um componente da raiz de açafrão) ou a gordura ômega-3 EPA; ambos são anti-inflamatórios e não apresentam os riscos associados aos AINEs.

Paracetamol

O acetaminofeno, ou paracetamol, é outro analgésico de venda livre comum. Ao contrário dos AINEs, o paracetamol não bloqueia a inflamação que está causando a dor. Embora o mecanismo exato de ação ainda seja motivo de controvérsia, acredita-se que ele funcione no sistema nervoso, aumentando o limiar de dor e tornando-a mais tolerável. Mas a dor não é a única sensação que a droga parece entorpecer: pesquisadores da Ohio State University deram aos alunos 1.000 mg de paracetamol e descobriram que, comparados ao placebo, eles demonstravam menos empatia e tinham as emoções positivas atenuadas quando lhes eram mostradas imagens de pessoas experimentando tanto prazer como dor[16].

O paracetamol também pode afetar o cérebro de seus futuros filhos. A exposição pré-natal persistente ao acetaminofeno vem sendo associada ao aumento do espectro do autismo e sintomas de hiperatividade em crianças[17], e o uso frequente aumentou as chances de atrasos de linguagem em meninas de 2 anos em mais de seis vezes[18]. E enquanto os efeitos mentais do acetaminofeno ainda estão sendo elucidados, seus efeitos em outras partes do corpo estão mais claros.

O paracetamol é bem conhecido por causar uma redução acentuada na capacidade do fígado de criar glutationa, um importante antioxidante e desintoxicante principal do corpo e do cérebro[19]. Quanto é necessário para causar danos permanentes ao fígado ou até mesmo morte? A margem de segurança é estreita — apenas algumas doses a mais do que você toma numa situação de dor — tornando a overdose de paracetamol uma das principais causas de visitas à emergência no mundo ocidental (o antídoto para uma overdose de acetaminofeno é, na verdade, um precursor da glutationa chamado N-acetilcisteína).

156 ▷ VIDA GENIAL

Tal como acontece com os AINEs, o uso ocasional não o prejudicará e, se você precisar, use-o, claro! Mas esteja atento ao uso crônico, principalmente na gravidez.

Drogas Anticolinérgicas

Insônia, alergias, ansiedade e enjoo — o que todos esses problemas têm em comum? Todos são frequentemente tratados com uma classe de remédios conhecidos como anticolinérgicos. Alguns desses medicamentos estão disponíveis apenas com receita médica, mas muitos podem ser encontrados nas prateleiras, o que é surpreendente, dada a capacidade de mexer com seu cérebro que eles têm.

As drogas anticolinérgicas funcionam bloqueando uma substância química chamada *acetilcolina*. Abaixo do pescoço, a acetilcolina é responsável pelas contrações musculares involuntárias. É por isso que um anticolinérgico pode ser prescrito para ajudar a acalmar uma bexiga hiperativa. Mas, no cérebro, a acetilcolina é fundamental para o aprendizado e a memória, e o uso regular de uma droga anticolinérgica pode causar problemas cognitivos em apenas sessenta dias[20]. Para usuários de longo prazo (três anos ou mais), há um risco muito maior de desenvolverem demência — até 54% maior[21].

O uso de vez em quando pode ser OK, mas lembre-se de que mesmo o uso ocasional de um anticolinérgico forte pode causar toxicidade aguda. Um mnemônico é frequentemente ensinado aos alunos da escola de medicina para ajudá-los a lembrar dos sintomas:

Cego como um morcego (pupilas dilatadas), vermelho como uma beterraba (rubor), quente como uma lebre (febre), seco feito um osso (pele seca), louco como um chapeleiro (confusão e perda de memória de curto prazo), inchado feito um sapo (retenção urinária) e o coração corre sozinho (batimento cardíaco rápido).

Tome nota desta lista resumida dos medicamentos anticolinérgicos mais comuns a serem evitados. Se você está atualmente tomando algum por prescrição médica, converse com o médico sobre alternativas mais seguras:

DROGAS ANTICOLINÉRGICAS MUITO COMUNS

Dimenidrinato	Enjoo por movimento	Anticolinérgico forte
Difenidramina	Anti-histamínico / auxiliar do sono	Anticolinérgico forte
Doxilamina	Anti-histamínico / auxiliar do sono	Anticolinérgico forte
Oxibutinina	Bexiga hiperativa	Anticolinérgico forte
Paroxetina	Antidepressivo	Anticolinérgico forte
Quetiapina	Antidepressivo	Anticolinérgico forte
Ciclobenzaprina	Relaxante muscular	Anticolinérgico moderado
Alprazolam	Antiansiolítico	Possível anticolinérgico
Aripiprazol	Antidepressivo	Possível anticolinérgico
Cetirizina	Anti-histamínico	Possível anticolinérgico
Loratadina	Anti-histamínico	Possível anticolinérgico
Ranitidina	Antiácido	Possível anticolinérgico

Alumínio

Você já embrulhou milho ou outros legumes com papel-alumínio e colocou-os na churrasqueira para assar? Como cresci em parte na ponta leste de Long Island, lembro como minha mãe gostava de comprar milho verde cultivado localmente todo verão e fazer exatamente isso para minha família. O que nós (e inúmeras outras famílias) não sabíamos é que o papel-alumínio não é inerte — ele pode liberar alumínio nos alimentos embrulhados.

O alumínio não serve para nada no corpo e não está presente naturalmente dentro de nós, mas graças às pequenas quantidades agora encontradas em produtos, carnes, peixes e laticínios, no abastecimento de água e em nossos cosméticos (que prontamente absorvemos através da pele), o alumínio é agora detectável em quase todos os seres humanos. Geralmente é considerado seguro, mas como o mundo moderno aumentou nossa exposição a esse metal, ele foi devidamente examinado tanto por cientistas como por guerreiros do bem-estar.

Os dados sobre o alumínio são conflitantes. Alguns estudos o conectaram a várias formas de câncer e outros estudos (possivelmente não amplos o suficiente) não encontraram tal associação. Quando se trata de demência, as evidências são um pouco mais preocupantes. Em uma meta-análise de 2016 sobre exposições ambientais, o alumínio foi o único metal pesado para o qual acumularam-se estudos de alta qualidade sugerindo que existe essa ligação. Vale a pena notar que o metal foi encontrado no cérebro de pacientes com doença de Alzheimer, mas, mesmo assim, sua presença pode ser um efeito da doença, e não a causa.

Quando se trata de alumínio, quanto menos ele permanecer em nosso corpo, melhor. Para *minimizar* a exposição desnecessária e dar ao seu corpo a chance de eliminar o resto, considere estes princípios simples:

> ➤ **Abandone o antitranspirante.** Use um desodorante natural nas axilas. Ou considere renunciar totalmente a esses produtos.

> ➤ **Evite cozinhar com papel-alumínio.** O papel-alumínio não é considerado perigoso, mas provavelmente vale a pena minimizar seu uso, especialmente ao cozinhar carnes e alimentos ácidos e em altas temperaturas, o que acelera a liberação na comida[22]. Em vez disso, use vidro ou aço inoxidável.

> ➤ **Use um purificador de água que reduza o teor de alumínio.** Purificadores de osmose reversa, por exemplo, são capazes de remover uma quantidade significativa de alumínio da água potável.

> ➤ **Evite o uso regular de antiácidos.** Não importa se os antiácidos bloqueiam o ácido estomacal, que é necessário para a absorção de inúmeras vitaminas e minerais (mais sobre isso em breve); muitos antiácidos são feitos à base de alumínio, fornecendo uma dose muito alta desse metal não essencial. Se você precisar usar um antiácido por motivos médicos, procure alternativas sem alumínio.

> ➤ **Suor.** O suor é a principal via de excreção do alumínio[23]. Pratique exercícios vigorosos ou dedique tempo à sauna, ambos o ajudarão a eliminar uma quantidade significativa de alumínio.

Antibióticos

Todos nós já tomamos antibióticos em um ponto ou outro da vida. Inegavelmente, os antibióticos podem salvar vidas, e realmente vêm fazendo isso. O que pode ser chocante, no entanto, é que 30% desses medicamentos prescritos nos Estados Unidos são considerados completamente desnecessários[24]. As consequências podem ser profundas.

Em seu intestino, existem bactérias boas e ruins. Os mocinhos ajudam a manter os bandidos (ou seja, patógenos em potencial) sob controle, ao mesmo tempo em que produzem compostos poderosos e promotores de saúde, como gorduras anti-inflamatórias e vitaminas. Algumas cepas de bactérias, como a *Lactobacillus rhamnosus*, podem até reduzir a absorção intestinal de vários metais pesados nocivos como mercúrio e arsênico, duas neurotoxinas cuja concentração em nosso ambiente vem crescendo[25].

Quando tomamos antibióticos, é como se jogássemos uma bomba nuclear no intestino; eles devastam tudo indiscriminadamente, matando muitas das nossas bactérias benéficas. Embora a maioria das bactérias retorne com o tempo, um estudo descobriu que o ecossistema intestinal ainda estava se recuperando seis meses após a prescrição de uma alta dose de ciprofloxacino, um antibiótico comumente prescrito[26]. Além de sofrermos perdas nas atividades de promoção da saúde de bactérias "boas", essa desestabilização pode permitir que bactérias que podem deixá-lo doente, como a *C. difficile* (mencionada na seção sobre AINEs), se multipliquem e assumam o controle.

Tomar uma pílula é uma coisa, mas se você come regularmente carne ou peixe de cultivo em escala industrial, também está ingerindo antibióticos em sua comida. Pequenas doses de antibióticos são rotineiramente administradas aos animais de fazenda para engordá-los e, como os animais geralmente ficam confinados em condições horríveis, eles também são medicados como profilaxia, para se evitar que fiquem doentes. Resíduos desses antibióticos persistem na carne e no leite[27].

Não é de admirar que nossa cintura esteja crescendo; essas pequenas doses de antibióticos podem estar nos engordando também.

Aqui estão algumas maneiras de ser gentil com suas bactérias benéficas:

> **Evite antibióticos de amplo espectro, se possível.** Consulte sempre o seu médico para ver se os antibióticos são realmente necessários.

> **Coma produtos orgânicos.** Pesticidas, herbicidas e fungicidas são todos antimicrobianos e carregam o potencial de prejudicar a saúde de sua população de imigrantes intestinais (mais à frente comento sobre pesticidas). Os produtos orgânicos têm níveis muito mais baixos de pesticidas[28].

> **Escolha carnes de animais criados soltos, alimentados com pastagem e sem antibióticos.** Lembre-se: você não é apenas o que você come; você é o que aquilo que você ingere come.

> **Reconsidere a ingestão de probióticos com antibióticos.** Novas pesquisas sugerem que os probióticos, se consumidos após a ingestão de antibióticos, podem atrasar seu ecossistema no retorno ao seu estado pré-antibiótico[29]. Uma estratégia melhor é consumir uma dieta orgânica e rica em vegetais para estimular o repovoamento bacteriano naturalmente.

> **Foco na fibra.** Ao consumir uma variedade diversificada de fibras vegetais, você incentiva a proliferação de inúmeras cepas benéficas de bactérias em seu intestino. Incorpore à dieta folhas verdes escuras, vegetais bulbosos (como alho, cebola e semelhantes), crucíferas, raízes, tubérculos e frutas. Vou lhe passar uma lista de compras robusta, incluindo muitos desses itens, no capítulo 7.

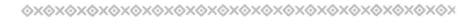

UMA ENGORDA QUÍMICA LENTA?

Muitas vezes nos dizem que o excesso de calorias (e fraqueza moral) é o único determinante do ganho de peso, mas a quantidade de gordura que você armazena pode ser pelo menos parcialmente determinada pelas substâncias químicas ambientais às quais você está exposto. Essa foi uma sugestão apresentada por um grande estudo multigeracional da Universidade de York, que descobriu que, para a mesma quantidade de calorias consumidas e energia queimada, uma pessoa em 2006 pesava 10% mais do que uma pessoa em 1988[30]. Em outras palavras, um indivíduo hoje precisa comer menos e malhar com mais frequência para atingir o mesmo peso que alguém teria, menos de vinte anos atrás. Embora o estudo observacional não pudesse ter descartado outras variáveis, antibióticos de baixo nível e produtos químicos desreguladores hormonais podem estar alterando nossa capacidade de nos mantermos magros e saudáveis, mesmo com nossos melhores esforços.

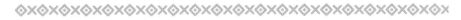

Fluoretos

Cuidar dos dentes é importante. Um grande sorriso é aquilo que lhe apresenta ao mundo, e problemas dentários estão correlacionados a uma saúde cardiovascular e neurológica pior. A descoberta do flúor foi fundamental para ajudar o enfraquecimento dental a passar de uma epidemia global para um fenômeno comparativamente raro, e, como resultado, agora o flúor é adicionado a cremes dentais comerciais e à água potável municipal.

Não há dúvida de que o flúor pode ajudar a prevenir problemas dentários para aqueles com dentes em desenvolvimento (ou seja, crianças) e para pessoas em outros tipos de risco. Mas o flúor também é um desregulador endócrino em potencial, e você provavelmente não precisa de mais flúor se não come regularmente alimentos que danificam o esmalte dos dentes. O desgaste dentário começa a ocorrer quando as bactérias que vivem em sua boca fermentam amido e açúcar (especialmente de produtos de grãos refinados) e, como resultado, secretam ácidos nocivos que queimam o esmalte dos dentes. Evitar produtos de

162 ▶ VIDA GENIAL

açúcar e grãos, combinando isso com cuidados orais regulares, pode reduzir sua necessidade de flúor.

Aqui estão alguns princípios orientadores que você pode usar para melhorar sua saúde bucal (e geral), sem produtos químicos potencialmente prejudiciais à saúde:

> **Use creme dental sem flúor.** Ou simplesmente faça o seu próprio creme dental — combine óleo de coco, bicarbonato de sódio, uma pitada de sal marinho e um pouco de xilitol ou eritritol e canela para obter uma pasta eficaz. Mais simples ainda, experimente escovar os dentes com carvão ativado; é um poderoso branqueador, acredite você ou não!

> **Passe o fio dental regularmente.** Use fio dental em vez de fita, pois a última é feita com produtos químicos PFAS, conforme já mencionado. No mínimo, use fio dental todas as noites antes da escovação.

> **Abandone antissépticos bucais.** Os enxaguatórios bucais à base de álcool matam indiscriminadamente as bactérias orais boas e ruins. Da mesma forma como ocorre em seu intestino, as boas bactérias orais ajudam a policiar as bactérias ruins.

> **Evite grãos processados, farinhas refinadas e açúcar.** Os micróbios adoram fermentar esses alimentos fáceis de quebrar, o que lhes permite excretar ácidos prejudiciais do biofilme que eles formam nos dentes.

> **Evite ácidos fortes.** Limão na água ou no chá é bom, mas evite chupar a fruta, pois o ácido pode danificar o esmalte dos dentes. O mesmo vale para vinagre não diluído.

> **Tome vitaminas D, A e K2.** Weston A. Price foi um dentista que defendia os méritos da nutrição para a saúde bucal. As vitaminas D e A trabalham sinergicamente com a vitamina K2 (encontrada na carne bovina, nos laticínios e no natto) para direcionar os suprimentos corporais de cálcio para a construção de ossos e dentes mais saudáveis.

Antiácidos

Milhões de americanos tomam medicamentos bloqueadores de ácido. Por que não? O cara da propaganda os oferece como um passe livre de azia para você desfrutar de todas as pizzas, hot dogs com molho apimentado e anéis de cebola que desejar! Mas será que o ácido que nosso estômago secreta que é o vilão, ou sua superprodução é apenas mais um sinal de que estamos comendo os alimentos errados?

Você precisa de ácido estomacal para decompor e absorver adequadamente os nutrientes dos alimentos. Folato e B12, dois nutrientes essenciais para a desintoxicação celular adequada e função cerebral, ambos requerem ácido estomacal para serem absorvidos, assim como minerais como cálcio, magnésio, potássio, zinco e ferro[31]. O ácido estomacal também nos ajuda a quebrar proteínas em nossa alimentação e ajuda a prevenir alergias associadas à digestão incompleta de proteínas — um grande desafio para uma parte da população.

A segunda vantagem de ter níveis saudáveis de ácido estomacal é que ele mantém o trato gastrointestinal superior livre de uma superpopulação bacteriana. As bactérias não gostam do ácido estomacal — é por isso que você não tem tantas delas no estômago. Mas um nível baixo de ácido estomacal (ou *hipocloridria*) pode ser um fator de risco para o supercrescimento bacteriano no intestino delgado, ou SCBID. Esta é uma condição desconfortável na qual as bactérias podem se alojar muito alto no trato digestivo (longe de seu ponto de encontro habitual, o cólon), prejudicando a absorção de nutrientes e criando sintomas desconfortáveis, como gases (que geralmente não são produzidos lá) e diarreia.

Como podemos administrar melhor a acidez estomacal? Aqui estão algumas dicas:

> **Perder peso.** O excesso de peso é um fator de risco importante para o refluxo, em parte por pressionar a junção entre o estômago e o esôfago.

> **Corte os carboidratos refinados e reduza os carboidratos em geral.** Estudos sugerem que dietas com baixo teor de carboidratos podem melhorar os sintomas de refluxo.

164 ▶ VIDA GENIAL

Dê adeus às massas à base de grãos, bagels, cereais, wraps e pãezinhos.

➤ **Não coma por duas a três horas antes de dormir.** Isso está de acordo com as recomendações feitas no capítulo 2, que também ajudarão a preservar seu alinhamento circadiano.

Protetores Solares

Como minha mãe tinha pele clara, ela sempre teve medo do sol, e viagens em família para regiões tropicais sempre incluíam chapéus de abas largas e pilhas de protetor solar de farmácia. Mas os produtos químicos que nossas famílias foram aconselhadas a usar para prevenir o câncer de pele por nossos profissionais de saúde mais confiáveis podem não apenas ser ineficazes em fazê-lo, como também podem estar entre as substâncias químicas mais perigosas liberadas em nosso meio ambiente[32].

Um dos principais perigos dos protetores solares químicos comuns é que eles são capazes de se transformar em compostos muito nocivos. Isso foi demonstrado recentemente com a avobenzona, um protetor solar encontrado em quase todas as marcas de protetores de drogarias, quando submetida a uma combinação de radiação ultravioleta do sol e água clorada da piscina. As substâncias que a avobenzona originou são conhecidas por causar problemas no fígado e nos rins, distúrbios do sistema nervoso e câncer, e, no experimento, isso ocorreu *diretamente* na pele de seres humanos[33].

A avobenzona não é nossa única preocupação; ela geralmente é encontrada ao lado de outros produtos que vêm com outros problemas. A oxibenzona, por exemplo, mostrou potencial para desregulação endócrina. Isso significa que, como os ftalatos, BPA, produtos químicos antiaderentes e parabenos mencionados, ela pode afetar o crescimento, o desenvolvimento e a reprodução. Isso é preocupante, pois já se constatou que esses protetores solares poluem nossos filhos, o líquido amniótico e até o leite materno, e nem comentamos o fato de que os aplicamos todos os verões.

Semelhantemente aos parabenos, a avobenzona e a oxibenzona são facilmente capazes de passar da nossa pele para o nosso sangue. Em um artigo publicado no *Journal of the American Medical Association*, pesquisadores descobriram que, depois que as pessoas aplicavam e reaplicavam o protetor solar em todo o corpo de acordo com as instruções, elas tinham aumentos enormes desses compostos no sangue[34]. Na verdade, eles atingiram uma concentração na corrente sanguínea muito maior do que o Threshold of Toxicological Concern da Food and Drug Administration [Limites para Risco Toxicológico, da Adminstração de Alimentos e Medicamentos americana, em tradução livre], que determina os limites dentro dos quais um produto químico é considerado seguro pela organização. Desde essa descoberta surpreendente, a FDA enviou um mandato aos fabricantes para fornecer provas de que esses produtos químicos são realmente seguros, levantando a pergunta: por que isso não aconteceu antes?

Já deve estar claro que o sol é seu amigo. Precisamos dele para sintetizar a vitamina D, ajustar os relógios internos de nosso corpo e até ajudar nossos vasos sanguíneos a funcionar de forma mais eficaz. Mas queimaduras solares também não são boas; cada um de nós tem a responsabilidade de tomar a quantidade de sol que precisamos, e depois nos protegermos dos danos que ele pode causar. A solução é contornar a necessidade de usar protetor solar evitando a exposição *excessiva* ao sol (reveja o capítulo 2 para ver quanto tempo ao sol você realmente precisa para sintetizar a vitamina D). Aqui estão algumas outras dicas que podem ajudar:

> ➤ **Use um protetor solar à base de minerais.** Se você precisar de protetor solar para um longo dia ao sol, opte por um protetor solar seguro à base de óxido de zinco que forme uma barreira física (ou seja, não química) entre sua pele e o sol.

> ➤ **Evite protetores solares químicos.** Estão incluídos aqui a avobenzona, oxibenzona, octocrileno e ecamsule. Eles são encontrados em quase todas as marcas comuns de protetor solar, bem como em vários protetores labiais e batons. Basta verificar os ingredientes ativos para saber.

> ➤ **Tome um suplemento de astaxantina.** A astaxantina é o pigmento laranja forte encontrado no camarão, no salmão e nas ovas de salmão. Há evidências preliminares de estudos com roedores e testes em humanos de que a astaxantina pode ajudar a reduzir os danos causados pelos raios UV do

sol[35]. Comece com 4 mg por dia, mas se você tiver pele clara ou propensa a queimaduras solares, você pode tomar até 12 mg por dia.

Na cozinha

Muitos dos produtos químicos discutidos acima são usados na fabricação de produtos que definem a vida moderna. O efeito colateral lamentável é que muitos deles acabam em nossa comida, através da qual os ingerimos e nos expomos a inúmeras consequências. Na seção a seguir, vou me concentrar nas toxinas que são comumente encontradas em nossos alimentos e em nosso ambiente, juntamente com maneiras práticas de minimizar sua exposição a elas.

Mercúrio

O mercúrio, como o alumínio, é um metal pesado comum no ambiente natural. Não tem função dentro do corpo e pode se tornar tóxico em níveis elevados. Ele é encontrado em alguns animais de produção em escala industrial, vegetais e grãos cultivados em solo contaminado com mercúrio, e é mais concentrado em certos tipos de peixes[36].

Se você está regularmente exposto a mercúrio em seu ambiente — particularmente mercúrio inorgânico, o tipo mais perigoso — isso é uma má notícia. Em geral, isso é uma preocupação apenas se você lida com mercúrio como parte de seu trabalho. Comer peixe comumente disponível, que contém uma forma de mercúrio gerada por bactérias, pode não ser motivo de pânico. Isso porque, embora essa forma de mercúrio possa ser tóxica em altos níveis, muitos peixes são ricos no mineral selênio, que pode "bloquear" alguns dos efeitos tóxicos do mercúrio[37].

Para se manter saudável, seu corpo e seu cérebro dependem de uma vasta rede de antioxidantes, muitos dos quais dependem do selênio. O mercúrio pode se ligar a essas importantes substâncias protetoras à base de selênio, tornando-as ineptas e permitindo que processos prejudiciais, como a oxidação, corram livres. Quando a oxidação acontece rápido demais para que o corpo se repare, vem, em seguida, o envelhecimento, doenças ocorrem, e o cérebro fica particularmente vulnerável. Mas com ampla disponibilidade de selênio, as pequenas quantidades de mercúrio em um peixe saudável podem ser inofensivas.

A chave para o consumo seguro de peixe, portanto, pode estar numa proporção alta de selênio em relação ao mercúrio no peixe. E embora essa hipótese demande mais testes, é digno de nota que estudos humanos originais ligando o consumo de frutos do mar à toxicidade do mercúrio envolveram a baleia-piloto — um mamífero, não um peixe, cuja carne contém um teor de mercúrio muito maior do que o de selênio[38].

Quando se trata de nossos peixes mais consumidos, os benefícios superam os riscos — certifique-se apenas de que o peixe seja cozido, assado ou grelhado em vez de frito, o que aumenta a quantidade de óleos não saudáveis em sua dieta. Para adultos mais velhos, comer frutos do mar duas vezes por semana protegeu sua cognição ao longo do tempo em comparação com não consumidores, e o efeito foi ainda mais forte para portadores do gene comum de risco de Alzheimer, o ApoE4[39]. Um estudo anterior do mesmo grupo descobriu que o consumo de peixe estava conectado com a redução das alterações cerebrais relacionadas à doença de Alzheimer, e que os níveis de mercúrio no cérebro (embora correlacionados com o consumo de peixe) não intensificaram a patologia da doença[40].

Peixes com alta proporção de selênio-mercúrio (seguros)	Peixes com mais mercúrio do que selênio (evitar estes)
Albacora*	Cação
Arenque	Peixe-espada
Cavala*	Baleia (um mamífero)
Cavalinha	
Salmão	
Sardinha	
Atum*	

*Estes peixes têm os níveis mais altos de mercúrio e devem ser consumidos moderadamente por crianças e mulheres grávidas ou lactantes.

Comer peixe também traz benefícios quando se é jovem. O consumo pré-natal de peixe pode levar a um desenvolvimento cerebral mais forte para o bebê, e as crianças que comem peixe pelo menos uma vez por semana dormem melhor e apresentam resultados de teste de QI quatro pontos mais altos, em média, do que aquelas que consomem peixe com menos frequência ou não consomem[41]. Homens de 15 anos que comiam peixe pelo menos uma vez por semana mostraram um aumento de 6% na pontuação de inteligência aos 18 anos. Aqueles que comeram mais de uma vez por semana tiveram quase o dobro de melhora[42].

Para garantir baixa exposição ao mercúrio enquanto você desfruta de todos os benefícios do consumo de peixe, siga estes princípios simples:

➤ **Suor.** A transpiração é um permanente método de desintoxicação de metais pesados[43]. Pratique exercícios ou vá à sauna (com a permissão do seu médico, é claro) e saiba que, ao fazer isso, você está ajudando seu corpo a se livrar de quantidades significativas de mercúrio.

➤ **Prefira peixes com alto teor de gordura.** O atum pode ser mais comum, mas o salmão do Alasca pescado, a sardinha e a cavala do Atlântico não são apenas pobres em mercúrio, mas também são mais saudáveis devido à abundância de gorduras ômega-3 que contêm. E são ambientalmente sustentáveis.

➤ **Inclua em sua dieta alimentos com alto teor de selênio que não sejam peixes.** Carne de porco, peru, frango, ovos, carne bovina, sementes de girassol, cogumelos e especialmente castanhas do Pará contêm quantidades significativas de selênio.

➤ **Opte por aves criadas ao ar livre e carne de bovinos alimentados com capim.** Animais que podem pastar ou forragear são menos propensos a conter mercúrio porque não são alimentados com farinha de peixe processada.

➤ **Considere substituir obturações dentárias de mercúrio antigas.** Essas obturações aumentam a carga de mercúrio no sangue, urina e cérebro[44]. Qual é a consequência? Isso é motivo de debate. Se você optar por substituí-las, encontre um dentista que possa minimizar a exposição colateral. E certifique-se de que o material de substituição não seja à base de BPA, o que, infelizmente, é mais comum em obturações dentárias do que você imagina.

Arsênico

O envenenamento por arsênico pode causar problemas de pele, náuseas, vômitos e diarreia, e em doses suficientemente altas pode causar câncer, doenças cardíacas e morte. Se isso não for suficiente, saiba que ele também é um desregulador endócrino e pode interferir no sistema glicocorticoide (você já deve ter ouvido falar do cortisol, um de seus principais hormônios)[45]. A interrupção desse sistema vem sendo associada ao ganho de gordura, à perda muscular, à supressão do sistema imunológico, à resistência à insulina e à pressão alta, entre outras coisas.

Pesquisas recentes descobriram que o arsênico inorgânico é capaz de se concentrar na casca do arroz. Por esse motivo, recomendo que crianças e mulheres grávidas evitem o arroz completamente e sugiro ao restante que modere ou evite (a boa notícia é que o arroz é quase amido puro, contendo muito pouco de qualquer outra coisa, em termos de nutrientes). Aqui estão algumas outras dicas para ajudá-lo a involuntariamente evitar ingerir e alimentar pessoas queridas com arsênico:

> ➤ **Evite o arroz integral cultivado no sul dos Estados Unidos.** Opte por arroz cultivado na Califórnia, Índia ou Paquistão, que contém muito menos arsênico, de acordo com a *Consumer Reports*.

> ➤ **Evite produtos feitos com farinha de arroz.** Eles geralmente contêm os níveis mais altos de arsênico. Tais produtos incluem bolachas de arroz, cereais de arroz, leite de arroz e proteína em pó feita com arroz.

> ➤ **Use um purificador de água.** Um purificador de água por osmose reversa pode reduzir o teor de arsênico da água da torneira.

> **Coma arroz branco.** Quando não tiver certeza de onde o arroz veio — em restaurantes, por exemplo — peça arroz branco.

> **Escolha grãos com menor probabilidade de contaminação por arsênico.** Embora eu recomende o consumo limitado (se for o caso) de grãos, se você optar por consumir grãos ocasionalmente, a quinoa pode ser uma boa escolha, pois possui níveis muito mais baixos de arsênico do que qualquer um dos tipos de arroz testados pela *Consumer Reports*.

Pesticidas, Herbicidas e Fungicidas

Você sabia que um morango cultivado convencionalmente contém uma média de oito pesticidas diferentes, de acordo com uma pesquisa do Departamento de Agricultura dos EUA? Nossa produção de alimentos passou a ser inundada por vários pesticidas, herbicidas e fungicidas destinados a aumentar seu rendimento e, em última análise, o lucro.

Entre aqueles atualmente em uso em todo o mundo, o glifosato é o mais comum[46]. O glifosato é pulverizado nas plantações para evitar que as ervas daninhas as ataquem, e também é usado para secá-las pouco antes da colheita. Quase 6 bilhões de quilos de herbicidas à base de glifosato encharcaram as plantações do mundo na última década. Somente nos Estados Unidos, seu uso aumentou quase dezesseis vezes de 1992 a 2009. Desde então, foi detectado em nossa comida, nossa água, na poeira que inalamos e em nós mesmos.

Algumas culturas — como as de milho, soja e colza, que é usada para fazer óleo de canola — foram geneticamente modificadas (os organismos geneticamente modificados, ou OGMs) especificamente para esta razão: resistir a pulverizações pesadas. Em seguida, comemos esses alimentos, ou eles são usados para alimentar peixes e gado. Isso levou a um resíduo significativo de glifosato em toda variedade de alimentos, incluindo no peixe, na carne, em frutas vermelhas, legumes, fórmulas infantis e grãos[47] (e você acha que cozinhar os torna seguros? Não; os resíduos persistem por muito tempo após o aquecimento).

De um modo geral, pesticidas, herbicidas e fungicidas são neurotóxicos e têm potencial capacidade de desregulação endócrina[48].

A questão, claro, é: em que dose? Como já foi discutido, é difícil de responder. Embora uma exposição maciça e concentrada seja necessária para produzir efeitos agudos nas pessoas (incluindo certos tipos de câncer), exposições de baixo nível têm sido associadas a vários problemas de saúde, incluindo pontuações mais baixas em testes cognitivos, problemas comportamentais e de atenção em crianças, asma e impactos nos sistemas reprodutivo e endócrino.

Os riscos de câncer pela exposição persistente e de baixo nível ao glifosato estão em constante debate. A Agência de Proteção Ambiental dos EUA diz que o herbicida "provavelmente não é cancerígeno para humanos", mas a Agência Internacional de Pesquisa sobre o Câncer da Organização Mundial da Saúde o classificou como "provavelmente cancerígeno para humanos". E embora a Autoridade Europeia de Segurança Alimentar se alinhe com a Agência de Proteção Ambiental dos EUA a respeito do glifosato, alguns pesticidas usados nos Estados Unidos são proibidos na Europa por sua toxicidade.

Orgânico não é perfeito e nem sempre significa livre de pesticidas (há pesticidas derivados de plantas que são aprovados para uso em sistemas de agricultura orgânica, e o próprio processamento pode levar à contaminação cruzada de pesticidas sintéticos em produtos orgânicos). Ainda assim, as meta-análises mostraram que os orgânicos têm níveis mais baixos de pesticidas e herbicidas e níveis mais altos de certos antioxidantes. Mudar para uma dieta orgânica não apenas ajuda nosso corpo a eliminar essas substâncias[49], mas, se for algo continuado, pode até ajudar a prevenir vários tipos de câncer, como foi demonstrado em um estudo observacional com quase 70 mil adultos[50]. A redução do risco de linfoma não Hodgkin, o câncer mais associado aos herbicidas e pesticidas usados na agricultura convencional, foi de impressionantes 86%.

Optar por orgânicos significa votar em um sistema de produção de alimentos que está sempre melhorando, que é melhor para o meio ambiente e provavelmente melhor para sua saúde também.

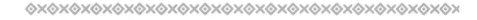

PERGUNTAS FREQUENTES

P: Minha renda atual é baixa. Eu não posso me dar ao luxo de comprar tudo orgânico. O que eu faço?

R: Nem tudo que você compra deve ser orgânico. Aqui está uma regra simples: tente comprar orgânicos de frutas ou legumes que você come inteiros. Por exemplo, pimentão, vegetais crucíferos, frutas vermelhas e folhas verdes como espinafre. O espinafre convencional (ou seja, não orgânico) tinha mais resíduos de pesticidas por peso do que todos os outros produtos, com uma média de 7,1 pesticidas diferentes em todas as amostras coletadas, em 2016, de acordo com o Environmental Working Group (um deles era um pesticida neurotóxico que é proibido em culturas alimentares na Europa). Se o vegetal tiver casca, é seguro comprar o convencional. Não há necessidade de comprar bananas, abacates, melões ou frutas cítricas orgânicas, mas se você planeja usar ou comer a casca (para usar raspas, por exemplo), compre orgânico. E se o orgânico estiver totalmente fora dos limites, seja por orçamento ou acessibilidade, não tenha medo. Reveja no capítulo 1 técnicas de enxágue para maior segurança.

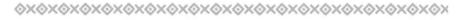

Cádmio

O cádmio é outro metal pesado encontrado no solo devido a fenômenos naturais, como atividade vulcânica, incêndios florestais e erosão de rochas, mas também pode advir de processos industriais (queima de carvão, por exemplo). Quando presente no solo, o cádmio se concentra em culturas como cacau, folhas verdes escuras, tubérculos e produtos de grãos como arroz e pão.

Além de ser tóxico para o sistema cardiovascular, o cádmio é um conhecido carcinógeno ligado a tumores no rim, no pulmão e na próstata. Pode causar danos nos rins e no fígado, e também pode "infectar" o cérebro, onde pode causar problemas cognitivos. Um estudo de 2012 conduzido por pesquisadores de Harvard descobriu que, entre crianças com os níveis mais altos de cádmio, as chances de terem uma dificuldade de aprendizagem eram três vezes maiores em comparação com as crianças com as exposições menores[51].

Aqui estão algumas maneiras importantes de garantir a menor exposição possível ao cádmio:

> **Saiba de onde vem sua comida.** Culturas em áreas poluídas são as principais fontes alimentares de cádmio, portanto, se "local" significa "ao lado da autoestrada", encontre uma fonte melhor de acelga.

> **Compre orgânicos.** Produtos orgânicos têm níveis mais baixos de cádmio em cerca de 50%, de acordo com uma meta-análise de mais de trezentos estudos publicados no *British Journal of Nutrition*[52].

> **Torne-se um esnobe de chocolate.** O site de testes independentes *Consumer Labs* descobriu que as barras de chocolate amargo geralmente tinham baixos níveis de cádmio (se encaixando dentro dos limites de segurança da Organização Mundial da Saúde), mas muitas marcas de cacau *em pó* estavam acima do limite — algumas contendo até cinco vezes mais do que recomendado! (*Extratos* de cacau estavam OK).

> **Evite pratos de trigo e pão.** Pães preparados comercialmente e comidas de trigo são algumas das principais fontes de ingestão de cádmio na dieta americana[53].

Chumbo

O chumbo, assim como o alumínio, o cádmio e o arsênico, é um metal que ocorre naturalmente, mas sua concentração em nosso meio ambiente aumentou constantemente ao longo do século passado. Antes de 1978, o chumbo era rotineiramente usado como ingrediente em tintas. Assim como o BPA e os ftalatos, seu uso fazia sentido na época; o chumbo acelerava a secagem, tornava a tinta mais durável e resistente à umidade e à temperatura. Mas essa é uma neurotoxina poderosa e também encontrou meios de se instalar em nosso corpo.

Quando a tinta que contém chumbo seca, ela pode descascar. Isso permite que ele acabe em lugares onde menos esperamos, como no solo perto de nossas casas. As crianças que brincam por perto podem

174 ▶ VIDA GENIAL

facilmente acabar com a tinta nas mãos (ou nas patas de animais de estimação), e ela finalmente encontra o caminho para a boca. O mais insidioso, no entanto, é quando a tinta à base de chumbo é usada em partes de uso intenso da casa, como peitoris de janelas, batentes de portas, corrimãos de escadas ou armários. O desgaste pode criar poeira, que pode acabar em nossa pele, em nossa comida ou até em nossos pulmões.

As paredes não são o único lugar onde a tinta à base de chumbo é usada, claro. Brinquedos e móveis podem apresentar oportunidades de exposição ao chumbo. Embora as antiguidades sejam o potencial culpado mais óbvio, ainda em 2007, um grande fabricante de brinquedos (a Fisher-Price) recolheu cerca de 1 milhão de brinquedos por terem sido pintados com tinta contendo chumbo. Tenha cuidado com produtos pintados fabricados na China (onde esses produtos são feitos), especialmente para crianças pequenas que podem colocá-los na boca. Embora as regulamentações chinesas estejam em vigor, um estudo recente de tintas decorativas vendidas no país asiático descobriu que mais da metade excedeu as regulamentações de chumbo, com um terço delas contendo níveis "perigosamente" altos do metal[54].

Alimentos cultivados em solo contaminado são outra fonte principal de chumbo, assim como alimentos embalados e processados que entram em contato com máquinas que podem liberar o metal pesado. Depois de ler o capítulo 1, deve ficar claro para você que o consumo de alimentos processados tem várias desvantagens potenciais — adicione a possibilidade de contaminação com chumbo à lista. Particularmente preocupante é a contaminação de certos alimentos para bebês[55], já que o chumbo é perigoso para o desenvolvimento cerebral das crianças (mesmo níveis muito baixos no sangue podem causar problemas comportamentais e QI mais baixo[56]). Certos sucos de frutas (maçã e uva em particular) também foram determinados como tendo altos níveis de chumbo. O nível ideal de ingestão de chumbo é nenhum, pois não existe um nível sanguíneo "seguro" estabelecido. Para garantir que você e seus familiares fiquem protegidos, siga estas orientações:

> ▶ **Evite comprar objetos pintados da China, principalmente para crianças pequenas.** Embora muitos produtos possam ser seguros, ainda existe o risco de controle de qualidade ruim e contaminação de itens pintados com chumbo.

> **Teste sua água quanto ao chumbo.** Encontre informações de contato com o centro local de teste de água e consulte-os.

> **Verifique se há tinta à base de chumbo em sua casa.** Se sua casa foi construída antes de 1978, há uma boa chance de que ela contenha tinta à base de chumbo. É menos problemático se a pintura estiver em boas condições, mas certifique-se de eliminar qualquer poeira ou pedaços lascados e jogá-los no lixo.

> **Umedeça o pó e aspire regularmente.** Se você suspeitar que há tinta à base de chumbo em sua casa, use um pano descartável úmido para tirar o pó e jogue esse pano fora.

> **Evite alimentos processados para bebês e sucos de frutas.** De acordo com o Estudo de Dieta Total da FDA, os mais propensos a serem contaminados eram biscoitos de araruta e "comida para bebês" de batata-doce e cenoura. Os sucos com maior probabilidade de contaminação foram maçã e uva.

> **Consuma muitos legumes.** Legumes são particularmente ricos em minerais, o que pode reduzir a absorção intestinal de metais pesados como o chumbo.

⊙ "Desintoxicando-se" Do Mundo Moderno

Se você seguir as recomendações anteriores, poderá minimizar sua exposição a muitas das toxinas mencionadas. Mas o que fazer com as toxinas que já acumulou? Devemos nos desintoxicar delas. Infelizmente, a palavra *detox* [desintoxicação, em inglês] foi cooptada pela indústria do bem-estar, que, apesar de todos os seus aspectos positivos, é alimentada financeiramente — pelo menos em parte — vendendo a você a noção de que você é insuficiente. Mas você não é insuficiente. Seu corpo se desintoxica ativamente, e existem ferramentas poderosas de dieta e estilo de vida que você pode usar para apoiar (e até impulsionar) esse processo.

176 ▶ VIDA GENIAL

Tenha Plantas Ao Seu Redor

As plantas não apenas tornam nossos espaços mais convidativos; elas limpam o ar. A capacidade de purificação do ar pelas plantas foi originalmente estudada por sua utilidade em estações espaciais, onde poderiam ajudar a produzir ar fresco e limpo para nossos astronautas. Em seu excelente livro *How to Grow Fresh Air* [*Como Cultivar Ar Limpo*, em tradução livre], o pesquisador da NASA Dr. Bill Wolverton detalha as plantas que são mais eficazes na remoção de vários vapores químicos. De acordo com seus estudos, estas são as dez melhores plantas para limpar o ar em sua casa ou no escritório, avaliadas por sua eficácia e facilidade de manutenção:

1. Palmeira-de-jardim (*Chrysalidocarpus lutescens* – nome recentemente alterado para *Dypsis lutescens*)
2. Palmeira-ráfis (*Rhapis excelsa*)
3. Palmeira camedórea bambu (*Chamaedorea seifrizii*)
4. Falsa-seringueira (*Ficus robusta*)
5. Dracena (*Dracaena deremensis*)
6. Hera (*Hedera helix*)
7. Tamareira anã (*Phoenix roebelenii*)
8. Ficus alii (*Ficus binnendijkii* "Alii")
9. Samambaia-americana (*Nephrolepis exaltata* "Bostoniensis")
10. Lírio da paz (*Spathiphyllum sp.*)

Mantenha plantas em sua casa, e se você passar longos períodos de tempo em qualquer local, certifique-se de ter plantas em sua "zona de respiração pessoal", definida pelo Dr. Wolverton como de 17 a 23 centímetros cúbicos ao seu redor. E note que algumas das plantas acima são tóxicas se ingeridas por cães ou gatos, então pergunte ao seu fornecedor quais são seguras se você tiver animais de estimação.

Sue Como Se Sua Vida Dependesse Disso

A pele é um importante órgão de desintoxicação e, quando suamos, liberamos quantidades significativas dos inúmeros produtos químicos desreguladores hormonais e associados ao câncer já mencionados. Incluídos aí estão os retardadores de chama, metais pesados como arsênico, chumbo, mercúrio, alumínio e cádmio e condicionadores de plástico como os ftalatos e o bisfenol A. É importante notar que as quantidades liberadas pelo suor são frequentemente maiores (e às vezes *muito* maiores) do que as que liberamos pela urina, o meio "usual" de excreção do dia a dia.

O exercício é obviamente uma forma de induzir a transpiração, mas usar uma sauna também o é. Se você prefere sauna seca ou de infravermelho, escolha aquela em que possa ficar sentado com segurança por tempo suficiente para suar e lembre-se de beber bastante água antes, durante e depois, pois a transpiração também faz com que você elimine importantes minerais e eletrólitos. Reveja o capítulo 3 onde apresento uma cartilha sobre os outros benefícios do uso da sauna.

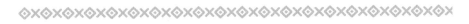

REPONDO OS ELETRÓLITOS DEPOIS DE SUAR

Quando sua, você não está apenas dando adeus aos metais pesados e outras toxinas; você também está perdendo pequenas quantidades de certos minerais que precisa para ter uma boa saúde (cálcio e magnésio, por exemplo). De longe, aqueles que mais perdemos quando suamos são sódio e cloreto. Onde encontramos esses compostos importantes? O bom e velho sal de mesa normal, que tem os dois. Em um litro de suor, você pode perder entre 460 e 1840 miligramas de sódio, o que equivale a respectivamente ¼ e ¾ de uma colher de chá de sal. Após um treino suado ou uma sessão de sauna, polvilhar um pouco de sal na água pode ajudar a repor os minerais perdidos e, se você comer logo depois, não tenha medo de salgar a refeição a gosto. Reveja o capítulo 1 para recomendações acerca do sal.

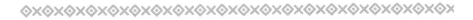

Coma Suas Frutas e Seus Legumes

Frutas e legumes estão entre nossos alimentos desintoxicantes mais poderosos; cada um contém uma série de compostos que ajudam seu corpo a sequestrar e eliminar toxinas, incluindo metais pesados. Essas substâncias naturalmente amargas — que não são necessariamente vitaminas ou minerais — podem estimular o sistema de desintoxicação do corpo, regulando positivamente outras substâncias como a glutationa (o principal desintoxicante do corpo) que pode desarmar e eliminar poluentes ambientais. Tenha em mente que elas tendem a ser mais abundantes em produtos orgânicos.

Os crucíferos, em particular, são uma ferramenta poderosa para a desintoxicação. Quando mastigamos couve, brócolis, couve-flor, repolho, mostarda, rabanete ou couve-de-bruxelas (todos exemplos de legumes crucíferos), nossos dentes rompem as paredes celulares da planta. Isso faz com que uma substância química chamada glucorafanina se combine com outra, chamada mirosinase. O casamento enzimático dá origem a um novo composto: o sulforafano. Tóxico para insetos, o sulforafano provoca uma resposta de defesa em humanos, ativando enzimas que ajudam a neutralizar e excretar toxinas ambientais.

O cozimento inativa a mirosinase, necessária para criar o sulforafano. Certas bactérias intestinais são capazes de converter parte da glucorafanina restante em sulforafano, mas você pode resolver o problema com um truque simples e poderoso: adicione 1 grama de pó de semente de mostarda (cerca de meia colher de chá) aos seus legumes *após* cozinhá-los. A mostarda em si é um vegetal crucífero e, portanto, contém mirosinase. Ao adicionar o pó, você recupera a capacidade de produzir sulforafano (e além disso, é saboroso)[57]. Tente incorporar à dieta tanto crucíferas cozidas como cruas. Ou experimente brotos de brócolis jovens: eles contêm até cem vezes a capacidade de produção de sulforafano dos brócolis adulto[58]!

Os legumes crucíferos também contêm outros compostos que estão diretamente envolvidos na desintoxicação, incluindo cianohidroxibutano e diindolil-metano, ou DIM para encurtar. Ambos os compostos estão envolvidos nos próprios processos de desintoxicação do seu corpo — não são necessários kits de suco ou limpeza caros.

Carregue na Densidade de Nutrientes

Escolher uma gama variada de alimentos ricos em nutrientes, incluindo frutas e legumes, não apenas ajudará a evitar deficiências, mas também dará ao seu corpo as ferramentas necessárias para um contra-ataque a várias toxinas. Escolha alimentos como folhas verdes escuras e outros legumes fibrosos (couve, espinafre e rúcula, por exemplo) que são ricos em antioxidantes e minerais essenciais, e podem reduzir a absorção de metais pesados no trato digestivo. Em uma revisão de 2014 sobre estratégias nutricionais para combater a exposição tóxica, os pesquisadores concluíram: "As evidências agora mostram que o estado nutricional de uma pessoa pode desempenhar um papel fundamental na determinação da gravidade de patologias induzidas por agentes tóxicos ambientais, como diabetes e doenças cardiovasculares[59]." Revise no capítulo 1 o plano alimentar que se concentra na densidade de nutrientes.

Coma Alimentos com Cheiro Duvidoso

A cisteína é um aminoácido que fornece enxofre, uma molécula fedorenta que é crucial para as vias de desintoxicação do seu corpo. Alimentos ricos neste composto incluem todos os alimentos ricos em proteínas — carne bovina, peixe, aves, ovos — e vegetais como brócolis, alho, couve-de-bruxelas, couve-flor, couve, agrião e mostarda. A cisteína é importante como precursora "limitadora" da taxa de síntese de glutationa, o principal desintoxicante do seu corpo. Isso significa que você só pode produzir glutationa na quantidade que seus suprimentos de cisteína permitirem. A proteína de soro de leite (um suplemento esportivo popular) também é rica em cisteína. Um estudo de 2003 descobriu que a proteína de soro de leite aumentou a glutationa intracelular e protegeu as células da próstata da morte celular induzida pela oxidação[60].

Fazer algumas das alterações que eu recomendo pode parecer assustador no começo, mas lembre-se de que você só precisa fazer isso uma vez (você também pode integrar essas mudanças ao longo do tempo, mas eu sempre aconselho a abordagem "fazer de uma vez"). E embora o investimento inicial naquilo que substituirá o que você consumia possa parecer substancial (por exemplo, móveis sem retardantes de chamas), tenha em mente que, da mesma forma como quando compra um monte de temperos para uma receita exótica, você os terá por muito tempo. É um investimento em viver uma Vida Genial.

Embora esse capítulo não tenha a intenção de ser um guia abrangente para os inúmeros produtos químicos potencialmente perigosos (que podem preencher livros), espero que ajude você a pensar mais criticamente sobre o ambiente moderno. Obviamente, eliminar as toxinas mencionadas do seu ambiente pode proporcionar proteção para você e seus entes queridos à medida que a ciência continua a evoluir. Se suspeitar de envenenamento por qualquer um dos compostos acima, consulte seu médico.

A seguir, conforme você aprofunda sua compreensão sobre a conexão mente-corpo, um mergulho de cisne na miríade de aspectos da boa saúde mental, incluindo o sono, a meditação e até mesmo seu complicado relacionamento com a tecnologia.

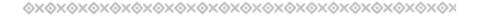

NOTAS DE CAMPO

➤ Nossos hormônios governam tudo, desde a função sexual até o desenvolvimento do cérebro e a gordura que carregamos.

➤ BPA e ftalatos são compostos relacionados ao plástico que podem ser liberados por ele, entrar em nossos alimentos e interromper a função hormonal, potencialmente mesmo em níveis muito baixos (apresentando uma resposta "não monotônica" a variadas quantidades). Calor e ácido podem catalisar essa lixiviação.

➤ A poeira doméstica é o principal ponto de exposição para quase todos os químicos listados neste capítulo. Limpe o pó com pano molhado regularmente ou use um aspirador com filtro HEPA.

➤ Descarte os móveis com retardadores de chama e as panelas antiaderentes.

➤ Limpe sua dieta e faça higiene bucal para que você possa cortar com segurança o flúor de sua pasta de dente, que é outro potencial desregulador endócrino.

➤ Evite o uso crônico de anti-inflamatórios não esteroides (AINEs), acetaminofeno, antiácidos, antibióticos e anticolinérgicos. Claro, está tudo bem em usá-los quando são extremamente necessários.

➤ Coma peixe, mas certifique-se que ele contenha uma proporção alta de selênio contra o mercúrio. Evite peixes com níveis mais altos de mercúrio se estiver grávida, amamentando ou para dar às crianças.

➤ Ao comer alimentos ricos em nutrientes, vitaminas e minerais, você ajuda seu corpo não apenas a naturalmente se desintoxicar, mas também evita a absorção intestinal de muitas dessas toxinas. Reveja orientações no capítulo 1.

➤ Plantas em casa podem ajudar a limpar o ar em sua zona de respiração pessoal.

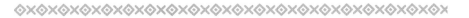

6

PAZ DE ESPÍRITO

Mais de 300 milhões de pessoas em todo mundo sofrem de depressão, atualmente a principal causa de incapacidade em todo o mundo. Outras 260 milhões vivem com transtornos de ansiedade. Muitos convivem com ambos. E embora seja possível estar geneticamente predisposto a essas doenças, a maioria dos casos é resultado de fatores ambientais[1].

Quando os sintomas cognitivos de minha mãe começaram, um psiquiatra pensou que seus problemas estavam enraizados na depressão. Ele receitou um medicamento antidepressivo comum, que ela tomou por anos, enquanto seus sintomas de demência pioravam. Quando ficou claro que o que ela tinha era mais grave que a depressão, decidimos suspender a medicação. Ninguém na minha família havia notado que, como ela estava habituada a tomar aqueles remédios, parar poderia causar sintomas de abstinência, então simplesmente mantivemos a medicação até o fim.

Se suficientemente grave, a depressão pode se assemelhar à demência. A disfunção cognitiva relacionada à depressão, também conhecida como pseudodemência, é reversível e tem pouco em comum com a Doença de Alzheimer ou outras doenças neurodegenerativas comuns. Mas, se já constatamos que uma em cada quatro mulheres com mais de 40 anos vem tomando remédios para depressão (uma em cada dez, na população ampla), claramente há um problema de prescrição excessiva. E essas drogas são eficazes? Para muitos, os antidepressivos não funcionam melhor do que um placebo, com exceção dos casos mais graves de depressão.

184 ▶ VIDA GENIAL

Nossa saúde mental está sob ataque. Embora apenas cerca de 15% da população total sofra de depressão clínica ou transtornos de ansiedade ao longo da vida, as taxas parecem estar aumentando[2]. Ao mesmo tempo, nossas ferramentas para tratar a depressão são limitadas. Portanto, nas páginas seguintes, pretendo colocar as peças restantes do quebra-cabeça da Vida Genial com foco na saúde mental. No final, você sairá equipado com ferramentas para ter um cérebro mais saudável e uma mente mais feliz.

⊕ O Otimizador Mestre

Para a maioria dos animais, a vida é uma série de ameaças, uma após a outra: a ameaça de não terminar a infância vivo, de passar fome, de ser comido por um animal maior, de perder sua família para as intempéries, de não estar devidamente adequado para encontrar um par... E a lista vai embora. Então é algo surpreendente que a seleção natural tenha permitido que gastemos um terço do nosso tempo inconscientes, *até que* você perceba o profundo valor que o sono tem para cada aspecto de sua vida acordado.

Sono de qualidade, com duração suficiente, não é menos importante para se experienciar uma vida genial do que comer os alimentos certos e tomar sol. O sono reduz a pressão arterial e o açúcar no sangue, regula os hormônios, acelera o metabolismo e fortalece o corpo. É o melhor tônico antienvelhecimento, e em nenhum lugar isso é mais verdadeiro do que no seu cérebro. O sono promove o estado de alerta, preparando seu cérebro para receber e armazenar informações, e a *perda* dele faz o oposto; dormir rotineiramente quatro horas ou menos pode adicionar oito anos à idade do seu cérebro, em termos de desempenho cognitivo[3].

Agora está claro que o sono persistentemente ruim pode afetar negativamente todos os sistemas do corpo, e isso ocorre em parte por seu efeito no metabolismo. Estudos em animais e em humanos mostraram que a redução da duração do sono coincide com a redução da sensibilidade à insulina e uma piora no controle da glicose. Traduzindo, isso significa que você produz mais insulina (inibindo o hormônio do crescimento, discutido no capítulo 2) e é mais provável que o açúcar no seu sangue permaneça anormalmente alto quando você dorme mal.

Em um estudo publicado pela Endocrine Society, bastou uma única noite de privação de sono — de 8,5 horas para 4 horas — para causar obesidade metabólica "da noite para o dia" em seres humanos. A disfunção era comparável ao que seria causado pelo ganho de 20 a 30 quilos[4]. A produção de açúcar e gordura no fígado aumentou, e o açúcar no sangue foi administrado com menos eficiência. Com o tempo, esse açúcar pode danificar os vasos sanguíneos que transportam oxigênio para o cérebro e outros órgãos. A boa notícia é que essas mudanças geralmente são evitáveis — até mesmo reversíveis — e tudo o que é preciso é melhorar seu sono.

Uma outra maneira pela qual o sono mantém seu cérebro afiado é dando a ele um banho todas as noites, e essa limpeza não deve ser vista como opcional. Graças ao sistema glinfático, assim chamado por se assemelhar ao sistema linfático e seus ductos, o líquido cefalorraquidiano percorre todo o cérebro enquanto você dorme, limpando-o de uma variedade ampla de dejetos tóxicos. Você acha que pode enganar o sono? Esses dutos ficam escondidos durante o dia, mas quando você está dormindo eles incham em até 60%, abrindo caminho para o fluido de limpeza.

Entre os detritos que são varridos estão a beta-amiloide e a tau, as duas proteínas maliciosas que formam as placas e emaranhados associados à Doença de Alzheimer. Quando estamos acordados, a amiloide e a tau são produzidas no cérebro — um subproduto da consciência. Mas o sono ajuda a evitar que essas proteínas permaneçam por ali. Acreditamos nisso porque a *falta* de sono leva a um aumento acentuado em suas concentrações: em uma noite de sono encurtado, os níveis de beta-amiloide aumentam em 30%, e os níveis de tau em mais de 50%[5]. Essas concentrações mais altas, medidas no fluido cérebro-espinhal, podem aumentar as chances de que as proteínas se agrupem e agreguem-se, compondo as duas características marcantes da Doença de Alzheimer.

Para uma pessoa mais jovem, a perspectiva de demência já é abstrata; tentar imaginar proteínas invisíveis se aderindo ao cérebro é ainda mais difícil. Porém, independentemente da idade, não é necessário ir além da saúde mental para se provar o valor do sono. Muitos de nós lutam com questões relacionadas à saúde mental, em função das quais um em cada seis adultos agora toma um medicamento, e a maioria o faz a longo prazo[6]. Mas distúrbios do sono têm sido associados a quase todas as doenças psiquiátricas, e um crescente escopo de pesquisa sugere que eles podem perpetuar a depressão[7].

A conexão sono-depressão pode ser rastreada até a uma região em forma de amêndoa nas profundezas do cérebro, chamada amígdala, que processa emoções negativas. Muitas vezes chamada de "centro do medo", a amígdala ajuda a coordenar a resposta do cérebro à incerteza, porque a incerteza sempre apresenta a possibilidade de risco. Quando dormimos bem, a amígdala é controlada pela voz da razão do cérebro, o córtex pré-frontal, e somente durante eventos genuinamente ameaçadores o córtex pré-frontal libera seu efeito inibitório. Mas quando dormimos mal, todas as apostas são canceladas. É como se o Bruce Banner fosse dominado pelo Hulk e essa batalha fosse vencida ou perdida durante o sono.

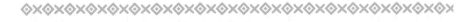

NÃO DORMIR PODE TE FAZER ENGORDAR

O sono atua como um dos principais reguladores de seus hormônios, incluindo a leptina e a grelina, que governam a saciedade e a fome, respectivamente. Quando dormimos pouco, esses sinalizadores saem do controle, fazendo com que comamos mais. Jogando lenha na fogueira, a privação do sono causa um relativo desengajamento do córtex pré-frontal, que administra funções executivas como a tomada de decisões e o controle de impulsos — ambos importantes para manter seus desejos sob controle. Ao todo, as pessoas que dormem apenas quatro ou cinco horas por noite consomem em média 400 calorias extras por dia, principalmente de alimentos que o cérebro considera particularmente irresistíveis, ou seja, aqueles que combinam açúcar e gordura. Durma mal regularmente e isso lhe adicionará até 150 mil calorias extras por ano, ou 42 quilos de gordura extra — tudo devido ao sono ruim[8]!

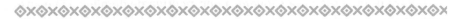

Uma amígdala excessivamente sensível interpreta até mesmo eventos menores como grandes estressores, então não é de surpreender que essas estruturas tendam a ser mais ativas em pessoas com depressão[9]. O que pode surpreender, no entanto, é que mesmo uma noite de sono ruim tornará a amígdala de qualquer pessoa cerca de 60% mais reativa[10]. Isso explica porque ficamos irritados se não dormimos o suficiente e porque nossos impulsos se tornam mais difíceis de controlar. Um cérebro que dorme mal fica em alerta máximo, e o melhor remédio é simplesmente uma boa noite de sono.

Dormir bem é fundamental para você se sentir mais feliz e tornar-se mais resistente ao estresse, e ainda pode torná-lo mais charmoso ao despertar. Matthew Walker, professor de neurociência e psicologia da Universidade da Califórnia, examinou o papel do débito de sono na interação social. Ele descobriu que esse débito não apenas pode o tornar menos propenso a socializar, mas também pode agir como um repelente social, fazendo com que você envie pistas que tornam *outras* pessoas menos inclinadas a socializarem com você[11]. Antes de recorrer ao álcool para lubrificar a interação social, o que é muito frequente, talvez devêssemos primeiro procurar melhorar o nosso sono.

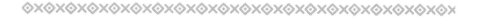

ESTATÍSTICAS ASSUSTADORAS DO SONO

Dada a relação entre sono e saúde mental, é improvável ser uma coincidência que as taxas de depressão, ansiedade e até de suicídio pareçam estar aumentando em conjunto com nosso débito de sono coletivo. Hoje, metade dos adultos entre 25 e 55 anos dizem que dormem menos de sete horas por noite durante a semana, e quase um terço diz que dorme menos de seis. Alguns não estão nem dormindo: mais da metade dos millennials permaneceram acordados ao longo de pelo menos uma noite no mês devido ao estresse — uma descoberta da American Psychological Association.

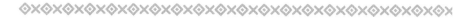

188 ▶ VIDA GENIAL

De quanto sono precisamos? Geralmente, adultos devem tentar dormir de sete a oito horas por noite, mas tente dormir de nove a dez se você for adolescente. A duração do sono é importante; certos processos são favorecidos mais cedo ao longo da noite de sono, como o sono profundo não REM, que é quando ocorre a "lavagem cerebral". Outros ocorrem mais tarde, como o sono REM, que ajuda a fortalecer a memória e a saúde mental. Tente maximizar suas oportunidades de sono todas as noites para garantir que você possa acordar naturalmente. E, se for necessário usar um despertador, experimente um aplicativo como o Sleep Cycle, que pode facilitar a transição para a vigília.

Quando se trata de qualidade do sono, lembre-se de que a luz forte em algum momento da manhã é fundamental. Idealmente, a luz vem do sol, mas a luz artificial, se for brilhante o suficiente, também pode funcionar. Isso não apenas levará à produção precoce de melatonina, o hormônio do sono que fortalece sua saúde, mas também permitirá que você embarque no sono à noite mais facilmente. Quanto ao seu quarto, mantenha-o em temperatura fresca e agradável (cerca de 18°C) e escuro — pesquisas estão começando a mostrar que mesmo níveis baixos de luz noturna (um despertador com painel digital brilhante, por exemplo) podem passar pelas pálpebras e perturbar a qualidade do sono, levando junto a função cognitiva do dia seguinte[12]. Considere instalar cortinas *blackout* ou até mesmo usar uma máscara confortável para os olhos.

Aqui estão mais algumas dicas que podem melhorar significativamente a qualidade do seu sono:

> **Abrace a consistência.** Maximize sua oportunidade de dormir indo para a cama com a intenção de dormir no mesmo horário, todas as noites. E continue com esse horário; adiar o sono pode sair pela culatra, fazendo com que você fique mais alerta e promovendo a insônia.

> **Faça exercícios.** Exercício físico regular melhora a qualidade do sono e o exercício ao ar livre (com exposição simultânea ao sol) pode ter um efeito sinérgico. Mas mesmo que você ainda não tenha feito do exercício uma parte regular de sua rotina, uma única sessão de exercícios à noite (pelo menos 2 horas antes de dormir) pode melhorar a qualidade do seu sono[13].

> **Tome um banho quente antes de dormir.** A queda na temperatura corporal quando você sai pode sinalizar ao seu corpo que é hora de dormir.

> **Experimente glicina e/ou magnésio.** A glicina (introduzida no capítulo 1) e o magnésio podem melhorar o sono naturalmente[14]. Como bônus, ambos são poderosas substâncias antienvelhecimento. Para dormir profundamente, experimente tomar 300 a 500 mg de glicinato de magnésio (que é o magnésio ligado à glicina) e 3 a 4 gramas de glicina pura antes de dormir.

> **Use sua cama apenas para dormir e fazer sexo.** Assim que você acordar, levante, saia da cama e não volte até que deseje dormir, à noite. Nada de comer ou estudar na cama!

> **Evite álcool.** Embora o álcool ajude você a dormir mais rápido, ele reduz a quantidade de tempo gasto no sono REM. Se beber, fique sóbrio antes de dormir.

> **Use bloqueadores de luz azul por duas a três horas antes de dormir.** A luz de um smartphone, laptop ou tela de televisão pode atrapalhar o sono, deixando você com uma "leve ressaca" na manhã seguinte. Visite http://maxl.ug/TGLresources [conteúdo em inglês] para sugestões.

> **Defina um toque de recolher para cafeína.** Pare o consumo de cafeína às 16h no mais tardar — talvez até mais cedo, se você tiver um metabolismo geneticamente lento (um laboratório de teste de genes pode ajudar a determinar isso).

> **Coma mais fibras e gorduras ômega-3.** A inflamação afeta a qualidade do sono, e as gorduras ômega-3 (encontradas em peixes de água fria como salmão, cavala e arenque) e o consumo de fibras podem promover um sono mais profundo e rejuvenescedor.

> **Pare de comer duas a três horas antes de dormir.** Você já acordou de mau humor depois de uma refeição tarde da noite? Eu já. A alimentação noturna pode sabotar a qualidade do sono[15].

⊕ Faça um Hiato Digital

No século XXI, não há uma representação mais verdadeira da espada de dois gumes do que a tecnologia. Por um lado, ela nos proporciona conexão, conveniência e coloca o conhecimento e entretenimento do mundo ao nosso alcance. Por outro, está rapidamente se tornando um substituto para a interação no mundo real. Não é de admirar que o vício em tecnologia — como o vício em comida e pornografia — esteja aumentando.

Os smartphones são um excelente exemplo de ambos os lados bons e obscuros da tecnologia. Semelhantemente aos alimentos hiperprocessados, que podem matar sua fome, os aplicativos de smartphone são projetados por desenvolvedores para ter o mesmo efeito em sua atenção. Esses aplicativos são viciantes em parte porque induzem a uma estimulação do neurotransmissor dopamina, que está conectado ao sentimento de recompensa. Embora fazer postagens no Instagram não se assemelhe a usar drogas, é essencialmente isso que um viciado em mídias sociais faz, do ponto de vista de seu cérebro.

As consequências do vício em smartphones são reais. Um corpo crescente de pesquisas vem descobrindo que aspectos importantes de nossa vida, incluindo sono, autoestima e nossos relacionamentos estão sendo comprometidos pelo nosso vício nos smartphones. Isso também está afetando o poder de nosso cérebro, *mesmo* quando não estamos usando nossos telefones. Uma pesquisa da Universidade do Texas, em Austin, descobriu que a mera presença de um celular durante uma tarefa cognitiva prejudica habilidades de pensamento, como a memória e a resolução de problemas[16]. Os pesquisadores descobriram o que todos nós intuitivamente sabemos ser verdade: que os smartphones, quando próximos, "exercem uma atração gravitacional sobre nossa atenção".

Uma outra consequência dos smartphones é que eles criam muito estresse desnecessário. Não checar nossos telefones quando estamos viciados gera uma onda de cortisol; esse é o hormônio liberador de energia que nos faz acordar de manhã, mas que também aumenta durante o estresse[17]. Um nível de cortisol cronicamente elevado, uma consequência do estresse persistente, não é bom; ele suprime o sistema imunológico e destrói os tecidos do corpo em busca de energia.

A lista de problemas de saúde associados ao cortisol cronicamente alto inclui obesidade, diabetes tipo 2, doenças cardíacas e demência.

No curto prazo, o abuso de drogas pode aliviar o estresse dos usuários, mas esse não é o caso do vício em smartphones; checar o telefone cria ainda *mais* estresse. Notificações implacáveis são uma verdadeira receita para a angústia mental, e isso antes mesmo de atualizarmos nossos feeds de mídia social. Nossos perfis "hipercurados" agora nos permitem compartilhar apenas os melhores momentos de nossa vida, filtrados e editados como um resumo de destaques. Para todos, exceto para os mais resistentes, isso pode causar ansiedade e depressão quando começamos a nos comparar com os outros. Experimentamos o "FOMO" regularmente — do inglês "fear of missing out", o medo de perder uma oportunidade — e passamos a nos julgar.

Um estudo publicado no *Journal of Social and Clinical Psychology* procurou estabelecer se as mídias sociais estão realmente nos deixando deprimidos. Os cientistas formaram dois grupos de estudantes universitários. Um foi autorizado a usar seus smartphones como faria normalmente, enquanto o segundo grupo teve seu tempo de mídia social reduzido para trinta minutos por dia. Após três semanas, os resultados foram claros: o corte nas mídias sociais levou a menos sintomas depressivos, especialmente para aqueles que estavam mais deprimidos no início do estudo[18]. A solidão também diminuiu com menos uso de mídias sociais, provando que a Rede Social não é um substituto para uma rede social genuína. Os pesquisadores resumiram: "Limitar o uso de mídias sociais a aproximadamente trinta minutos por dia pode levar a uma melhora significativa no bem-estar."

As mídias sociais e a tecnologia móvel não vão a lugar nenhum, então a chave para as utilizarmos de forma saudável talvez seja o equilíbrio. Aqui estão alguns truques que você pode usar para reduzir o tempo gasto com mídia social:

> ➤ **Defina um limite para o uso de mídias sociais.** Tente reduzir para trinta minutos a uma hora por dia. A maioria dos smartphones tem aplicativos de controle de tempo que você pode usar para se monitorar.

> ➤ **Encontre atividades para fazer sem o telefone**. Quando for à academia, por exemplo, deixe o celular no armário.

192 ▶ VIDA GENIAL

> **Desligue as notificações.** As notificações de aplicativos são um flagelo para a saúde mental. Desative as notificações para todos os aplicativos não essenciais, *especialmente* aplicativos de mídia social.

> **Faça um *"shabbat"* de mídias sociais.** Escolha um dia do fim de semana para guardar o telefone. Se você tem um parceiro ou parceira, os dois podem até esconder os telefones um do outro por um período de tempo determinado.

> **Deixe de seguir, deixe de seguir, deixe de seguir.** Faça um pente fino e deixe de seguir contas que fazem você se sentir inadequado. Se entra no seu feed, entrará na sua cabeça.

> **Ajuste seu algoritmo.** Algoritmos de mídia social tendem a permitir que pontos de vista extremos venham à tona e promovem mais negatividade do que positividade (as pessoas estão mais inclinadas a comentar uma postagem negativa ou errônea, levando o algoritmo a dar preferência a ela). Isso pode criar estresse.

➡ Encontre Seu Objetivo Nobre

Hoje, muitas pessoas sentem o burnout, que é um conjunto de sintomas de esgotamento como exaustão, alienação do trabalho e desempenho prejudicado. De acordo com um estudo de 2012, quase um em cada três adultos que trabalham teve esses sintomas, embora as taxas variem de acordo com a profissão (40% de nossos esforçados médicos, por exemplo, sofrem de burnout). Isso pode levar ao abuso de álcool, problemas de relacionamento e ideação suicida.

Uma maneira testada e comprovada de se proteger contra o burnout é buscar uma vocação, em vez de um emprego. O segundo é o que você faz por dinheiro, enquanto a primeira é aquilo que você faz para si. Uma vocação é um trabalho que combina o seu propósito com aquilo que lhe dá prazer. Deve unir aquilo em que você naturalmente se destaca, pelo qual é apaixonado e que gosta de fazer, a atender a uma necessidade social. Essa "necessidade" não precisa ser uma caridade; pode ser apenas um problema que você deseja resolver. E se você tem um trabalho que não ama, mas que paga suas contas, tudo bem também. Tente ver onde isso ajuda os outros (até mesmo sua própria família), o que pode oferecer mais propósito à forma como você gasta seu tempo.

Encontrar significado em seu trabalho é o que o psicólogo Jordan Peterson chama de "objetivo nobre". Essa é uma visão grandiosa que garante que os altos e baixos de sua jornada (inerentes a qualquer carreira) se tornem mais toleráveis, porque você coloca seu ego em segundo plano. Melissa Schilling, professora da NYU e notável autoridade em inovação, revelou-me um conceito semelhante. Em sua análise dos pontos em comum entre inovadores revolucionários, como Marie Curie, Albert Einstein e Thomas Edison, ela constatou que todos tinham um "objetivo idealizado" — algo maior do que eles mesmos, ao qual dedicaram sua vida.

Pessoalmente, quando notei a pouca ajuda que a medicina foi capaz de oferecer à minha mãe, desejei descobrir os porquês daquilo, para ajudar outras pessoas que poderiam acabar na mesma situação que ela. Comecei a conversar com qualquer pessoa que me ouvisse, sobre minha experiência e minha pesquisa. Eu sabia com certeza inabalável que as pessoas precisavam de ajuda e não a estavam conseguindo pelos canais tradicionais. Ajudar as pessoas a evitar doenças crônicas (e sentirem-se muito bem no processo) tornou-se meu objetivo nobre.

Perseguir seu objetivo nobre não será fácil. No meu caso, cada "sim" — fosse ele uma participação num novo podcast ou em um programa de TV — serviu como validação de que eu estava no caminho certo. No início, porém, houve uma dúzia de *nãos* para cada *sim*, mas eu não via esses nãos como portas fechadas, mas como meras lombadas na estrada. Eu sabia que tinha algo a oferecer, e aqueles que se interpunham no meu caminho simplesmente não tinham a fé que eu tinha de que uma saúde melhor era algo possível.

Qual é seu objetivo nobre, seu objetivo idealizado? Talvez você esteja procurando mudar a educação sobre saúde em comunidades carentes, ou revolucionar a forma como as pessoas viajam. Ou talvez seja ver sua arte alcançar um público mais amplo (e mudar a vida). Talvez seja poder oferecer alimentos de maior qualidade aos seus filhos. Ter esses objetivos é um motivador *intrínseco* — que vem de dentro — e oferece uma motivação muito mais poderosa do que forças extrínsecas,

VIDA GENIAL

como ganhar dinheiro. Quando você está intrinsecamente motivado, o dinheiro geralmente vem junto.

Um outro benefício de ter um objetivo nobre é que ele o mantém focado na jornada, não no resultado. Alcançar qualquer objetivo — seja conseguir um salário mais alto ou ter o carro dos seus sonhos na garagem — leva inevitavelmente à adaptação hedônica. Em outras palavras, você se acostuma. Isso faz com que você queira constantemente mais, o que os budistas sabem ser a fonte de todo sofrimento. Em vez disso, permita que sua vida seja uma prática, semelhante à ioga, à meditação, ao condicionamento físico ou a tocar um instrumento musical: busque o *progresso*, não a perfeição.

⊕ Procure Novidades

Em circunstâncias normais, podemos prever como vamos nos sentir quando estivermos numa fila no café que habitualmente frequentamos ou presos no trânsito em nosso trajeto diário para a academia ou para o escritório. Isso acontece porque ambientes familiares inspiram pensamentos familiares. Jogue-se em um ambiente novo — mesmo que seja apenas uma cafeteria diferente da que você costuma frequentar — e essa capacidade preditiva voa pela janela. Novos cenários inspiram novos pensamentos, e não há melhor maneira de experimentar um novo ambiente do que viajando.

Os benefícios para a saúde de viajar são numerosos, embora difíceis de quantificar. Sabemos que, nos cérebros de camundongos expostos a novos ambientes, há um aumento de quatro vezes na criação de novas conexões entre células cerebrais, em comparação com os cérebros de camundongos que permanecem estagnados no mesmo antigo ambiente[19]. Também sabemos que sentimentos de encanto e maravilha — comuns ao se explorar um novo lugar — têm sido associados a níveis mais baixos de inflamação[20]. E caminhar ou alugar uma bicicleta é uma das melhores maneiras de se explorar uma nova cidade, tornando a viagem uma oportunidade incrível para ser mais ativo.

Viajar também permite que você mude sua dieta e experimente novos sabores e temperos, o que o expõe a um conjunto de nutrientes não familiares. A menos que você tenha restrições alimentares (por causa de alergias, por exemplo), permita-se "afrouxar o cinto" durante a viagem e provar os sabores e a culinária local. É provável que suas indulgências sejam correspondidas por níveis maiores de atividade — a menos, é claro, que você esteja em um cruzeiro.

Tire férias, mas não deixe que isso seja uma desculpa para não se exercitar. Como há probabilidade de que você caminhe mais do que o normal (envolvendo-se mais em NEATs, descritas no capítulo 4), concentre seus treinos no treinamento de resistência. Sem academia? Sem problemas. Afundos, flexões de braço, flexões para o tríceps na beira da cadeira e prancha são exemplos de exercícios que você pode fazer no seu quarto de hotel. Isso aumentará as chances de qualquer excesso de energia que você consumir ser direcionado para a construção de músculos em vez de gordura.

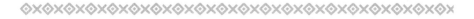

VENCENDO O *JET LAG* DA FORMA GENIAL

Por mais que viajar seja ótimo para a mente, uma viagem pode cobrar pedágio do corpo. Ficar sentado por muitas horas em trânsito é incongruente com nossa ânsia biológica por movimento. Atravessar fusos horários desregula os ritmos circadianos de nossos corpos. E comer na estrada traz seu próprio pacote de problemas para a saúde: alimentos de conveniência embalados cheios de carboidratos de fácil digestão, óleos processados e aditivos industriais que podem nos fazer sentir mal por toda a viagem.

Quando sabemos que nossos horários serão subitamente bagunçados por uma viagem, podemos usar o jejum intermitente (ou seja, estrategicamente evitar alimentos) para suavizar o golpe em nosso ritmo circadiano. Durante voos noturnos, eu me atenho à água e evito comida e cafeína, até comer uma grande refeição para quebrar o jejum (juntamente com uma xícara de café) na manhã em que chego. Um protocolo semelhante a este, desenvolvido por um especialista em cronobiologia do Argonne National Laboratory, em Illinois, demonstrou reduzir significativamente a ocorrência de *jet lag* em um estudo de 2002[21].

Como o ciclo natural de produção de melatonina do seu cérebro será interrompido, dormir em seu novo fuso horário pode ser um desafio. Garantir que você receba luz brilhante durante a manhã em seu novo destino pode ajudar a acelerar a aquiescência de seu relógio interno ao novo fuso horário. Exercício físico também é um poderoso marcador de tempo, e realizado pela manhã também pode ajudar a reorientar o relógio do seu corpo. Por fim, não tenha medo de tomar de 3 a 5 mg de melatonina trinta minutos antes de dormir no novo fuso horário, o que pode melhorar significativamente os sintomas do *jet lag*[22].

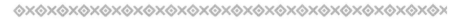

Busque Experiências Místicas

Embora a mente humana seja expansiva e capaz de feitos extraordinários, ela também é muito boa em manter a ordem. O filósofo Aldous Huxley chamou o impulso para a ordem de *válvula redutora*, que está ali para controlar a percepção consciente, como os antolhos de um jumento puxando uma charrete. Nossa mente permite que sejamos organizados, executemos tarefas e encaixemo-nos perfeitamente na estrutura da sociedade. Mas, para alguns, esses grilhões cognitivos têm um custo; a rigidez mental excessiva pode levar a pensamentos repetitivos, obsessão, paranoia, ansiedade e depressão.

A válvula de Huxley pode realmente ser um sistema no cérebro chamado rede de modo padrão, ou DMN. Como sede da autoconsciência, a DMN está sempre ativa, especialmente quando estamos ociosos. Maior atividade dentro da DMN pode representar uma mente mais propensa a pensamentos negativos e ruminação, e mais resistente a mudanças. Tratar a psique em circunstâncias cotidianas pode ser como tentar acertar um alvo em movimento, mas colocar a DMN temporariamente "*off-line*" pode abrir acesso às raízes de muitos de nossos problemas de saúde mental.

Drogas psicodélicas, incluindo LSD e psilocibina, o componente psicoativo dos cogumelos "mágicos", são usadas há milênios para ajudar os usuários a transcender a autoconsciência. Recentemente, pesquisadores do Imperial College, em Londres, confirmaram que esses compostos também anestesiam a DMN, o que pode oferecer uma oportunidade para tratar doenças como a depressão. Depois de receber a droga psilocibina, a autoconsciência dos sujeitos que a usaram se dissipou em um sentimento de unidade com o mundo ao seu redor — uma sensação chamada *dissolução do ego* — e exames cerebrais revelaram uma diminuição simultânea na atividade na DMN[23].

Pesquisadores na Escola de Medicina da Universidade Johns Hopkins queriam conferir se as mesmas drogas, reduzindo a atividade dentro da DMN, poderiam ajudar a aliviar a depressão em pacientes com câncer potencialmente fatal. Muitos pacientes com câncer sofrem de depressão; quase metade desenvolve depressão profunda ou outros transtornos de humor. Depois que os indivíduos receberam o alucinógeno, eles foram instruídos a deitar em um sofá enquanto ouviam música suave em fones de ouvido. Cada um foi cuidadosamente monitorado e orientado a fechar os olhos e "confiar, libertar-se e abrir-se". Os resultados do experimento foram surpreendentes.

Subsequentemente, 80% dos pacientes experimentaram uma redução significativa na ansiedade e na depressão. O que foi ainda mais animador foi que os resultados não foram fugazes; a mesma proporção de pacientes experimentou alívio contínuo da depressão 6 meses *após* o tratamento. Ao descrever sua experiência, muitos participantes a chamaram de "espiritual". Na verdade, os pacientes com *maior* sucesso relataram ter tido experiências que estavam entre as mais significativas de sua vida — à altura de quando tiveram filhos. Antes do estudo, alguns dos pacientes haviam se tornado "focados ao ponto de ficarem míopes" em seus diagnósticos de câncer, mas depois, muitos relataram que seu medo de morrer havia sido apagado[24].

Mais pesquisas são necessárias para elucidar quais pacientes se beneficiarão mais com esse tratamento, e também desenvolver protocolos que minimizem os riscos. Ainda assim, o desligamento da DMN e a experiência mística subsequente aparentemente fizeram o grosso do trabalho para ajudar os pacientes a vencer sua depressão. Portanto, embora as drogas possam ter sido um poderoso catalisador (e, de fato, necessário para alguns), talvez uma experiência regular de dissolução do ego como a meditação possa nos ajudar a alcançar alguns dos benefícios da terapia psicodélica, sem o uso dos psicodélicos.

Aqui estão algumas maneiras de aquietar sua rede de modo padrão com segurança:

> ➤ **Medite.** A meditação pode acalmar a rede de modo padrão hiperativa, e estudos mostram que meditadores regulares

reduzem a atividade na DMN. Comentarei mais sobre meditação em breve, e ensinarei uma prática simples para você começar.

> **Experimente práticas de respiração.** O trabalho respiratório — manipular conscientemente a respiração sob condições controladas — faz parte de certas tradições iogues há milênios e pode provocar um estado alterado de consciência. Numerosos estudos sugeriram benefícios para depressão, ansiedade e trauma[25].

> **Desligue seus sentidos.** Os tanques de privação sensorial se tornaram um passatempo popular por sua capacidade de alterar a consciência. A privação de estímulos sensoriais externos muitas vezes evoca alucinações visuais ou auditivas.

Cuide de Sua Entrada Sensorial

Morando na cidade de Nova York, eu me tornei intensamente consciente de como o ruído ambiente pode ser estressante. Muitas vezes me chocava o volume do barulho que se deve suportar apenas andando na calçada ou pegando o metrô. Eu me perguntava sobre o dano que isso estava causando à minha audição ao simplesmente estar ali, mas também me dei conta de que o barulho provavelmente afeta mais do que apenas os ouvidos. Após uma investigação mais profunda, descobri que há sérias consequências para a saúde daquilo que se tornou um problema cada vez mais comum: a poluição sonora.

Durante grande parte do nosso passado antigo, sons altos geralmente avisavam do perigo. O rugido de um leão, o silvo de uma cobra, a cacofonia de uma cachoeira ou o grito de uma pessoa querida (ou inimigo que se aproximava) exigiam nossa atenção imediata. Sons altos repentinos são muito mais chocantes do que objetos que surgem em nossa visão, e é somente quando ambos são combinados que pulamos de nossos assentos durante filmes de terror e suspense. Mas fora da tela, a vida cotidiana se tornou excessivamente barulhenta, e a vida moderna pode eliciar a mesma resposta ao estresse que um predador faria, muitas vezes sem o nosso consentimento.

Ao contrário de nossos outros sentidos, não podemos desligar conscientemente nossa audição, e isso é lamentável, já que experimentos em humanos mostraram que o barulho alto pode causar a liberação de vários hormônios relacionados ao estresse, incluindo o cortisol. Pode ser por isso que a exposição crônica ao ruído perto de casa coincide com taxas mais altas de doenças cardíacas e diabetes tipo 2. Um estudo dinamarquês descobriu que, para cada aumento de dez decibéis no ruído do tráfego nas proximidades de uma residência, o risco de residentes desenvolverem diabetes tipo 2 aumenta em 14%[26]. Embora as áreas residenciais com muito ruído de tráfego também possam estar altamente poluídas ou ser áreas de baixa renda, este estudo controlou essas variáveis e descobriu que a relação ainda se manteve.

Talvez o custo mais perceptível da poluição sonora seja em nossa saúde mental. Ruídos intrusivos são irritantes, e pesquisas sugerem que aborrecimentos por ruídos podem ter um sério peso mental. Em um estudo publicado na revista *PLOS ONE*, a exposição frequente ao ruído de aeronaves foi associada a uma prevalência duas vezes maior de depressão e ansiedade na população geral[27]. A Organização Mundial da Saúde (OMS) estima que somente os europeus ocidentais perdem até 1,6 milhão de anos de vida saudável anualmente devido à poluição sonora.

Os hormônios do estresse também afetam o aprendizado e a criatividade (mais sobre isso na próxima seção), e nossos filhos podem ser particularmente vulneráveis aos efeitos da exposição a ruídos altos. A OMS relata que as crianças que vivem em áreas com alto ruído de aeronaves não apenas têm níveis mais altos de estresse, mas também apresentaram atraso na aquisição da leitura e falta de atenção. Ainda que mais e mais crianças recebam medicamentos estimulantes para os percebidos déficits de aprendizado, talvez seja necessário dar uma olhada no ambiente em que vivem antes de se passar a tratamentos mais intensivos.

Como podemos reduzir nossa exposição ao ruído ambiente excessivo? Mudar para um bairro mais tranquilo (ou para um andar mais alto) pode ser uma das ações mais eficazes, mas também menos práticas. Aqui estão algumas outras dicas que você pode usar para eliminar efetivamente a exposição excessiva ao ruído que leva ao estresse:

200 ▶ VIDA GENIAL

> **Invista em fones de ouvido com cancelamento de ruído.** Eles são como salva-vidas em ambientes barulhentos, como em voos. Apenas evite usá-los enquanto estiver dirigindo ou em um ambiente urbano onde eles possam prejudicar a percepção do ambiente ao seu redor.

> **Use tampões de ouvido.** Eles podem ser eficazes para bloquear o som durante o sono, ao usar aparelhos barulhentos ou durante a meditação.

> **Durma com um travesseiro sobre a cabeça.** Isso faz maravilhas (pelo menos para mim) se você dorme de lado ou de barriga para baixo.

> **Use uma máquina de ruído branco ou um ventilador.** Seres humanos são capazes de se acostumar com ruídos persistentes. Se o tom for contínuo e mantido em volume suficientemente baixo, o ruído branco pode ser usado para mascarar sons ambientais irritantes. Condicionadores de ar e ventiladores funcionam bem para essa finalidade.

> **Evite restaurantes e bares barulhentos.** Suspeito que uma razão pela qual nos sentimos tentados a beber em bares e restaurantes — além da pressão social — é simplesmente porque eles são estressantes devido ao barulho. Busque estabelecimentos mais tranquilos.

Será que o ruído pode ter desempenhado um papel na deterioração da saúde da minha mãe? Nunca saberei, é claro, mas uma coisa é certa: ela passou a maior parte de sua vida no centro de Nova York, onde a poluição sonora é profunda.

⊕ Medite, Não Medique

Antes de começar uma das minhas práticas de meditação, pensei no que provavelmente está passando por sua mente agora: "Não consigo limpar minha cabeça por alguns segundos, imagina então por alguns minutos, todo dia!" Mas a meditação não é limpar os pensamentos da sua mente; é fazer amizade com ela. Semelhantemente a nadar ou andar de bicicleta, conseguir meditar é uma habilidade valiosa, quer ela se torne uma parte regular do seu dia ou não.

Humanos praticam meditação há muito tempo, *muito* antes de quaisquer livros *best-sellers* sobre o assunto serem escritos. Embora suas origens exatas sejam difíceis de serem definidas, acredita-se que sociedades primitivas de caçadores-coletores a descobriram enquanto olhavam para as chamas das fogueiras. Ao longo de milhares de anos, a meditação evoluiu para uma prática estruturada, e certas escrituras indianas, como os *tantras*, mencionam técnicas formalizadas há cerca de 5 mil anos.

A meditação tem uma série de benefícios. Alguns são alcançados com uma prática regular, mas outros são conquistados após apenas uma única sessão. A meditação pode reduzir o estresse, a ansiedade e os sintomas de depressão. Ela é capaz de reduzir a inflamação (talvez por meio de seu efeito positivo sobre os hormônios do estresse)[28], faz seu cérebro funcionar melhor e pode até diminuir a taxa de envelhecimento, dando base aos seus telômeros, estruturas que protegem seu DNA de danos[29]. Mas talvez o benefício mais prático da meditação seja seu efeito na regulação emocional[30].

Você já teve a experiência da resposta perfeita para uma discussão com seu chefe ou com a pessoa com quem você vive vir à mente apenas *depois* que a briga terminou? "Que pena que meu discernimento não veio quando eu precisava!", você pensa consigo. Isso acontece com todos nós, e a razão se resume ao efeito que o estresse tem no pensamento criativo. Há muito tempo, estresse real significava perigo físico — *não* conflito interpessoal — e uma língua afiada não o ajudaria a correr de um urso bravo. Nossos corpos respondem da mesma forma hoje, mas o estresse moderno raramente é uma provação de vida ou morte.

Considere outro cenário comum: um amigo ou membro da família já o irritou a ponto de provocar uma reação ríspida sua, e você depois desejou poder voltar atrás? Todos nós já fizemos isso no calor do momento — dissemos algo que sabemos que não deveríamos ter dito, e provavelmente nem queríamos dizer em primeiro lugar. Mas, como estávamos no modo "brigar ou fugir", nós mostramos nossos dentes, presas e tudo o mais, e depois acabamos sentindo que a coisa toda foi lamentável.

O que as situações acima têm em comum é que a meditação pode ajudar a prevenir ambas, ampliando a distância entre os estímulos estressantes e a resposta que provocam. Essa lacuna é chamada de consciência. Ao ajudar a aumentar a consciência, a meditação *diminui* a reatividade, dando a você o espaço para ser o seu melhor, para ser mais criativo e compassivo durante esses momentos inevitáveis de estresse psicológico.

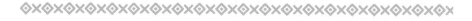

PERGUNTAS FREQUENTES

P: Os aplicativos de meditação funcionam?

R: Os aplicativos de meditação podem ser úteis, mas não sou um grande fã pois você fica preso ao seu dispositivo móvel, e acredito que já terceirizamos coisas demais para nossos aparelhos. Aprender a meditar (sem usar um dispositivo como muleta) lhe confere poder de dentro para fora; é como aprender a pescar em vez de ganhar um peixe — e todos nós sabemos como é isso. Felizmente, agora existem muitos professores de meditação, então encontre um em sua vizinhança que possa orientá-lo. Melhor ainda, inscreva-se em um curso presencial ou online — acesse http://maxl.ug/TGLresources [conteúdo em inglês] para checar minhas sugestões sobre o assunto.

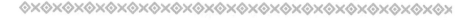

Para começar com uma meditação simples, desligue qualquer aparelho de música e silencie o telefone. Evitar ruídos durante a meditação não é a coisa mais importante, mas você deve evitar distrações desnecessárias da melhor maneira possível. Encontre um lugar para se sentar confortavelmente. Você pode manter suas costas apoiadas. Respire fundo e acomode-se. Mantenha seus braços descruzados. Com os olhos fechados, concentre-se na respiração; inspire e expire suavemente.

Conforme você foca na sua respiração, seus pensamentos vão querer vagar — para sua lista de compras, para o destino de seus filhos, para os e-mails não lidos e mensagens de texto esperando em sua caixa de entrada. Isso é *totalmente normal*. Tudo o que você deve fazer quando isso acontecer — *sem se repreender* — é direcionar sua atenção de volta para sua respiração. Os pensamentos são normais. Minha amiga Emily Fletcher, uma professora de meditação de renome mundial, sempre diz que tentar fazer com que sua mente pare de pensar é o mesmo que tentar fazer seu coração parar de bater.

Como os pensamentos surgirão naturalmente, o objetivo da meditação não é limpá-los de sua mente. É, na verdade, *permitir* que seus pensamentos surjam, talvez até reconhecê-los, e então gentilmente direcionar sua consciência de volta à respiração (algumas práticas usam um mantra em vez de a respiração, mas a ideia é a mesma). Imagine-se dizendo: "Olá, pensamentos; adoro vocês, mas vamos nos encontrar mais tarde!" Esta ação relaxará e fortalecerá a sua mente, permitindo-lhe maior espaço entre a consciência e a reatividade, o que é muito útil na vida diária. Tente meditar por dez a quinze minutos por dia e faça um compromisso de oito semanas com sua prática. Um estudo da Universidade de Nova York descobriu que exatamente esse protocolo diminuiu o humor negativo e a ansiedade, e melhorou a atenção, a memória de trabalho, o reconhecimento e a regulação emocional em meditadores inexperientes, em comparação com o grupo de controle[31]. Em termos de horário no dia, a maioria das pessoas acha que meditar como a primeira coisa a se fazer de manhã (antes de consumir qualquer comida ou café) é o melhor.

Lembre-se: não existem bons meditadores ou maus meditadores — é uma prática, e quanto mais você praticar, mais benefícios colherá.

Evite Mobília Bamba

Alguém disse uma vez: "É mais fácil agir para adquirir uma nova maneira de pensar do que pensar para conseguir alcançar uma nova maneira de agir", aludindo à capacidade de nossas ações moldarem nossos pensamentos. Essa ideia recebeu respaldo científico, com estudos mostrando claramente que o simples ato de sorrir pode invocar sentimentos de felicidade *e* reduzir os efeitos fisiológicos do estresse. Mesmo quando nossas mentes estão trabalhando contra nós, parece que ainda podemos levá-las intencionalmente a um estado mais manejável.

Nossos espaços também moldam nossos pensamentos. No capítulo 3, você descobriu os benefícios da exposição à natureza para nossa saúde mental e física.

Em nenhum lugar as consequências da nossa falta de exposição à natureza são mais visíveis do que em nossas cidades. De acordo com a National Recreation and Park Association, a depressão diagnosticada por médicos foi 33% maior nas áreas residenciais com menos espaços verdes, em comparação com os bairros com maior presença da natureza. As taxas de ansiedade diagnosticadas foram 44% maiores.

Seja qual for sua cidade ou país, seus arredores imediatos — incluindo seus móveis — também têm domínio sobre seus pensamentos. Os praticantes da antiga arte chinesa do *feng shui* (termo que significa "vento" e "água") sabem há milênios que a disposição e a colocação de objetos em um espaço podem afetar a saúde e o bem-estar de uma pessoa. O posicionamento adequado, otimizando o fluxo do espaço como se fosse água, pode promover sentimentos de harmonia interior, enquanto o posicionamento inadequado pode causar a ruptura desse senso de equilíbrio. E assim como aconteceu com a meditação, a ciência está lentamente alcançando a sabedoria das eras.

Em um estudo inovador realizado na Universidade de Waterloo, no Canadá, pesquisadores procuraram descobrir como os móveis podem alterar a vida emocional de uma pessoa. Eles colocaram os participantes em duas mesas: uma onde os móveis estavam bambos e outra com cadeiras e mesas estáveis, e depois mostraram a eles fotos de casais de celebridades. Aqueles que se sentaram à mesa instável projetaram que os casais estavam mais propensos a se separar do que aqueles sentados em móveis estáveis[32]. A mobília até alterou os sistemas de valor dos participantes: quando lhes foi solicitado que descrevessem o que admiravam em um relacionamento, aqueles que se sentaram em móveis instáveis priorizaram características que promovem a estabilidade, como confiança, enquanto aqueles sentados em móveis firmes favoreceram características promotoras de instabilidade, como espontaneidade.

Com 93% do nosso tempo agora gasto em ambientes fechados, escolher bem nossos arredores imediatos pode ser mais importante do que nunca.

⊕ Princípios Finais

Para uma Vida Genial, tão importante quanto a boa saúde é a forma como você vive sua vida. Este é um fato que minha mãe incutiu em mim, e na seção seguinte espero incutir em você os princípios que ela deixou.

Seja Gentil com os Animais

Minha mãe sempre foi uma defensora dos animais. Ela tomou a decisão de não comer carne, exceto em raras ocasiões, e mesmo assim era apenas frango ou peixe magros. Testemunhar seu sacrifício me fez entender que nossa primeira responsabilidade moral deveria ser conosco e com nossos entes queridos, e isso deveria incluir nos alimentarmos com a nutrição oferecida pelos animais.

Você pode comer carne e ainda defender os direitos dos animais de serem tratados com dignidade e respeito? Com certeza, e você deveria fazer isso. Sempre que puder, use suas compras para apoiar um sistema de criação que trate os animais e o meio ambiente com mais gentileza; procure etiquetas que indiquem que o animal foi "criado no pasto", "100% alimentado em pastagens" ou "criado de forma humana" nas embalagens (observe que "orgânico" pode significar apenas grãos orgânicos fornecidos a animais confinados e, portanto, não é algo suficiente para indicar que esses seres tiveram um tratamento humano). Evite alimentos que promovam sofrimento desnecessário aos animais, como *foie gras*, ou vitela de animais alimentados com leite ou fórmulas prontas.

Quando se trata de cosméticos e produtos de limpeza doméstica, sempre apoie marcas que evitam a crueldade e não fazem testes em animais — geralmente isso está indicado no rótulo do produto. Você não precisa de uma loção facial que teve que ser esguichada nos olhos de coelhos para ser considerada "segura"; atenha-se às opções mais gentis por aí, pois há muitas (você já aprendeu sobre outras checagens de segurança no capítulo 5).

Por fim, dê um lar a um animal de estimação; existem inúmeros cães e gatos sem abrigo que precisam de um lugar para morar. Nunca compre um animal; existem bichinhos perfeitamente saudáveis e merecedores de carinho em abrigos locais, e a compra de filhotes geralmente ajuda a financiar mais criadouros de filhotes. São empreitadas desumanas por muitas razões. Além disso, é mais provável que você adote um vira-latas; eles são mais interessantes e tendem a ter menos problemas de saúde associados a raças puras.

Seja Gentil com as Pessoas

Gentileza gera gentileza. A vida é um turbilhão, e deixa muitos traumatizados. Mesmo os "mais sortudos" entre nós veem seus entes queridos envelhecer, adoecer e falecer. Seja empático com o sofrimento alheio e tente aliviar o fardo do próximo sempre que puder. Se alguém não é gentil com você, perceba que provavelmente esse comportamento vem de um lugar de profundo sofrimento, talvez mais profundo do que você possa imaginar. Responda com gentileza.

Faça Amizade com Solitários

Hoje em dia, a solidão é um problema generalizado. Uma pesquisa de 2018 da seguradora de saúde Cigna descobriu que quase metade de todas as pessoas nos Estados Unidos se sente solitária, e hoje pessoas mais jovens sofrem o peso dessa dor[33]. E esse fator não leva apenas à tristeza. Uma pesquisa recente apresentada em uma conferência da American Psychological Foundation descobriu que pessoas com laços sociais fracos tinham um risco 50% maior de morrer cedo[34]. Minha mãe sempre me incentivou a fazer amizade com pessoas solitárias. Procure pessoas introspectivas e desajeitadas, ou excluídas, e diga um "oi". Você fará uma nova amizade e talvez salvará uma vida no processo.

Posicione-se Contra os Valentões

A força é uma virtude, mas nem todos estão em condições de ser fortes — e nem mesmo os fortes são *sempre* fortes. Se você vir alguém abusando de seu poder, intimidando ou tirando vantagem de outra pessoa, defenda essa pessoa. Se você é uma mãe ou pai, crie seus filhos para fazer o mesmo. O *bullying* na infância está aumentando: mais de um em cada cinco alunos relatam sofrer *bullying*, de acordo com o Centro Nacional de Estatísticas da Educação.

Dê a Quem Tem Menos que Você

Certa vez, eu estava sentado em um vagão do metrô de Nova York quando ouvi a porta entre os vagões se abrir. Sem olhar, pensei insensivelmente, *outro pedinte*. Quando me virei para observar, era um homem com queimaduras tão graves que não tinha nariz nem orelhas. Suas mãos, que seguravam as alças do vagão em movimento, não tinham dedos. Ele tinha uma lata pendurada no pescoço e estava pedindo dinheiro.

Fiquei imediatamente impressionado com a terrível condição do homem. Eu só tinha notas de 20 dólares na carteira e nunca havia dado um valor tão alto a um pedinte. Eu fiquei paralisado e foi fácil para mim não dar nada, e foi o que fiz. Ele passou e saiu para o vagão seguinte. Eu falhei em agir de forma caridosa, e me arrependo desde então.

Seja caridoso. Quer isso signifique doar dinheiro, tempo ou algum objeto, alguém menos afortunado sempre pode usar o que você tem. Todo outono ou primavera, vasculhe seus armários em busca de roupas que não lhe servem mais e doe-as para uma organização sem fins lucrativos local. Faça o mesmo na sua cozinha.

Nunca Minta

Em seu livro clássico, *Os Quatro Compromissos*, don Miguel Ruiz exorta os leitores a serem impecáveis com sua palavra. Desonestidade de qualquer tipo, de acordo com sua filosofia, cria sofrimento e limitação na vida de uma pessoa. Não acredito que minha mãe tenha lido o trabalho de Ruiz, mas mesmo assim ela criou a mim e meus irmãos para sempre dizermos a verdade.

Sempre faça um esforço para dizer a verdade, mesmo que doa. E seja sincero consigo mesmo. O autoengano é uma ferramenta que costumamos usar para encobrir nossos problemas, mas a longo prazo, ele vai te machucar. Como o autor de livros infantis Dr. Seuss escreveu: "Seja quem você é e diga o que você sente, porque aqueles que se importam são os que não te importam e aqueles que te importam não vão se importar". Seja sempre verdadeiro.

Se Você Pode Ensinar, Ensine

Todos nós adquirimos habilidades diferentes que podem ser valiosas para os outros. Com demasiada frequência, sequestramos essas habilidades, empregando uma mentalidade de escassez, como se compartilhar nossos dons de alguma forma diminuísse sua potência ou seu valor. Aproveite as oportunidades de ensinar o que você sabe aos outros. Isso traz o benefício adicional de aprofundar sua própria fluência no assunto. Como se costuma dizer, a melhor maneira de aprender é ensinar!

Nunca Tire Vantagem de Ninguém (e Nunca Deixe Ninguém Tirar Vantagem de Você)

Minha família sempre usou termos em iídiche — assim é crescer como um judeu em Nova York. E embora eu tenha esquecido de muitos deles, sempre me lembro de "Não seja um *schnorrer*". Essencialmente, significa "Não seja uma esponja". Generosidade é algo maravilhoso, e quando você a receber, não tire vantagem disso. Da mesma forma, seja generoso, mas não deixe ninguém tirar vantagem de você. Defina limites claros. Respeite-se o suficiente para saber quando dizer não.

Admita Quando Estiver Errado

Está tudo bem em estar errado; ninguém está certo 100% do tempo. Mas poucas características são piores do que a teimosia quando alguém está errado. Se você cometeu um erro, seja profissionalmente ou pessoalmente, aceite-o.

Seja Corajoso

A bravura era uma virtude em minha casa. Ela pode assumir muitas formas: fazer um exame médico ou procedimento que você está evitando, fazer aquela apresentação importante ou compartilhar uma verdade desconfortável com alguém que precisa ouvi-la. Minha mãe sempre aplaudiu a bravura em todas as suas muitas formas. Seja corajoso e elogie a coragem quando a vir nos outros.

Expresse Gratidão

Minha mãe nunca sentiu pena de si mesma ao longo dos 8 anos em que lutou contra sua estranha manifestação de demência. E se ela o fez, ela nunca expressou isso para mim. Na verdade, ela me disse uma vez: "Estou feliz por ter chegado tão, tão longe." Ser grato pelo que você tem não significa que não possa aspirar a algo maior. Porém, não importa onde você esteja em relação a onde quer estar, agradeça pelo que você já tem. Muitos têm menos que isso.

Seja Humilde

Eu sei que você é incrível. Mas mantenha os pés no chão. Não vivemos no vácuo, e nós dependemos um do outro para diversas necessidades, em diferentes momentos de nossa vida. Além disso, cada um tem habilidades e talentos diferentes. Você pode cantar a melhor versão de *Purple Rain* no bar de karaokê, mas o cantor desafinado ao seu lado pode saber fazer uma declaração de imposto de renda como ninguém. Quem pode dizer que um é melhor ou mais virtuoso do que outro?

Mude Seus Pensamentos

Obter os resultados desejados — seja um corpo mais forte, uma mente mais afiada ou uma relação mais saudável com a comida — geralmente requer uma mudança de comportamento, mas a maioria das pessoas entra em ação sem mudar crenças centrais que inicialmente as levaram aos comportamentos indesejados. É uma loucura ilustrada pelas resoluções de Ano Novo — a maioria das pessoas promete mudar seu comportamento (frequentar academia ou iniciar uma nova dieta), mas tende a fazer isso apenas no curto prazo. Para que mudanças comportamentais importantes sejam sustentadas, o que deve preceder a ação é uma mudança em suas crenças centrais. É o conceito de "objetivo nobre" abordado anteriormente, mas aplicado ao seu estilo de vida. Em vez de tentar comer de forma mais saudável (a ação), concentre-se na crença central de que você *merece* se sentir extraordinário, e que isso é fácil e alcançável. Mude suas crenças, cheque sua linguagem, esteja atento ao momento presente e os resultados virão.

210 ▶ VIDA GENIAL

Assim como não existe uma dieta que, sozinha, atenda a todos, não existe uma receita única para o estilo de vida ideal. Cada um de nós traz para seu dia a dia obrigações sociais, profissionais e pessoais. Mas com os princípios orientadores já vistos, muitos de nossos desafios de saúde mental mais urgentes devem ser alcançados.

No capítulo seguinte, juntarei todas as peças da *Vida Genial* em um plano abrangente, e fornecerei um guia de compras para você adquirir os alimentos que vão sustentar sua melhor vida até o momento.

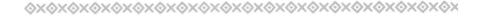

NOTAS DE CAMPO

➤ O sono é um poderoso regulador de muitos aspectos da sua saúde. Pode influenciar seu humor, seu peso e até mesmo sua vida social. Não economize no sono!

➤ Tire férias regulares da tecnologia, que estudos mostram poder perpetuar a depressão, principalmente quando nos tornamos viciados nela.

➤ Procure encontrar sua vocação mais elevada, ou objetivo nobre, para ter felicidade em sua vida profissional. Isso permite que você supere seu ego e, em vez disso, busque seu Norte pessoal.

➤ Viaje frequentemente. Isso melhora sua saúde e pode energizar sua vida romântica e intelectual.

➤ Busque experiências que coloquem seu ego em segundo plano, o que pode ter um efeito recompensador em sua saúde mental.

➤ Tenha cuidado com a exposição excessiva ao ruído. Você não pode desligar seu sentido de audição, o que o torna suscetível ao estresse induzido pelo ruído.

➤ Medite regularmente, ou pelo menos saiba como meditar para que você possa fazê-lo dentro da dose de sua escolha.

➤ Esteja atento à capacidade de seu ambiente de moldar seus pensamentos. O que pode parecer ansiedade ou depressão pode ser apenas um reflexo mental de um ambiente estressante.

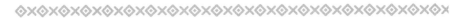

7

JUNTANDO TUDO

Nós mergulhamos na ciência da alimentação saudável, da biologia circadiana, da exposição à natureza, dos exercícios, dos produtos químicos tóxicos diários e do sono — passamos por um guia abrangente para se viver a Vida Genial. Quando começar a integrar essas descobertas, algumas coisas que você imediatamente notará serão um aumento da energia, menos confusão mental e um humor melhor, com menos ansiedade.

Mas integrar todos esses conceitos em um período de 24 horas pode ser intimidante para os não iniciados na prática. Nas páginas a seguir, mostrarei a você como aplicar cada princípio aprendido em sua vida diária. Você terá uma nova lista de compras para abastecer sua cozinha com alimentos integrais deliciosos e nutritivos, e apresentarei um método para determinar sua "Pontuação de Carboidratos Pessoal" e poder avaliar sua tolerância a alimentos mais ricos em amido. Em seguida, delinearei um exemplo de "24 Horas Geniais".

O primeiro passo no caminho para viver uma Vida Genial é reorganizar seu ambiente e fazer dele uma base para o sucesso. Eu chamo isso de "Lançar a Fundação".

⮕ Semana 1: Lançando a Fundação

Na semana 1, você deve cuidar de seu ambiente imediato para dar base a um nível saudável de estresse e à regulação hormonal; isso o ajudará a se sentir melhor, ao mesmo tempo em que vai promover a força

214 ▶ VIDA GENIAL

mental necessária para você fazer mudanças na dieta na semana 2. Os cuidados aqui incluem a limpeza de substâncias químicas desreguladoras do sistema endócrino, o que vai otimizar seu sono e eliminar o estresse.

Eliminando Substâncias Químicas que Desregulam o Sistema Endócrino

No capítulo 5, você descobriu a natureza perniciosa de muitos produtos com os quais interagimos todos os dias. Isso inclui substâncias plastificantes como ftalatos e bisfenol A, retardantes de chama e parabenos. Lembre-se que essas substâncias químicas podem interferir nos hormônios, que norteiam *tudo*. Somos particularmente vulneráveis à desregulação hormonal quando jovens e ainda estamos nos desenvolvendo, mas a desregulação hormonal mais tarde na vida também pode trazer consequências potenciais. Pense em níveis elevados de fome, na tendência ao armazenamento de gordura, em doenças metabólicas e câncer, em baixa libido e fertilidade reduzida, apenas para citar alguns dos problemas.

Embora seja impossível eliminar todas as fontes potenciais de exposição, o esquema a seguir deve ajudá-lo a minimizar a exposição diária. Comece descartando todos os itens a seguir (e vou indicar equivalentes para os substituir mais adiante):

> ➤ **Recipientes plásticos para alimentos/bebidas.** *Tupperware* de plástico, garrafas plásticas, aparelhos para ferver água de plástico, cafeteiras com carros de filtro de plástico, películas plásticas para embrulhar alimentos, qualquer plástico que entre em contato direto com alimentos ou bebidas aquecidos.

> ➤ **Retardantes de chamas.** Móveis à prova de fogo, roupas com retardantes de chamas (roupas infantis geralmente vêm com um aviso de que não são resistentes a chamas).

> ➤ **Utensílios de cozinha.** Panelas com revestimento antiaderente, especialmente se estiverem velhas e gastas.

> ➤ **Produtos de higiene.** Fita dental, cosméticos com produtos químicos com o sufixo "-parabeno" no nome, protetores solares químicos.

> **Produtos perfumados sinteticamente.** Qualquer coisa com "fragrância" que não seja explicitamente derivada de plantas. Aqui estão incluídos cosméticos, sabões de roupa, soluções de limpeza e amaciantes.

> **Recibos.** Evite manusear recibos de loja. Eles geralmente são cobertos com bisfenol A. Se necessário, lave bem as mãos após o manuseio.

Além de se livrar dos itens mencionados, torne uma rotina habitual aspirar e limpar o pó com pano úmido regularmente (em vez de tirar o pó com espanador, que simplesmente redistribui a poeira carregada de substâncias químicas perigosas).

Faça um Estoque de Produtos Seguros Para o Sistema Endócrino

Ao substituir os itens mencionados anteriormente pelos apresentados a seguir, você pode ir em frente de forma segura no que diz respeito a manter seu sistema de hormônios afinado. E depois de fazer o investimento inicial, o retorno sobre sua saúde será inestimável.

> **Recipientes de vidro para alimentos e bebidas.** Você pode comprar um conjunto barato de Pirex (vidro temperado), que vai durar anos. Se estiver preocupado com a possibilidade deles se quebrarem, opte pelo armazenamento em objetos de aço inoxidável. Não se preocupe com as tampas de plástico se elas não estiverem em contato com alimentos ou bebidas quentes.

> **Móveis e roupas sem retardantes de chama.** Se você tiver um detetor de fumaça em sua casa, estará igualmente protegido contra incêndios.

> **Use um purificador de água de osmose reversa.** Se você está preocupado com a qualidade da água, usar um purificador de osmose reversa pode reduzir bastante a exposição a contaminantes.

> **Use produtos naturalmente perfumados.** Você pode continuar a desfrutar de fragrâncias agradáveis; apenas certifique-se de que elas vêm de óleos essenciais (termo que vem da palavra *essência*) de plantas.

- **Use uma garrafa de água de vidro ou de aço inoxidável reutilizável ao transitar no dia a dia.** Muitos locais públicos, incluindo aeroportos, disponibilizam bebedouros de água filtrada para recarga de garrafas.
- **Tenha plantas em casa.** Apenas certifique-se de que são seguras para seus animais de estimação. Reveja o capítulo 5 para algumas sugestões.

Otimize Seu Sono

Na série *Game of Thrones*, os zumbis Caminhantes Brancos só são totalmente derrotados quando o Rei da Noite é morto. Melhorar seu sono também pode ser considerado como matar o Rei da Noite, porque é a principal ação que ajuda você a otimizar todas as outras áreas da sua vida. Você pode rever o capítulo 2 para conferir o guia completo para fazê-lo, mas os pontos-chaves incluem:

- **Pratique a higiene do sono.** Mantenha seu quarto como um santuário do sono; certifique-se de que esteja com temperatura agradável, escuro e livre de ruídos estridentes.
- **Evite luz azul brilhante à noite.** Óculos bloqueadores de luz azul podem ajudar, ou então, simplesmente desligue seus dispositivos e diminua as luzes em sua casa nas horas antes de dormir.
- **Busque manter horários consistentes de sono.** Ficar acordado de duas a três horas depois do horário normal de dormir nas noites de sexta e sábado equivale a cruzar para outro fuso horário todo fim de semana. E você se pergunta por que as segundas-feiras costumam ser tão difíceis; essencialmente você está começando *toda* semana com *jet lag*!
- **Otimize seu dia para dormir.** Luz brilhante pela manhã, exercício físico e atividade sem exercício facilitam o sono saudável na noite seguinte.

Pratique a Higiene de Estresse

Ser capaz de evitar e dissolver seu estresse é crucial para se viver uma Vida Genial. O estresse crônico — diferente do tipo de estresse temporário que você impõe a si mesmo durante um treino — pode prejudicar seu sistema imunológico e sua memória, além de torná-lo menos criativo. Também pode afetar as medidas da sua cintura. O estresse faz com que muitos comam demais, mas também prejudica a absorção de nutrientes. E comer enquanto se está estressado pode afetar negativamente a digestão, causando sintomas desagradáveis como inchaço e diarreia (por esse motivo, muitas pessoas experimentam esse desarranjo intestinal ao falar em público).

Aqui estão algumas maneiras eficazes de se praticar higiene de estresse:

> **Pratique exercícios.** O exercício físico é um remédio! Reduz os hormônios do estresse e estimula substâncias químicas chamadas endorfinas (também liberadas durante sessões de sauna), que melhoram o seu humor e atuam como analgésicos naturais.

> **Assuma o controle e diga "não".** Seja coerente com seus verdadeiros desejos e necessidades e não tenha medo de dizer "não" às solicitações dos outros sobre seu tempo que impõem cargas à sua saúde e bem-estar. Não se esforce ou assuma mais do que você pode suportar. Priorize o "tempo para si".

> **Limite seu tempo de tela.** A tecnologia pode ser estressante. Defina limites no seu tempo de tela e participe de atividades que exijam que você guarde seus aparelhos. Alguns exemplos são andar de bicicleta ou deixar o telefone no armário durante uma sessão na academia.

> **Reduza o consumo de notícias.** As "notícias" hoje são intencionalmente alarmistas para dominar sua atenção, que pode então ser manipulada por anúncios de venda. Assista menos notícias tanto na TV quanto nas redes sociais.

> **Defina o clima.** Quem disse que você não pode definir seu humor? Arrume sua casa como se fosse receber alguém querido para o jantar, mas faça isso por si. Use aromaterapia com óleos essenciais (*não* fragrâncias sintéticas de farmácia), que podem reduzir a ansiedade[1], e crie uma playlist de músicas calmas, mas empolgantes.

218 ▶ VIDA GENIAL

> **Desenvolva uma prática de meditação.** Reveja o capítulo anterior para um exemplo de meditação simples. A meditação pode ser usada regularmente ou "dosada" conforme sua necessidade.

> **Respire.** Simplesmente fazer algumas respirações longas e lentas pode acalmar seu sistema nervoso, levando você a uma "pausa de descanso". Isso é útil antes das refeições ou a qualquer tempo em que você queira voltar sua atenção para o momento presente.

⊕ Semanas 2 e 3: Foco na Alimentação

Limpe Sua Cozinha

Há boas razões para se minimizar o consumo de grãos e produtos de grãos feitos com trigo, milho e arroz. Esses alimentos, que agora representam mais da metade das calorias que ingerimos todos os dias, são pobres em nutrientes e ricos em calorias; isso significa que eles ajudam a alimentar não apenas a atual crise da obesidade, mas também nossas deficiências nutricionais de forma generalizada. O que isso significa para você? Maior dificuldade em perder peso ou mantê-lo, e defesas mais baixas contra o estresse e o envelhecimento.

Muitos grãos hoje são processados e transformados em *produtos* à base de grãos, que compreendem a mais ampla categoria de alimentos *hiperpalatáveis*, embalados e processados, de fácil acesso. Esses alimentos são uma ladeira escorregadia em que é fácil cair; consumi-los com moderação é muito difícil. Eles geralmente vêm com substâncias químicas desreguladoras do sistema endócrino (liberadas das embalagens), resíduos de glifosato (usado como dessecante na agricultura dos grãos) e metais pesados. E são escolhas ruins do ponto de vista da saúde bucal. Embora você possa optar por saborear um ocasional acompanhamento de grãos integrais, a quantidade ideal de produtos de grãos *refinados* é zero. Aqui está uma lista de produtos de grãos para se evitar:

> **Produtos de grãos processados:** Pães, massas, wraps, cereais, salgados assados, macarrão, molho de soja, batatas

fritas, bolachas, biscoitos, aveia (exceção: aveia cortada em aço, sem glúten), confeitados, muffins, massa de pizza, donuts, barras de granola, bolos, panquecas, sucos, frituras e comidas prontas congeladas e embaladas. Qualquer coisa com farinha de arroz, farinha de trigo, farinha de trigo enriquecida, farinha de trigo integral ou farinha multigrãos na lista de ingredientes.

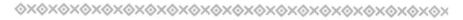

PÃO: UMA DESCIDA ESCORREGADIA

O pão pode ser um dos alimentos processados mais antigos e reverenciados da humanidade, mas ainda assim é um alimento processado. A maioria dos pães comerciais se resumem a calorias esvaziadas de nutrientes, exceto pelas vitaminas sintéticas adicionadas. Eles também são carregados com sal refinado, constituindo a principal fonte de sódio na alimentação na América do Norte, e de glúten, a proteína encontrada no trigo, na cevada e no centeio. Muitas variedades de trigo foram selecionadas para gerar altos níveis de glúten por causa de sua textura macia e agradável, e alguns produtos de trigo (como wraps) recebem ainda mais da substância. E hoje em dia, o glúten é adicionado a uma ampla variedade de alimentos, incluindo o shoyo e molhos diversos.

Infelizmente, nenhum ser humano pode digerir essa proteína totalmente, e, no entanto, o mundo moderno permitiu que ela se tornasse abundante em nossas dietas. Isso representa uma série de desafios digestivos para uma parcela substancial da população. Por exemplo, em pessoas com doença celíaca, uma resposta imune violenta é estimulada, incluindo a permeabilidade da barreira intestinal, que pode permitir que toxinas bacterianas inflamatórias entrem no sangue. E para quem não é celíaco? Uma forma mais branda do mesmo processo ainda pode ocorrer[2].

Isso significa não comer pão, *nunca mais*? Se você não tem doença celíaca ou alergia ao trigo, você pode incluir alguns pães em sua dieta com moderação, embora eu sugira evitá-los completamente se tiver algum tipo de doença autoimune ou inflamatória. Em termos de tipos de pão "melhores", aqueles feitos com grãos germinados geralmente são os melhores, juntamente com os de massa azeda, que é fermentada e contém menos glúten como resultado. Pessoalmente, quando estou com vontade de comer pão, prefiro optar por um ocasional pão feito sem grãos (às vezes rotulado como pão "paleo"); já existem vários no mercado e são feitos com farinhas de amêndoa ou de coco densas em nutrientes. Basta lembrar que pão de qualquer tipo é uma ladeira escorregadia em que é fácil cairmos para o excesso.

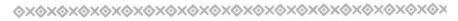

Lanches com adição de açúcar e bebidas açucaradas constituem uma das principais fontes de calorias vazias na dieta ocidental. Mas calorias esvaziadas de nutrientes não são benignas; elas estimulam as deficiências nutricionais, expandem nossas cinturas mais e mais, e estimulam todas as doenças associadas à obesidade. Pesquisas surpreendentes publicadas na revista *Circulation* estimam que quase 200 mil pessoas morrem a cada ano de condições causadas por bebidas açucaradas, incluindo câncer e doenças cardíacas[3]. Cortar essas *junk foods* (junto com os produtos de grãos refinados acima) pode se constituir num dos movimentos mais impactantes que você pode fazer para ter uma cintura mais fina.

> **Alimentos e bebidas açucarados:** Doces, barras energéticas, barras de granola, aveia para preparo instantâneo, sorvete e iogurte congelado, geleias e compotas, molhos, ketchup, molhos comerciais para saladas, sucos de frutas, iogurtes com frutas no fundo, refrigerantes, smoothies de frutas comerciais, bebidas esportivas, frutas secas adoçadas com açúcar ou com suco de frutas.

> **Todos os adoçantes concentrados:** Mel, xarope de bordo, xarope de milho, xarope de agave ou néctar, melado, açúcar mascavo e branco.

Embora a pesquisa sobre aditivos químicos esteja evoluindo, estudos em animais sugerem que certos emulsificantes sintéticos que ajudam a dar aos alimentos processados uma textura cremosa podem degradar o habitat intestinal, levando-o a um estado pró-inflamatório. A inflamação no intestino não fica no intestino; ela afeta todos os outros órgãos, incluindo o cérebro.

> **Fontes de emulsificantes industriais:** Qualquer coisa com polissorbato 80 ou carboximetilcelulose na lista de ingredientes. Infratores comuns incluem sorvetes, cremes para café, leites de nozes e molhos para salada.

Quando o assunto são as carnes e laticínios, qualidade é o que manda. Por outro lado, carnes e queijos processados geralmente contêm aditivos químicos e metabólitos nocivos. Um exemplo é o nitrito de sódio, um conservante usado para curar frios. O nitrito de sódio pode se transformar em substâncias químicas chamadas nitrosaminas, que podem promover disfunção metabólica, além de serem cancerígenas (vale a pena notar: a vitamina C, encontrada em frutas e vegetais, suprime efetivamente a formação de nitrosaminas).

> **Carnes e Queijos Industriais e Processados:** Carnes de gado alimentado com ração de grãos, frangos criados confinados, queijos processados e pastas de queijos.

Evitar óleos de cozinha comuns o ajudará a minimizar o consumo excessivo de ácidos graxos ômega-6. Essas gorduras, discutidas no Capítulo 1, também são causadoras de inflamação devido à sua natureza altamente delicada e propensa a causar danos. Eles também contêm gorduras trans artificiais, que são gorduras mutantes sem nível seguro de consumo. Lembre-se de que essas gorduras geralmente se escondem em produtos de grãos, listados anteriormente, e também em uma infinidade de pastas, molhos e sprays de cozinha.

> **Óleos de cozinha comerciais:** Margarina; pastas amanteigadas; sprays de cozinha; óleos de canola, de soja (às vezes rotulado como "óleo vegetal"), de semente de algodão, de cártamo, de semente de uva, de farelo de arroz, de gérmen de trigo e de milho. Esses óleos são frequentemente incluídos em vários molhos, em maioneses e molhos para salada (mesmo que sejam orgânicos, jogue-os fora).

> **Produtos de soja não orgânicos e não fermentados:** Tofu.

> **Adoçantes sintéticos:** Aspartame, sacarina, sucralose, acessulfame-K (também conhecido como acessulfame de potássio).

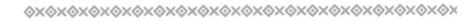

UMA NOTA SOBRE OS ÓLEOS

Como mencionei no Capítulo 1, o óleo básico em sua cozinha deve ser o azeite extravirgem, que faz uma combinação sadia de gorduras saudáveis para o coração e fitoquímicos poderosos e promotores da saúde. De fato, um composto do azeite extravirgem demonstrou possuir potencial anti-inflamatório semelhante ao ibuprofeno em baixas doses, sem qualquer capacidade de gerar efeitos colaterais negativos. Vá de orgânico se puder, pois o azeite orgânico contém níveis 30% mais altos dessa substância anti-inflamatória em comparação com o azeite extravirgem convencional[4].

 Numerosos estudos confirmaram que o azeite extravirgem é saudável para cozinhar. Na pior das hipóteses, alguns dos benefícios para a saúde do azeite serão neutralizados, mas a gordura ainda é muito estável e resistente. Para temperaturas mais altas, no entanto, é melhor buscar gorduras com um nível mais alto de saturação, o que significa mais probabilidade de serem sólidas à temperatura ambiente. Podem ser manteiga, ghee, óleo de coco e sebo bovino. À medida que você começa a trazer as gorduras saudáveis de volta à mesa, lembre-se que os óleos são ricos em calorias, possuindo mais que o dobro por grama das calorias das proteínas ou dos carboidratos, então, não exagere! Use conforme necessário para cozinhar (uma colher de sopa geralmente é suficiente) e aproveite de uma a duas colheres de sopa de azeite extravirgem "cru" (de 120 a 240 calorias), seja como molho em sua salada ou adicionado a ovos ou legumes.

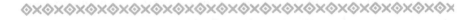

Alimentos para Serem Comidos Sempre

É hora de recarregar a cozinha com os alimentos que vão lhe servir. Muitos deles são Alimentos Geniais, capazes de carregar seu cérebro com os nutrientes necessários (como a gordura DHA) não apenas para gerar novas células cerebrais saudáveis ao longo de sua vida, mas também para armá-lo com a artilharia de defesa que o protegerá contra as inúmeras formas de estresse no qual seu cérebro incorre ao longo do caminho.

- **Óleos e gorduras:** Azeite extravirgem, óleo de abacate, óleo de coco, sebo de gado alimentado em pastagem, manteiga orgânica ou de animais alimentados em pastagem e ghee.
- **Proteínas:** carne de bovinos alimentados em pastagem; aves criadas livres; porco, cordeiro, bisão e alce criados a pasto; ovos de galinhas criadas livres ou com ômega-3; salmão selvagem; sardinhas; anchovas; crustáceos e moluscos do mar (camarão, caranguejo, lagosta, mexilhões, amêijoas, ostras).
- **Nozes e sementes:** Amêndoas e manteiga de amêndoa, castanha-do-Pará, castanha-de-caju, macadâmia, pistache, nozes, nozes-pecan, linhaça, sementes de girassol, sementes de abóbora, sementes de gergelim, sementes de chia.
- **Legumes:** Folhas verdes, couve-kale, espinafre, couve, mostarda, brócolis, acelga, repolho, cebola, cogumelos, couve-flor, couve-de-bruxelas, chucrute, kimchi, picles, alcachofra, brotos de brócolis, feijão, aipo, acelga chinesa, agrião, aspargo, alho, alho-poró, funcho, cebolinha, gengibre, jicama, salsa, castanha-de-água, nori, alga-marinha, alga-dulce.
- **Legumes de raiz sem amido:** beterraba, cenoura, rabanete, nabo.
- **Frutas com baixo teor de açúcar:** Abacate, coco, azeitona, mirtilo, amora, framboesa, toranja, kiwi, pimentão, pepino, tomate, abobrinha, abóbora, moranga, berinjela, limão, lima, nibs de cacau, quiabo.
- **Ervas, temperos e condimentos:** Salsinha, alecrim, tomilho, coentro, sálvia, cúrcuma, canela, cominho, pimenta-da-jamaica, cardamomo, gengibre, pimenta caiena, coentro, orégano, feno-grego, páprica, sal, pimenta-do-reino, vinagre (de maçã, de cidra, branco, balsâmico), mostarda, rábano, tapenade, salsa mexicana, levedura nutricional.
- **Soja orgânica fermentada:** *Natto*, missô, *tempeh*, molho de tamari orgânico sem glúten.
- **Chocolate amargo:** Pelo menos 80% de cacau (idealmente 85% ou mais).
- **Bebidas:** Água filtrada, café; chá, leites de amêndoa, de linhaça, de coco; suco de caju; todos sem açúcar.

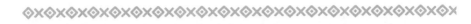

EVITE "LANCHECIDENTES" FAZENDO USO DE PROTEÍNAS

Vamos recordar o capítulo 1, que diz que as proteínas podem ser uma ferramenta poderosa em sua luta por um corpo melhor e mais resistente. Elas ajudam a manter e aumentar a massa magra, além de ser altamente saciantes. Como alguém propenso a "lanchecidentes" — comer uma quantidade excessiva de calorias de baixa qualidade em lanches — eu entendo a necessidade de lanchinhos melhores que saciam e ao mesmo tempo são prazerosos. Aqui estão algumas boas opções:

- Carne com baixo teor de açúcar, peru ou carne seca de salmão
- *Biltong* (um estilo de carne seca africana que é simplesmente carne desidratada ao ar livre)
- Carnes fatiadas não curadas
- Iogurte integral ou sem gordura (veja a seguir)
- Torresmos de porco criado livre com uma pitada de levedura
- Ovos cozidos

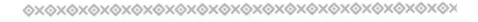

➔ Alimentos para se Comer De Vez em Quando

- **Laticínios:** Iogurte e queijos duros de animais alimentados a pasto e sem antibióticos ou hormônios.
- **Legumes:** Feijão, lentilha, ervilha, grão de bico, homus, amendoim.
- **Extratos fibrosos:** Produtos elaborados com extrato de raiz de chicória, fibra de tapioca, fibra solúvel de milho, inulina. Esses ingredientes agora são usados como adoçantes e fontes de fibras. Embora provavelmente possam ser consumidos com moderação, comer muito pode causar gases e inchaço, e ainda não se sabe se todos eles agem como fibras verdadeiras resistentes à digestão.

> **Adoçantes:** Stevia, álcoois de açúcar não transgênicos (o eritritol é o melhor para se usar, seguido pelo xilitol, que é obtido naturalmente da bétula), fruta do monge (*luo han guo*), alulose.

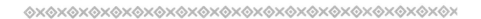

PERGUNTAS FREQUENTES

P: Devo optar por laticínios integrais ou desnatados?

R: Laticínios não são essenciais para adultos. Mas se você optar por comê-los (supondo que você não seja um dos 75% dos adultos intolerantes à lactose), a questão é a seguinte: as pessoas que consomem laticínios integrais parecem estar protegidas do ponto de vista da saúde cardíaca e metabólica, enquanto nenhuma proteção observável vem de laticínios com baixo teor de gordura ou sem gordura[5]. De forma geral, se você quiser comer laticínios, escolha os integrais, que vêm com vários compostos benéficos especialmente encontrados neles, como vitamina K_2 ou o ácido linoleico conjugado (CLA), potencial combatente do câncer. Dito isto, os laticínios semidesnatados ou desnatados têm lugar na Vida Genial? Sim! O iogurte grego desnatado pode ser um lanche excelente e altamente saciante, com mais proteína e menos calorias do que sua versão integral. Procure apenas optar por variedades puras sem adição de açúcar e adicione frutas ou outras coberturas você mesmo (frutas vermelhas, kiwi e nibs de cacau são minhas favoritas).

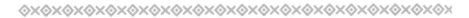

Priorize Proteínas para Perda de Peso e uma Saúde Melhor

Isso pode o surpreender: a ordem em que você consome os alimentos pode não apenas melhorar sua saúde, mas também ajudá-lo a perder ou manter o peso. Em uma determinada refeição, tente priorizar a proteína, seguida de vegetais fibrosos, mantendo o carboidrato de sua escolha por último. Por que esse truque funciona? A proteína é altamente saciante e, ao comer frango (ou bife ou peixe) primeiro, você garante que suas necessidades de proteína sejam atendidas. Os vegetais fibrosos são os próximos da fila. A fibra absorve a água, expandindo-se no estômago. Essa expansão mecânica ajuda a desligar os hormônios derivados do estômago que dizem ao seu cérebro, "alimente-me". Mais para o final da refeição, alimentos mais ricos em amido e menos ricos em nutrientes, como arroz (ou até mesmo uma sobremesa ocasional) podem matar o que resta de sua fome. Novas pesquisas mostram que, seguindo exatamente esse método (consumir carboidratos no final da refeição), a fome *pós-refeição* resultante é reduzida[6]. Em outras palavras, haverá menos probabilidade de você ficar com fome mais tarde. Pule a cesta de pão e deixe os carboidratos por último!

Semana 4: Determine sua Pontuação Personalizada de Carboidratos

Um "período de indução" de duas semanas de alimentação com baixo teor de carboidratos e alto teor de proteínas serve a duas funções: ajuda a estocar nutrientes vitais de alimentos integrais e permite que você recupere a flexibilidade metabólica, que é a capacidade de usar sua própria gordura corporal como combustível, sem sentir fome excessiva. Ao diminuir seus níveis de insulina com uma dieta baixa em carboidratos e adicionar alguns exercícios de alta intensidade e treinamento de resistência, você fica *adaptado ao uso de gordura*. A melhor parte disso? Após a segunda semana, essas fontes concentradas de carboidratos podem ser adicionadas de volta para sustentar seu estilo de vida.

Quantas porções de batata-doce e arroz você pode consumir em uma semana? Infelizmente, não há uma recomendação única para todos, mas o gráfico de Pontuação de Carboidratos seguinte pode servir como um guia geral para otimizar sua ingestão de carboidratos. Comece com zero e adicione o número de pontos definidos para cada item que você marcar como válido. O número total de pontos corresponderá a quantas porções da lista subsequente de alimentos com alto teor de carboidratos você pode consumir por semana.

Tolerância mínima (0-4 porções por semana)		Tolerância máxima (8-14 porções por semana)	
Pré-diabético ou diabético tipo 2*	(0)	Não pré-diabético ou diabético tipo 2	(+4)
Barriga grande	(0)	Cintura fina	(+2)
Estilo de vida sedentário	(0)	Estilo de vida ativo	(+4)
Exercício físico pouco frequente	(0)	Treinamento de resistência ou intervalado de alta intensidade regular (de 3 a 5 vezes/semana)	(+4)

* Se você tem diabetes tipo 2 ou é pré-diabético, você desenvolveu intolerância a carboidratos e deve se concentrar nos "Alimentos para Serem Comidos Sempre" listados anteriormente. Se você toma algum tipo de medicamento para diabetes, consulte seu médico, pois a restrição repentina de carboidratos pode exigir um ajuste na sua medicação ou pode induzir ao risco de uma doença perigosa chamada cetoacidose diabética.

Se sua Pontuação de Carboidratos foi 10, isso significa que você pode consumir até 10 porções da lista a seguir por semana. Em última análise, autoexperimentação, sustentabilidade e a forma como você se sente serão os principais fatores determinantes. Caso sinta fome frequente, tente reduzir a ingestão de carboidratos, e se a fome estiver bem controlada, tente adicionar mais.

Agora que conhece sua Pontuação de Carboidratos, você pode aproveitar os seguintes alimentos ricos nessa classe. Tenha em mente que uma porção de fruta tem 170 gramas, o que equivale aproximadamente a uma fruta inteira, no caso de uma maçã ou laranja. E o momento ideal para consumi-las é durante o dia, ou após um treino.

> **Vegetais de raiz amiláceos:** Batata, batata-doce.

> **Grãos não processados sem glúten:** trigo sarraceno, arroz (integral, branco, selvagem), milho, quinoa, sorgo, tefe, aveia sem glúten, milho não transgênico ou milho de pipoca. A aveia não contém glúten naturalmente, mas é frequentemente contaminada por ele, pois é processada em instalações

que também manipulam trigo. Portanto, procure aveias que indiquem explicitamente na embalagem que não contêm glúten.

> **Frutas doces integrais:** Maçã, damasco, manga, melão, abacaxi, romã e banana fornecem vários nutrientes e diferentes tipos de fibra. Tenha cuidado com as frutas secas, cuja água é retirada e cujo açúcar fica concentrado, facilitando exageros.

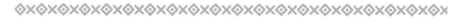

POR QUE RECOMENDO LIMITAR OS GRÃOS

Se você carrega peso excessivo, especialmente em torno de sua cintura (também conhecido como gordura visceral), é razoável supor que tenha algum grau de resistência à insulina e, portanto, pouco controle sobre o açúcar no sangue. Se esse for o caso, você deve provavelmente passar a uma alimentação sem grãos, aderindo a vegetais fibrosos e proteínas. Lembre-se de que não há necessidade de grãos para humanos, e os grãos não fornecem nenhum nutriente que não possa ser obtido mais facilmente (em maior concentração ou em uma forma mais biodisponível) de outras fontes. Se você não tem gordura visceral ou se exercita regularmente, não tenha medo de consumir um milho orgânico na espiga ou uma tigela pequena de arroz. Fique ciente de que proteínas e vegetais (particularmente variedades sem amido) sempre serão a opção mais rica em nutrientes.

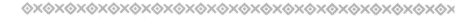

24 Horas Geniais

Ao Acordar

Uma Manhã Genial envolve acordar naturalmente, sem despertador. Sim, isso é impraticável para a maioria das pessoas, mas dormir mais cedo, se possível, pode ajudar. Se você precisar acordar em um horário definido, tente usar um despertador que facilite a transição para a vigília. Sugiro o aplicativo Sleep Cycle. Não tenho afiliação com a empresa, mas gosto do fato de que o aplicativo usa o microfone do seu smartphone para determinar quando você entrou em uma fase mais leve do sono antes de acordá-lo. A única desvantagem é que o uso deste aplicativo exige que você mantenha o telefone ao lado da cama, o que aumenta a tentação de usá-lo, quando deveria dormir. Por esse motivo, recomendo colocar o telefone no modo avião antes de dormir.

Manhã

Agora que você acordou, sua primeira prioridade — depois de fazer xixi, talvez — deve ser tomar um copo de água. Duzentos e quarenta mililitros são suficientes. Muitas vezes coloco uma pitada de sal mineral na minha água para repor os eletrólitos. Você fica desidratado durante o sono; em que grau isso ocorre depende de vários fatores, incluindo a umidade e temperatura do quarto, e se você sua ou não à noite. Além disso, dietas com baixo teor de carboidratos tendem a levar à depleção de sódio. Adicionar uma pitada de sal de alta qualidade à sua água pode fazer você se sentir bem, especialmente se tiver a tendência de permanecer sonolento ao acordar.

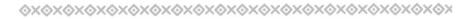

PERGUNTAS FREQUENTES

P: Quanta água devo beber diariamente?

R: Mesmo a desidratação leve pode levar à redução da função cognitiva e do humor, por isso é importante se manter hidratado[7]. Não existe uma abordagem única para a quantidade de água que você precisa beber para atingir esse objetivo, embora uma diretriz geral é tomar uma xícara ao acordar e continuar se hidratando ao longo do dia para garantir que seu xixi fique quase transparente ou amarelo-claro no máximo. Você também pode reduzir sua necessidade de beber água consumindo alimentos à base de água, como sopas, caldos e chás descafeinados, ou comendo frutas e vegetais, que fornecem uma quantidade significativa de água. As atividades que aumentam sua necessidade de líquidos incluem o consumo de cafeína, bem como qualquer atividade que faça você suar (você também pode perder água sem suar, o que pode ocorrer em climas muito secos).

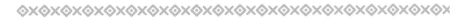

Depois de se hidratar, o próximo passo é o ancoramento do ciclo circadiano, que aprendemos no capítulo 2. Você pode ancorar o relógio de 24 horas do seu cérebro expondo seus olhos à luz do sol ambiente. Se não tiver um terraço ou quintal, ou se o tempo não permitir, abrir janelas amplas pode muito bem servir. Tente passar pelo menos meia hora da sua manhã neste ambiente naturalmente iluminado.

Em vez de verificar seu telefone durante esse período, reserve um momento para praticar alguns alongamentos, respiração profunda ou meditação. Se você optar por meditar, faça-o *antes* de consumir café ou outra bebida com cafeína. Uma meditação matinal é uma ótima maneira de clarear a cabeça, trazer sua consciência para o presente e definir sua intenção para o dia que está por vir. Reveja no capítulo anterior a prática simples que você pode usar

Agora que já passou algum tempo desde que você acordou, aproveite aquela xícara de café se estiver com vontade! Essa demora é realmente proposital, já que logo após o despertar vem o seu pico natural de cortisol, o hormônio que proporciona a vigília matinal. Como parte de seu ritmo circadiano natural, ele diminui de meia hora a 45 minutos depois de acordar, momento em que o café se torna uma adição deliciosa.

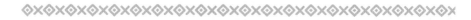

CAFÉ: SAUDÁVEL OU NÃO SAUDÁVEL?

O café contém cafeína, que, mesmo em pequenas doses, pode lhe dar energia mental extra. Também pode aumentar o desempenho físico e a força. No entanto, o excesso de algo bom pode se tornar algo ruim. A cafeína funciona bloqueando substâncias químicas no cérebro que, de outra forma, fariam você se sentir cansado. Mas o café não cria energia do nada; ele toma emprestado de mais tarde. Com o tempo, a dependência de cafeína pode *diminuir* seu desempenho, e cada nova xícara atende tão somente a falta que sentimos desde a última dose.

Para ser claro, o café pode ser bom para você. A literatura sobre café aparentemente pesa a favor do consumo, pelo menos para a população em geral. Em um grande estudo, as pessoas que consumiam uma xícara por dia (mesmo descafeinado) tinham 12% menos probabilidade de morrer de doenças cardíacas, câncer, derrame, diabetes e doenças respiratórias e renais ao longo de 16 anos, em comparação com aquelas que não consumiam café, e aqueles que bebiam de duas a três xícaras por dia eram 18% menos propensos[8]. No entanto, todos nós temos diferentes tolerâncias à cafeína, ditadas por estresse e genes, entre outras coisas. Além disso, nossos cafés estão ficando maiores e mais fortes, como as bebidas frias de mais de 400 mililitros que fornecem cerca de 200 miligramas de cafeína — o dobro do que consumiríamos com uma xícara de café caseiro. Qual é a conclusão? Que nem todo mundo vai se sentir bem com o café.

Se você se encontrar preso em um ciclo vicioso de dependência e excesso de cafeína (que geralmente vem com uma surpreendente sensação de cansaço), tente tirar uma ou duas semanas de folga da bebida a cada par de meses, para se sensibilizar novamente. Nos primeiros dias, você pode usar o café descafeinado como uma ferramenta de desmame. Depois de uns três a quatro dias de mau humor, você provavelmente não precisará mais de café. Se e quando decidir voltar a tomar, tente manter seu consumo na dose mínima eficaz — uma xícara pequena, conforme necessário — e considere um ou dois dias de folga semanais para manter o café trabalhando para você, e *não* o contrário.

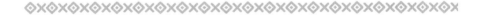

Muitas pessoas gostam de fazer exercícios pela manhã; você pode malhar cedo ou não — depende de você! Eu gosto de sessões de treino matinais, mas lembre-se de que a hora do dia não faz diferença significativa nos benefícios decorrentes do exercício físico. Independentemente de quando no dia você decida encaixar seu exercício, faça uma combinação de treinamento de resistência e treinamento intervalado de alta intensidade. E se você é (ou planeja permanecer) majoritariamente sedentário o dia todo, não faz mal fazer um pouco de cardio também. Reveja no capítulo 4 cada tipo de exercício e suas rotinas.

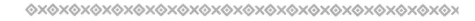

O TERRÍVEL CASO DO VASO SANITÁRIO ALTO DEMAIS

Garanta que o vaso sanitário que você usa diariamente esteja próximo ao chão, ou você poderá caminhar para um desastre digestivo. Um dia, sem aviso prévio, o gerente do edifício em Los Angeles onde alugo um apartamento instalou um novo vaso sanitário compatível com a Lei dos Americanos com Deficiência em minha casa, que era muito mais alto do que o que havia anteriormente (essas privadas talvez sejam mais fáceis para se sentar e levantar, mas são terríveis para a evacuação). Após a instalação, minha digestão ficou muito ruim; eu sentia que não estava eliminando tudo que precisava e estava sempre inchado. E a pior parte? Eu não conseguia entender o porquê, afinal, minha dieta não havia mudado. Meses depois, me dei conta: era a privada!

Os humanos se agacharam para evacuar durante a maior parte da história, e pelo menos 1,2 bilhão de pessoas em todo o mundo ainda o fazem. Eu aprendi da maneira mais difícil que usar um vaso sanitário alto restringe o músculo puborretal, que envolve o reto. Isso causa um encurtamento do ângulo anorretal, que deve ser aproximadamente reto durante a eliminação. Se seu vaso sanitário for alto, faça o que eu fiz; invista em um banquinho para apoiar os pés, permitindo assim que seus joelhos fiquem acima dos quadris. Você pode se surpreender com o que um investimento de 25 reais pode fazer por sua digestão, saúde e até mesmo pelo seu humor!

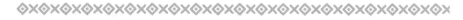

Final da Manhã

O final da manhã é um ótimo momento para fazer sua primeira refeição do dia, embora você possa apreciá-la no momento que for melhor para si. Como orientação geral, tente fazer sua primeira refeição uma a três horas depois de acordar e pare de comer duas a três horas antes de dormir. Pense nessa primeira refeição como uma definição de sua intenção alimentar para o dia.

Quando você decidir comer, faça metade de seu prato com a proteína de sua escolha e metade de vegetais (saladas e legumes). Você pode optar por uma grande e colorida salada "gorda" — uma das minhas refeições favoritas ("gorda" aqui significa acompanhada por uma porção saudável de azeite extravirgem, que ajuda na absorção de nutrientes). Ou coma sua proteína com legumes cozidos. Busque variedade e misture! Você não pode errar com este modelo, destinado a saciar *e* proporcionar nutrição variada.

EXEMPLOS DE PRIMEIRAS REFEIÇÕES

Carne de gado de pastagem (170 g.)	Peito de frango (170 g.)	Ovos (3, inteiros, médios)
Folhas verdes escuras (280 g.)	Brócolis salteados (280 g.)	Como omelete com: Espinafre (55 g)
Tempero:	Tempero:	Pimentões picados (55 g.)
1-2 colheres de sopa de Azeite de oliva extravirgem	Suco de limão	1/2 abacate
1-2 colheres de sopa de vinagre balsâmico	Azeite de oliva extravirgem	Temperado com:
Sal	Flocos de pimenta chilena	1 colher de sopa de Azeite de oliva extravirgem
Pimenta	Semente de mostarda em pó	1 colher de sopa de pico de gallo
Alho	Sal	

Depois de encontrar uma rotina que funcione para si, mantenha-a. Pesquisas sugerem que pular o café da manhã pode levar a um manuseio menos eficiente da glicose, mas *apenas* para aqueles que tomam café da manhã regularmente[9]. Isso denota que, seja sua primeira refeição às 9 da manhã ou ao meio-dia, procure ser mais ou menos consistente.

Lembre-se que a Vida Genial incorpora as mais recentes pesquisas sobre biologia circadiana, que estipula que os alimentos devem ser consumidos durante um período de tempo biologicamente adequado. Em outras palavras, coma durante o dia, e não muito tarde à noite. Ao restringir sua janela de alimentação a um determinado número de horas, uma série de benefícios potenciais podem ser alcançados, incluindo a redução do açúcar no sangue, da pressão arterial e do estresse oxidativo, um fator de inflamação[10] (para aqueles que gostam de um lanchinho, isso também traz o benefício adicional de facilitar um consumo menor de calorias em geral).

Sempre que você decidir comer, esteja sempre atento e presente à sua refeição. Guarde o smartphone e não coma com a televisão ligada. Estudos mostram que, quando as pessoas têm uma distração — seja material impresso ou um smartphone —, elas consomem em média 15% a mais calorias[11]. Aumentar a consciência sobre sua alimentação e eliminar distrações (incluindo aqui seu smartphone, sua TV ou mesmo aquela apetitosa revista de fofocas) pode ser um meio simples e livre de privações de cortar calorias — e perder peso.

Começo da Noite

O início da noite é o momento ideal para jantar, já que é o provável momento em que nossos ancestrais se reuniam ao redor da fogueira para cozinhar e contar histórias (mais tarde, à medida que os níveis de melatonina começam a subir, o sono se torna uma prioridade maior). Para o jantar, chegue à mesa e faça algumas respirações lentas e profundas para ativar seu sistema nervoso parassimpático. Isso é mais comumente chamado de nosso estado de "descanso e digestão", facilita a absorção ideal de nutrientes e minimiza as chances de distúrbios digestivos.

O jantar deve ser uma porção robusta de proteínas e vegetais — sinta-se à vontade para experimentar aqui. Se você comer alimentos nutritivos e saciantes, é desnecessário moderar porções ou contar calorias, embora isso possa ser útil para alcançar um limite de perda de peso. Concentre-se em vegetais crucíferos salteados ou assados, como brócolis, couve-flor e couve-de-bruxelas.

Muitos chefs gostam de se concentrar em ingredientes de qualidade em vez de quantidade, e essa é uma filosofia que eu endosso de todo coração. Assim você pode preparar refeições deliciosas, saudáveis e de estilo mediterrâneo, de forma fácil e barata! Aqui estão alguns ingredientes culinários que você deve sempre procurar ter em sua cozinha:

Ingredientes Mediterrâneos para uma Culinária Fácil

Ovos	Azeite de oliva extravirgem
Sal	Manteiga de vaca de pastagem
Pimenta	Vinagre de maçã
Alho em pó	Limão e lima
Semente de mostarda em pó	Vinagre balsâmico

Com esses ingredientes simples, você pode tornar qualquer carne ou legume saboroso e delicioso. Lembre-se de que o azeite extravirgem é bom para cozinhar em temperatura baixa a média, mas para altas temperaturas é melhor usar manteiga ou ghee (esta última é a manteiga clarificada e é ainda mais resistente a altas temperaturas). Sinta-se à vontade para manter uma garrafa de azeite extravirgem na mesa para usar como tempero.

Coma devagar, mastigando bem os alimentos; lembre-se, a digestão começa na boca. O mero ato de mastigar não apenas prepara o ácido estomacal e as enzimas que vão quebrar e absorver os nutrientes, mas também estimula a formação de compostos únicos e benéficos em sua comida. Um desses compostos, o sulforafano, é formado durante a mastigação de vegetais crucíferos crus (ou com a adição de pó de semente de mostarda aos vegetais cozidos). O sulforafano, mencionado no capítulo 5, auxilia na desintoxicação de vários poluentes ambientais.

Ao consumir carne, expresse gratidão por sua comida e pelo animal que sacrificou sua vida por sua alimentação. E coma até ficar totalmente satisfeito, mas não mais que isso. Esteja ciente de que, após o jantar, a "cozinha fecha" e sua oportunidade de alimentação do dia acaba, pois seu corpo começa a digestão e se prepara para dormir. Em outras palavras, durante o jantar, não se prive!

Ao Sair

Socializar é uma parte importante de uma Vida Genial, pois as conexões sociais nos ajudam a experienciar uma vida mais longa e satisfatória (não faz sentido viver uma Vida Genial como um eremita!). Infelizmente, as obrigações sociais muitas vezes podem estar desalinhadas com nossos objetivos de saúde, e geralmente incluem a pressão dos colegas para bebermos álcool ou comermos alimentos não saudáveis. Ao planejar saídas com interações sociais, tente escolher restaurantes saudáveis ou atividades que não exijam álcool. Se você optar por beber, aqui vão alguns passos simples para garantir o mínimo de dano:

> **Opte sempre por bebidas destiladas em vez de cerveja.** Vodka ou tequila são boas opções, e evite misturas açucaradas (uma pitada de bebida amarga ou suco de limão é uma boa opção). Vinho também é bom; apenas opte por vinho seco para reduzir a ingestão de açúcar.

> **Beba um copo de água entre cada bebida alcoólica.** Se você começar a notar que está fazendo muito xixi (o álcool pode agir como um diurético), adicione um pouco de sal e um pouco de limão à sua água para fazer um coquetel de eletrólitos.

> **Beba com o estômago vazio.** A sabedoria convencional de não beber com o estômago vazio se destina a atenuar o impacto do álcool. Mas se você está atrás de relaxar com responsabilidade, sua dose mínima eficaz será menor com menos comida no estômago. Isso alivia a carga de processamento no fígado, que priorizará purgar a toxina (o álcool) a outras tarefas — inclusive a digerir adequadamente os alimentos.

> **Fique sóbrio antes de dormir.** O álcool prejudica o sono. Tente recuperar a sobriedade antes de cair na cama, para garantir que você colha todos os benefícios reparadores de seu sono.

Acima de tudo, lembre-se: moderação é fundamental! Isso significa um copo por dia para mulheres e um a dois para homens. Isso permitirá que você obtenha potenciais benefícios do consumo de álcool (ou seja, facilitação social, alívio do estresse), mantendo os danos a um mínimo absoluto.

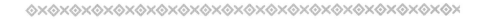

O FALSO COQUETEL GENIAL

Quem disse que a abstinência de álcool tem que ser chata? Em 2019, eu estava em Bogotá, Colômbia, quando descobri uma bebida fenomenal muito apreciada pelos moradores locais. Eles a chamavam de *"michelada* de água com gás". A *michelada* é um drinque alcoólico mexicano típico, composto por cerveja e suco de tomate, servido em um copo com sal na borda. A versão colombiana, no entanto, é livre de álcool, de tomate e de calorias. É refrescante, saudável, barata e fácil de fazer. E a melhor parte é que é tão divertida quanto um coquetel para saborear em um bar ou restaurante!

O que você vai precisar:

½-1 limão

350 ml de água com gás

6 cubos de gelo

2 colheres de sopa de sal

1 copo alto para drinques

1 prato

Como fazer:

Coloque o sal no prato e distribua-o uniformemente.

Fatie o limão e passe-o ao redor da borda do copo.

Como se estivesse fazendo uma margarita, mergulhe o copo, com a borda para baixo, no sal. Cubra a borda uniformemente.

Encha o copo com gelo.

Esprema meio limão no copo (pode ser mais, dependendo do tamanho do copo).

Despeje a água com gás.

Fique à vontade e beba a qualquer momento! O drinque contém praticamente zero calorias, mas fornece a vitamina C do limão e os eletrólitos do sal. Você vai parecer ser tão chique quanto se estivesse com um coquetel na mão, mas sem o álcool para eliminar sua energia!

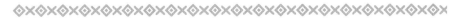

Antes de Dormir

Após o jantar, comece a preparar seu corpo para dormir. Você pode optar por assistir a um filme ou programa de TV ou ler um livro. Se a sua escolha for a primeira, certifique-se de cronometrar o filme (ou programa) para que ainda possa relaxar um pouco depois. Se você costuma assistir até a hora de ir para a cama, pode ser útil usar óculos bloqueadores de luz azul para mitigar a supressão de melatonina induzida por essa luz. Eles devem ser usados por duas a três horas antes da hora em que você pretende ir dormir.

Notas Finais

Espero que as orientações dadas ao longo desse livro proporcionem boa saúde tanto para o corpo quanto para a mente. Sinta-se livre para pegar as ideias e tratá-las como um ponto de partida para sua própria pesquisa e experimentação. Em saúde, há poucas respostas concretas porque todos nós temos um conjunto diferente de genes, hábitos, habitats e predileções. Na verdade, a resposta para a maioria das perguntas é "Depende!" As necessidades de cada um são diferentes e mudam com o tempo — suas necessidades agora são diferentes do que serão daqui a 10 anos.

Não há como negar o corrompimento de nosso ambiente moderno, e as especificidades apresentadas neste livro têm o potencial de melhorar radicalmente sua saúde e seu bem-estar. A ciência está em constante evolução, e o que supomos ser verdade hoje pode ser refutado no futuro. No entanto, devemos ser proativos em relação à nossa saúde. Fiquei chocado ao saber quão limitadas eram as opções para as estranhas doenças da minha mãe. Isso me fez ver a importância de fazermos o que for possível para nos mantermos saudáveis *antes* que tais problemas ocorram.

Nosso mundo mudou; nossos dispositivos estão aqui para ficar. A iluminação artificial e o controle climático não vão a lugar nenhum por enquanto; nem o plástico ou os alimentos processados. Mas, ao armarmos a nós e nossos entes queridos com conhecimento, podemos tomar decisões que vão nos proporcionar mais dias, meses ou anos de tempo saudável. Você merece mais do que viver doente e morrer jovem. Você merece uma vida longa e saudável — uma Vida Genial. Faça o esforço necessário para se manter forte em seu corpo e em sua mente, coma os alimentos certos e esteja atento ao seu entorno; talvez você tenha um destino diferente da minha mãe e de tantos como ela.

AGRADECIMENTOS

Escrever um livro não é fácil, principalmente em meio a uma tragédia familiar. Sou grato por ter sido cercado de pessoas que me encorajaram a manter minha cabeça erguida e seguir em frente. Gostaria de agradecer primeiramente ao meu agente, Giles Anderson, que foi indispensável no processo; à minha editora, Karen Rinaldi, e a todos da Harper Wave por acreditarem continuamente em minha missão.

Gostaria de agradecer aos meus irmãos, Ben e Andrew, e ao meu pai, Bruce. E também à minha gata, Delilah. Culpe-a por qualquer erro de digitação que você encontrar.

Aos meus brilhantes e atenciosos amigos Sarah Anne Stewart e Craig Clemens. Eu amo muito vocês.

Ao meu bom amigo e pioneiro na prevenção do Alzheimer, Richard Isaacson. Você é uma lenda. Obrigado por toda a inspiração e por estar sempre lá para me ajudar a aperfeiçoar minha mensagem.

Aos meus amigos Mark Hyman, David Perlmutter, Dhru Purohit e Andrew Luer.

A outros Geniais que me ajudaram imensamente: Kristin Loberg, Sal Di Stefano, Chris Masterjohn, Kate Adams e Carol Kwiatkowski.

A todos os meus seguidores no Instagram, no Facebook, no YouTube e no Twitter, e aos ouvintes do *podcast The Genius Life*, obrigado pelo incrível apoio a cada passo do caminho.

Aos patrocinadores do meu documentário, *Bread Head*, obrigado por sua paciência e por acreditarem na minha capacidade de contar essa história por meio de um filme.

A todos os pesquisadores cujo trabalho eu cito, obrigado por ajudarem a iluminar os mistérios de nossos incrivelmente elegantes, mas vulneráveis corpos e cérebros. Tenho uma dívida de gratidão com vocês por seu trabalho nas frentes de batalha.

E a você, por comprar meu livro. Eu não poderia ter feito isso sem o seu apoio; então, obrigado.

NOTAS DE REFERÊNCIA

PREFÁCIO

1. Max Lugavere, Alon Seifan, e Richard S. Isaacson, "Prevention of Cognitive Decline," *Handbook on the Neuropsychology of Aging and Dementia* editado por Lisa Ravdin e Heather Katzen, (Springer, Cham, 2019), 205–29.

2. Hugh C. Hendrie et al., "APOE ε4 and the Risk for Alzheimer's Disease and Cognitive Decline in African Americans and Yoruba," *International Psychogeriatrics* 26.6 (2014): 977–85.

3. A. M. Noone et al., SEER Cancer Statistics Review, 1975–2015, National Cancer Institute, Bethesda, MD, https://seer.cancer.gov/csr/1975_2015/, baseado em envio de dados SEER de novembro de 2017, postado no site do SEER, abril de 2018.

4. CDC Newsroom, "Cancers Associated with Overweight and Obesity Make Up 40 Percent of Cancers Diagnosed in the United States," Centers for Disease Control and Prevention, 3 de outubro de 2017, www.cdc.gov/media/releases/2017/p1003-vs-cancer-obesity.html.

5. Ashkan Afshin et al., "Health Effects of Dietary Risks in 195 Countries, 1990–2017: A Systematic Analysis for the Global Burden of Disease Study 2017," *Lancet* 393, n° 10184 (2019): 1958–72.

6. George DeMaagd e Ashok Philip, "Parkinson's Disease and Its Management: Part 1: Disease Entity, Risk Factors, Pathophysiology, Clinical Presentation, and Diagnosis," *P & T: A Peer-Reviewed Journal for Managed Care and Hospital Formulary Management* 40.8 (2015): 504–32.

INTRODUÇÃO

1. Joana Araújo, Jianwen Cai, e June Stevens, "Prevalence of Optimal Metabolic Health in American Adults: National Health and Nutrition Examination Survey 2009–2016," Metabolic Syndrome and Related Disorders 17, n° 1 (2019): 46–52.

2. Jeffrey Gassen et al., "Inflammation Predicts Decision-Making Characterized by Impulsivity, Present Focus, and an Inability to Delay Gratification," *Scientific Reports 9* (2019); Leonie J.T. Balter et al., "Selective Effects of Acute Low-Grade Inflammation on

Human Visual Attention." *NeuroImage* 202 (2019): 116098; Felger, Jennifer C. "Imaging the Role of Inflammation in Mood and Anxiety-Related Disorders." *Current Neuropharmacology* 16, n° 5 (2018): 533–558.

3. Ole Köhler-Forsberg et al., "Efficacy of Anti-Inflammatory Treatment on Major Depressive Disorder or Depressive Symptoms: Meta-Analysis of Clinical Trials," *Acta Psychiatrica Scandinavica* 139.5 (2019): 404–19.

1: NÃO DESVIE DO ASSUNTO

1. Christopher D. Gardner et al., "Effect of Low-Fat vs. Low-Carbohydrate Diet on 12-Month Weight Loss in Overweight Adults and the Association with Genotype Pattern or Insulin Secretion: The DIETFITS Randomized Clinical Trial," *JAMA* 319.7 (2018): 667–79.

2. Isaac Abel, "Was I Actually 'Addicted' to Internet Pornography?" *Atlantic*, 7 de junho de 2013, www.theatlantic.com/health/archive/2013/06/was-i-actually--addicted-to-internet -pornography/276619/.

3. Kevin D. Hall et al., "Ultra-Processed Diets Cause Excess Calorie Intake and Weight Gain: An Inpatient Randomized Controlled Trial of Ad Libitum Food Intake," *Cell Metabolism* 30 (2019): 67–77.

4. Sadie B. Barr e Jonathan C. Wright, "Postprandial Energy Expenditure in WholeFood and Processed-Food Meals: Implications for Daily Energy Expenditure," *Food & Nutrition Research* 54 (2010), doi:10.3402/fnr.v54i0.5144.

5. Gloria González-Saldivar et al., "Skin Manifestations of Insulin Resistance: From a Biochemical Stance to a Clinical Diagnosis and Management," *Dermatology and Therapy* 7.1 (2016): 37–51, doi:10.1007/s13555-016-0160-3.

6. W. J. Lossow e I. L. Chaikoff, "Carbohydrate Sparing of Fatty Acid Oxidation. I. The Relation of Fatty Acid Chain Length to the Degree of Sparing. II. The Mechanism by Which Carbohydrate Spares the Oxidation of Palmitic Acid," *Archives of Biochemistry and Biophysics* 57.1 (1955): 23–40.

7. Andrew A. Gibb e Bradford G. Hill, "Metabolic Coordination of Physiological and Pathological Cardiac Remodeling," *Circulation Research* 123.1 (2018): 107–28.

8. Deniz Senyilmaz-Tiebe et al., "Dietary Stearic Acid Regulates Mitochondria in Vivo in Humans," *Nature Communications* 9, n° 1 (2018): 3129.

9. P. W. Siri-Tarino et al., "Saturated Fat, Carbohydrate, and Cardiovascular Disease," *Americal Journal of Clinical Nutrition* 91, n° 3 (2010): 502–9, doi:10.3945/ajcn.2008 .26285.

10. Christopher E. Ramsden et al., "Re-evaluation of the Traditional Diet-Heart Hypothesis: Analysis of Recovered Data from Minnesota Coronary Experiment (1968–73)," *BMJ* 353 (2016): i1246.

11. Stephan J. Guyenet e Susan E. Carlson, "Increase in Adipose Tissue Linoleic Acid of US Adults in the Last Half Century," *Advances in Nutrition* 6, n° 6 (2015): 660–64.

Notas De Referência ◄ 245

12. Manish Mittal et al., "Reactive Oxygen Species in Inflammation and Tissue Injury," *Antioxidants & Redox Signaling* 20.7 (2014): 1126–67.

13. Karen S. Bishop et al., "An Investigation into the Association Between DNA Damage and Dietary Fatty Acid in Men with Prostate Cancer," *Nutrients* 7, n° 1 (2015): 405–22, doi:10.3390/nu7010405.

14. H. Lodish et al., *Molecular Cell Biology*, 4a. edição (Nova York: W. H. Freeman, 2000), seção 12.4, "DNA Damage and Repair and Their Role in Carcinogenesis," disponível em: https://www.ncbi.nlm.nih.gov/books/NBK21554/.

15. Shosuke Kawanishi et al., "Crosstalk Between DNA Damage and Inflammation in the Multiple Steps of Carcinogenesis," *International Journal of Molecular Sciences* 18, n° 8 (2017): 1808, doi:10.3390/ijms18081808.

16. Bruce N. Ames, "Prolonging Healthy Aging: Longevity Vitamins and Proteins," *Proceedings of the National Academy of Sciences* 115, n° 43 (2018): 10836–44.

17. Somdat Mahabir et al., "Dietary Magnesium and DNA Repair Capacity as Risk Factors for Lung Cancer," *Carcinogenesis* 29, n° 5 (2008): 949–56.

18. Takanori Honda et al., "Serum Elaidic Acid Concentration and Risk of Dementia: The Hisayama Study," *Neurology* (2019).

19. Jessica E. Saraceni, "8,000-Year-Old Olive Oil Found in Israel," *Archaeology*, www.archaeology.org/news/2833–141217-israel-galilee-olive-oil.

20. Felice N. Jacka et al., "A Randomised Controlled Trial of Dietary Improvement for Adults with Major Depression (the 'SMILES' trial)," *BMC Medicine* 15, n° 1 (2017): 23.

21. Marta Czarnowska e Elzbieta Gujska, "Effect of Freezing Technology and Storage Conditions on Folate Content in Selected Vegetables," Plant Foods for Human Nutrition 67, n° 4 (2012): 401–6.

22. Kristen L. Nowak et al., "Serum Sodium and Cognition in Older Community-Dwelling Men," *Clinical Journal of the American Society of Nephrology* 1, n° 3 (2018): 366–74.

23. Andrew Mente et al., "Urinary Sodium Excretion, Blood Pressure, Cardiovascular Disease, and Mortality: A Community-Level Prospective Epidemiological Cohort Study," *Lancet* 392, n° 10146 (2018): 496–506.

24. Loren Cordain et al., "Origins and Evolution of the Western Diet: Health Implications for the 21st Century," *American Journal of Clinical Nutrition* 81, n° 2 (2005): 341–54.

25. Robert R. Wolfe et al., "Optimizing Protein Intake in Adults: Interpretation and Application of the Recommended Dietary Allowance Compared with the Acceptable Macronutrient Distribution Range," *Advances in Nutrition* 8, n° 2 (2017): 266–75, doi: 10.3945/an.116.013821.

26. Robert W. Morton et al., "A Systematic Review, Meta-Analysis and Meta-Regression of the Effect of Protein Supplementation on Resistance Training-Induced

Gains in Muscle Mass and Strength in Healthy Adults," *British Journal of Sports Medicine* 52, n° 6 (2017): 376–84, doi:10.1136/bjsports-2017-097608.

27. Michaela C. Devries et al., "Changes in Kidney Function Do Not Differ Between Healthy Adults Consuming Higher- Compared with Lower- or Normal-Protein Diets: A Systematic Review and Meta-Analysis," *Journal of Nutrition* 148, n° 11 (2018): 1760–75, doi:10.1093/jn/nxy197.

28. Stuart M. Phillips, Stephanie Chevalier e Heather J. Leidy, "Protein 'Requirements' Beyond the RDA: Implications for Optimizing Health," *Applied Physiology, Nutrition, and Metabolism* 41, n° 5 (2016): 565–72.

29. Claudia Martinez-Cordero et al., "Testing the Protein Leverage Hypothesis in a Free-Living Human Population," *Appetite* 59, n° 2 (2012): 312–15.

30. David S. Weigle et al., "A High-Protein Diet Induces Sustained Reductions in Appetite, Ad Libitum Caloric Intake, and Body Weight Despite Compensatory Changes in Diurnal Plasma Leptin and Ghrelin Concentrations," *American Journal of Clinical Nutrition* 82.1 (2005): 41–48; S. J. Long, A. R. Jeffcoat e D. J. Millward, "Effect of Habitual Dietary-Protein Intake on Appetite and Satiety," *Appetite* 35, n° 1 (2000): 79–88.

31. Klaas R. Westerterp, "Diet Induced Thermogenesis," *Nutrition & Metabolism* 1, n° 1 (2004): 5, doi:10.1186/1743-7075-1-5.

32. Claire Fromentin et al., "Dietary Proteins Contribute Little to Glucose Production, Even Under Optimal Gluconeogenic Conditions in Healthy Humans," *Diabetes 62*, n° 5 (2013): 1435–42, doi:10.2337/db12-1208.

33. W. M. A. D. Fernando et al., "Associations of Dietary Protein and Fiber Intake with Brain and Blood Amyloid-β," *Journal of Alzheimer's Disease* 61, n° 4 (2018): 1589–98.

34. Joel Brind et al., "Dietary Glycine Supplementation Mimics Lifespan Extension by Dietary Methionine Restriction in Fisher 344 Rats," *FASEB Journal* 25, n° 1 (2011).

35. Richard A. Miller, et al. "Glycine Supplementation Extends Lifespan of Male and Female Mice," *Aging Cell* 18.3 (2019): e12953.

36. Enrique Meléndez-Hevia et al., "A Weak Link in Metabolism: The Metabolic Capacity for Glycine Biosynthesis Does Not Satisfy the Need for Collagen Synthesis," *Journal of Biosciences* 34, n° 6 (2009): 853–72.

37. Joseph Firth et al., "The Effects of Dietary Improvement on Symptoms of Depression and Anxiety: A Meta-Analysis of Randomized Controlled Trials," *Psychosomatic Medicine* 81, n° 3 (2019): 265–80, doi:10.1097/PSY.0000000000000673.

38. Donald R. Davis, Melvin D. Epp e Hugh D. Riordan, "Changes in USDA Food Composition Data for 43 Garden Crops, 1950 to 1999," *Journal of the American College of Nutrition* 23, n° 6 (2004): 669–82.

39. Irakli Loladze, "Hidden Shift of the Ionome of Plants Exposed to Elevated CO2 Depletes Minerals at the Base of Human Nutrition," *eLife* 3 (2014): e02245, doi:10.7554 /eLife.02245.

40. Donald R. Davis, "Trade-Offs in Agriculture and Nutrition," *Food Technology* 59, n° 3 (2005): 120.

41. Marcin Baranski et al., "Higher Antioxidant Concentrations, and Less Cadmium and Pesticide Residues in Organically Grown Crops: A Systematic Literature Review and Meta-Analyses," *British Journal of Nutrition* 5, n° 112 (2014): 794–811.

42. Zhi-Yong Zhang, Xian-Jin Liu e Xiao-Yue Hong, "Effects of Home Preparation on Pesticide Residues in Cabbage," *Food Control* 18, n° 12 (2007): 1484–87; Tian-xi Yang et al., "Effectiveness of Commercial and Homemade Washing Agents in Removing Pesticide Residues on and in Apples," *Journal of Agricultural and Food Chemistry* 65, n° 44 (2017): 9744–52.

43. Martha Clare Morris et al., "Nutrients and Bioactives in Green Leafy Vegetables and Cognitive Decline: Prospective Study," *Neurology* 90, n° 3 (2018): e214–22.

44. Emily R. Bovier e Billy R. Hammond, "A Randomized Placebo-Controlled Study on the Effects of Lutein and Zeaxanthin on Visual Processing Speed in Young Healthy Subjects," *Archives of Biochemistry and Biophysics* 572 (2015): 54-57; Lisa M. Renzi-Hammond et al., "Effects of a Lutein and Zeaxanthin Intervention on Cognitive Function: A Randomized, Double-Masked, Placebo-Controlled Trial of Younger Healthy Adults." *Nutrients* 9.11 (2017): 1246, doi:10.3390/nu9111246.

45. Marcia C. de Oliveira Otto et al., "Everything in Moderation—Dietary Diversity and Quality, Central Obesity and Risk of Diabetes," *PLOS ONE* 10, n° 10 (2015): e0141341.

46. Bernard P. Kok et al., "Intestinal Bitter Taste Receptor Activation Alters Hormone Secretion and Imparts Metabolic Benefits," *Molecular Metabolism* 16 (2018): 76–87, doi:10.1016/j.molmet.2018.07.013.

2: TEMPO É TUDO

1. Valter D. Longo e Satchidananda Panda, "Fasting, Circadian Rhythms, and Time Restricted Feeding in Healthy Lifespan," *Cell Metabolism* 23, n° 6 (2016): 1048–59, doi:10.1016/j.cmet.2016.06.001.

2. Patricia L. Turner e Martin A. Mainster, "Circadian Photoreception: Ageing and the Eye's Important Role in Systemic Health," *British Journal of Ophthalmology* 92, n° 11 (2008): 1439–44.

3. Neil E. Klepeis et al., "The National Human Activity Pattern Survey (NHAPS): A Resource for Assessing Exposure to Environmental Pollutants," *Journal of Exposure Science and Environmental Epidemiology* 11, n° 3 (2001): 231.

4. David Montaigne et al., "Daytime Variation of Perioperative Myocardial Injury in Cardiac Surgery and Its Prevention by Rev-Erbα Antagonism: A Single-Centre

Propensity-Matched Cohort Study and a Randomised Study," *Lancet* 391, n° 10115 (2018): 59–69.

5. Fariba Raygan et al., "Melatonin Administration Lowers Biomarkers of Oxidative Stress and Cardio-Metabolic Risk in Type 2 Diabetic Patients with Coronary Heart Disease: A Randomized, Double-Blind, Placebo-Controlled Trial," *Clinical Nutrition* 38, n° 1 (2017): 191–96.

6. D. X. Tan et al., "Significance and Application of Melatonin in the Regulation of Brown Adipose Tissue Metabolism: Relation to Human Obesity," *Obesity Reviews* 12, n° 3 (2011): 167–88.

7. Ran Liu et al., "Melatonin Enhances DNA Repair Capacity Possibly by Affecting Genes Involved in DNA Damage Responsive Pathways," *BMC Cell Biology* 14, n° 1 (2013): 1.

8. Leonard A. Sauer, Robert T. Dauchy e David E. Blask, "Polyunsaturated Fatty Acids, Melatonin, and Cancer Prevention," Biochemical Pharmacology 61, n° 12 (2001): 1455–62.

9. M. Nathaniel Mead, "Benefits of Sunlight: A Bright Spot for Human Health," *Environmental Health Perspectives* 116, n° 4 (2008): A160–67, doi:10.1289/ ehp.116-a160.

10. Tina M. Burke et al., "Effects of Caffeine on the Human Circadian Clock in Vivo and in Vitro," *Science Translational Medicine* 7, n° 305 (2015): 305ra146–305ra146.

11. Lisa A. Ostrin, Kaleb S. Abbott e Hope M. Queener, "Attenuation of Short Wavelengths Alters Sleep and the ipRGC Pupil Response," *Ophthalmic and Physiological Optics* 37, n° 4 (2017): 440–50.

12. James Stringham, Nicole Stringham e Kevin O'Brien, "Macular Carotenoid Supplementation Improves Visual Performance, Sleep Quality, and Adverse Physical Symptoms in Those with High Screen Time Exposure," *Foods* 6, n° 7 (2017): 47.

13. Shawn D. Youngstedt, Jeffrey A. Elliott e Daniel F. Kripke, "Human Circadian Phase-Response Curves for Exercise," *Journal of Physiology* 597, n° 8 (2019): 2253–68.

14. Katri Peuhkuri, Nora Sihvola e Riitta Korpela, "Dietary Factors and Fluctuating Levels of Melatonin," *Food & Nutrition Research* 56, n° 1 (2012): 17252.

15. Kazunori Ohkawara et al., "Effects of Increased Meal Frequency on Fat Oxidation and Perceived Hunger," *Obesity* 21.2 (2013): 336–43; Hana Kahleova et al., "Meal Frequency and Timing Are Associated with Changes in Body Mass Index in Adventist Health Study 2," *Journal of Nutrition* 147, n° 9 (2017): 1722–28.

16. Eve Van Cauter, Kenneth S. Polonsky e André J. Scheen, "Roles of Circadian Rhythmicity and Sleep in Human Glucose Regulation," *Endocrine Reviews* 18, n° 5 (1997): 716–38.

17. Frank A. J. L. Scheer et al., "Adverse Metabolic and Cardiovascular Consequences of Circadian Misalignment," *Proceedings of the National Academy of Sciences* 106,

n° 11 (2009): 4453–58; Yukie Tsuchida, Sawa Hata e Yoshiaki Sone, "Effects of a Late Supper on Digestion and the Absorption of Dietary Carbohydrates in the Following Morning," *Journal of Physiological Anthropology* 32, n° 1 (2013): 9.

18. Megumi Hatori et al., "Time-Restricted Feeding Without Reducing Caloric Intake Prevents Metabolic Diseases in Mice Fed a High-Fat Diet," *Cell Metabolism* 15, n° 6 (2012): 848–60.

19. Kelsey Gabel et al., "Effects of 8-Hour Time-Restricted Feeding on Body Weight and Metabolic Disease Risk Factors in Obese Adults: A Pilot Study," *Nutrition and Healthy Aging* preprint (2018): 1–9; Elizabeth F. Sutton et al., "Early Time--Restricted Feeding Improves Insulin Sensitivity, Blood Pressure, and Oxidative Stress Even Without Weight Loss in Men with Prediabetes," *Cell Metabolism* 27, n° 6 (2018): 1212–21.

20. Manolis Kogevinas et al., "Effect of Mistimed Eating Patterns on Breast and Prostate Cancer Risk (MCC-Spain Study)," *International Journal of Cancer* 143, n° 10 (2018): 2380–89.

21. Catherine R. Marinac et al., "Prolonged Nightly Fasting and Breast Cancer Prognosis," *JAMA Oncology* 2, n° 8 (2016): 1049–55.

22. Patricia Rubio-Sastre et al., "Acute Melatonin Administration in Humans Impairs Glucose Tolerance in Both the Morning and Evening," *Sleep* 37, n° 10 (2014): 1715–19.

23. David Lehigh Allen et al., "Acute Daily Psychological Stress Causes Increased Atrophic Gene Expression and Myostatin-Dependent Muscle Atrophy," *American Journal of Physiology–Heart and Circulatory Physiology* 299, n° 3 (2010): R889–98.

24. Javier T. Gonzalez et al., "Breakfast and Exercise Contingently Affect Postprandial Metabolism and Energy Balance in Physically Active Males," *British Journal of Nutrition* 110, n° 4 (2013): 721–32.

25. Elizabeth A. Thomas et al., "Usual Breakfast Eating Habits Affect Response to Breakfast Skipping in Overweight Women," *Obesity* 23, n° 4 (2015): 750–59, doi:10.1002 /oby.21049.

26. Ricki J. Colman et al., "Caloric Restriction Reduces Age-Related and All-Cause Mortality in Rhesus Monkeys," *Nature Communications* 5 (2014): 3557.

27. Rai Ajit K. Srivastava et al., "AMP-Activated Protein Kinase: An Emerging Drug Target to Regulate Imbalances in Lipid and Carbohydrate Metabolism to Treat Cardio-Metabolic Diseases," Thematic Review Series: New Lipid and Lipoprotein Targets for the Treatment of Cardiometabolic Diseases, *Journal of Lipid Research* 53 n° 12 (2012): 2490–514.

28. Belinda Seto, "Rapamycin and mTOR: A Serendipitous Discovery and Implications for Breast Cancer," *Clinical and Translational Medicine* 1, n° 1 (2012): 29.

29. Francesca LiCausi e Nathaniel W. Hartman, "Role of mTOR Complexes in Neurogenesis," *International Journal of Molecular Sciences* 19, n° 5 (2018): 1544, doi:10.3390 /ijms19051544.

30. Alessandro Bitto et al., "Transient Rapamycin Treatment Can Increase Lifespan and Healthspan in Middle-Aged Mice," *eLife* 5 (2016): e16351.

31. Sebastian Brandhorst et al., "A Periodic Diet That Mimics Fasting Promotes Multi-System Regeneration, Enhanced Cognitive Performance, and Healthspan," *Cell Metabolism* 22, n° 1 (2015): 86–99, doi:10.1016/j.cmet.2015.05.012.

32. Ibid.

33. Sushil Kumar e Gurcharan Kaur, "Intermittent Fasting Dietary Restriction Regimen Negatively Influences Reproduction in Young Rats: A Study of HypothalamoHypophysial-Gonadal Axis," *PLOS ONE* 8, n° 1 (2013): e52416

3: O GATILHO DO VIGOR

1. Thomas J. Littlejohns et al., "Vitamin D and the Risk of Dementia and Alzheimer Disease," *Neurology* 83, n° 10 (2014): 920–28.

2. Lewis O. J. Killin et al., "Environmental Risk Factors for Dementia: A Systematic Review," *BMC Geriatrics* 16, n° 1 (2016): 175.

3. Joshua W. Miller et al., "Vitamin D Status and Rates of Cognitive Decline in a Multiethnic Cohort of Older Adults," *JAMA Neurology* 72, n° 11 (2015): 1295–303.

4. Jingya Jia et al. "Effects of Vitamin D Supplementation on Cognitive Function and Blood A -Related Biomarkers in Older Adults with Alzheimer's Disease: A Randomised, Double-Blind, Placebo-Controlled Trial." *Journal of Neurology, Neurosurgery & Psychiatry* (2019): jnnp-2018.

5. Robert Briggs et al., "Vitamin D Deficiency Is Associated with an Increased Likelihood of Incident Depression in Community-Dwelling Older Adults," *Journal of the American Medical Directors Association* 20, n° 5 (2019): 517–23.

6. Daniel A. Nation et al., "Blood–Brain Barrier Breakdown Is an Early Biomarker of Human Cognitive Dysfunction," *Nature Medicine* 25, n° 2 (2019): 270–76.

7. Peter Brøndum-Jacobsen et al., "25-hydroxyvitamin D and Symptomatic Ischemic Stroke: An Original Study and Meta-Analysis," *Annals of Neurology* 73, n° 1 (2013): 38–47.

8. Pauline Maillard et al., "Effects of Arterial Stiffness on Brain Integrity in Young Adults from the Framingham Heart Study," *Stroke* 47, n° 4 (2016): 1030–36; Joel Singer et al., "Arterial Stiffness, the Brain and Cognition: A Systematic Review," *Ageing Research Reviews* 15 (2014): 16–27.

9. Angela L. Jefferson et al., "Higher Aortic Stiffness Is Related to Lower Cerebral Blood Flow and Preserved Cerebrovascular Reactivity in Older Adults," *Circulation* 138, n° 18 (2018): 1951–62.

10. Noel T. Mueller et al., "Association of Age with Blood Pressure Across the Lifespan in Isolated Yanomami and Yekwana Villages," *JAMA Cardiology* 3, n° 12 (2018): 1247–49.

Notas De Referência ◀ 251

11. Daniel Lemogoum et al., "Effects of Hunter-Gatherer Subsistence Mode on Arterial Distensibility in Cameroonian Pygmies," *Hypertension* 60, n° 1 (2012): 123–28.

12. Ibhar Al Mheid et al., "Vitamin D Status Is Associated with Arterial Stiffness and Vascular Dysfunction in Healthy Humans," *Journal of the American College of Cardiology* 58, n° 2 (2011): 186–92.

13. Cedric F. Garland et al., "Meta-Analysis of All-Cause Mortality According to Serum 25-hydroxyvitamin D," *American Journal of Public Health* 104, n° 8 (2014): e43–50; Jacqueline A. Pettersen, "Vitamin D and Executive Functioning: Are Higher Levels Better?" *Journal of Clinical and Experimental Neuropsychology* 38, n° 4 (2016): 467–77.

14. Heike A. Bischoff-Ferrari et al., "Estimation of Optimal Serum Concentrations of 25-hydroxyvitamin D for Multiple Health Outcomes," *American Journal of Clinical Nutrition* 84, n° 1 (2006): 18–28.

15. John Paul Ekwaru et al., "The Importance of Body Weight for the Dose Response Relationship of Oral Vitamin D Supplementation and Serum 25-hydroxyvitamin D in Healthy Volunteers," *PLOS ONE* 9, n° 11 (2014): e111265.

16. Anas Raed et al., "Dose Responses of Vitamin D3 Supplementation on Arterial Stiffness in Overweight African Americans with Vitamin D Deficiency: A Placebo Controlled Randomized Trial," *PLOS ONE* 12, n° 12 (2017): e0188424.

17. Donald Liu et al., "UVA Irradiation of Human Skin Vasodilates Arterial Vasculature and Lowers Blood Pressure Independently of Nitric Oxide Synthase," *Journal of Investigative Dermatology* 134, n° 7 (2014): 1839–46.

18. Yong Zhang et al., "Vitamin D Inhibits Monocyte/Macrophage Proinflammatory Cytokine Production by Targeting MAPK Phosphatase-1," *Journal of Immunology* 188, n° 5 (2012): 2127–35.

19. Kai Yin e Devendra K. Agrawal, "Vitamin D and Inflammatory Diseases," *Journal of Inflammation Research* 7 (2014): 69.

20. JoAnn E. Manson et al., "Vitamin D Supplements and Prevention of Cancer and Cardiovascular Disease," *New England Journal of Medicine* 380, n° 1 (2019): 33–44.

21. Aaron Lerner, Patricia Jeremias e Torsten Matthias, "The World Incidence and Prevalence of Autoimmune Diseases Is Increasing," *International Journal of Celiac Disease* 3, n° 4 (2015): 151–55.

22. Wendy Dankers et al., "Vitamin D in Autoimmunity: Molecular Mechanisms and Therapeutic Potential," *Frontiers in Immunology* 697, n° 7 (2017), doi:10.3389/fimmu.2016.00697.

23. Ruth Dobson, Gavin Giovannoni e Sreeram Ramagopalan, "The Month of Birth Effect in Multiple Sclerosis: Systematic Review, Meta-Analysis and Effect of Latitude," *Journal of Neurology, Neurosurgery, and Psychiatry* 84, n° 4 (2013): 427–32.

24. Emily Evans, Laura Piccio e Anne H. Cross, "Use of Vitamins and Dietary Supplements by Patients with Multiple Sclerosis: A Review," *JAMA Neurology* 75, n° 8 (2018): 1013–21.

25. Barbara Prietl et al., "Vitamin D Supplementation and Regulatory T Cells in Apparently Healthy Subjects: Vitamin D Treatment for Autoimmune Diseases?" *Israel Medical Association Journal: IMAJ* 12, n° 3 (2010): 136–39.

26. Tara Raftery et al., "Effects of Vitamin D Supplementation on Intestinal Permeability, Cathelicidin and Disease Markers in Crohn's Disease: Results from a Randomised Double-Blind Placebo-Controlled Study," *United European Gastroenterology Journal* 3, n° 3 (2015): 294–302.

27. Danilo C. Finamor et al., "A Pilot Study Assessing the Effect of Prolonged Administration of High Daily Doses of Vitamin D on the Clinical Course of Vitiligo and Psoriasis," *Dermato-Endocrinology* 5, n° 1 (2013): 222–34, doi:10.4161/derm.24808.

28. Yasumichi Arai et al., "Inflammation, but Not Telomere Length, Predicts Successful Ageing at Extreme Old Age: A Longitudinal Study of Semi-Supercentenarians," *EBioMedicine* 2, n° 10 (2015): 1549–58.

29. Adam Kaplin e Laura Anzaldi, "New Movement in Neuroscience: A Purpose-Driven Life," *Cerebrum: The Dana Forum on Brain Science*, Dana Foundation, vol. 2015.

30. J. Brent Richards et al., "Higher Serum Vitamin D Concentrations Are Associated with Longer Leukocyte Telomere Length in Women," *American Journal of Clinical Nutrition* 86, n° 5 (2007): 1420–25, doi:10.1093/ajcn/86.5.1420.

31. Karla A. Mark et al., "Vitamin D Promotes Protein Homeostasis and Longevity via the Stress Response Pathway Genes skn-1, ire-1, and xbp-1," *Cell Reports* 17, n° 5 (2016): 1227–37.

32. Angela Carrelli et al., "Vitamin D Storage in Adipose Tissue of Obese and Normal Weight Women," *Journal of Bone and Mineral Research* 32, n° 2 (2016): 237–42, doi: 10.1002/jbmr.2979.

33. John Paul Ekwaru et al., "The Importance of Body Weight for the Dose Response Relationship of Oral Vitamin D Supplementation and Serum 25-hydroxyvitamin D in Healthy Volunteers," *PLOS ONE* 9, n° 11 (2014): e111265, doi:10.1371/journal.pone .0111265.

34. Elizabet saes da Silva et al., "Use of Sunscreen and Risk of Melanoma and Nonmelanoma Skin Cancer: A Systematic Review and Meta-Analysis," *European Journal of Dermatology* 28, n° 2 (2018): 186–201; Leslie K. Dennis, Laura E. Beane Freeman e Marta J. VanBeek, "Sunscreen Use and the Risk for Melanoma: A Quantitative Review," *Annals of Internal Medicine* 139, n° 12 (2003): 966–78; Michael Huncharek e Bruce Kupelnick, "Use of Topical Sunscreens and the Risk of Malignant Melanoma: A MetaAnalysis of 9067 Patients from 11 Case–Control Studies," *American Journal of Public Health* 92, n° 7 (2002): 1173–77.

Notas De Referência ◀ **253**

35. J. MacLaughlin e M. F. Holick, "Aging Decreases the Capacity of Human Skin to Produce Vitamin D3," *Journal of Clinical Investigation* 76, n° 4 (1985): 1536–38, doi: 10.1172/JCI112134.

36. J. Christopher Gallagher, "Vitamin D and Aging," *Endocrinology and Metabolism Clinics of North America* 42, n° 2 (2013): 319–32, doi:10.1016/j.ecl.2013.02.004.

37. Fahad Alshahrani e Naji Aljohani, "Vitamin D: Deficiency, Sufficiency and Toxicity," *Nutrients* 5, n° 9 (2013): 3605–16, doi:10.3390/nu5093605.

38. Emma Childs e Harriet de Wit, "Regular Exercise Is Associated with Emotional Resilience to Acute Stress in Healthy Adults," *Frontiers in Physiology* 5, n° 161 (2014), doi:10.3389/fphys.2014.00161.

39. Bruce S. McEwen e John C. Wingfield, "The Concept of Allostasis in Biology and Biomedicine," *Hormones and Behavior* 43.1 (2003): 2–15.

40. Michael T. Heneka, "Locus Ceruleus Controls Alzheimer's Disease Pathology by Modulating Microglial Functions Through Norepinephrine," *Proceedings of the National Academy of Sciences of the United States of America* 107.13 (2010): 6058–63, doi:10.1073 /pnas.0909586107.

41. Joanna Rymaszewska et al., "Whole-Body Cryotherapy as Adjunct Treatment of Depressive and Anxiety Disorders," *Archivum Immunologiae et Therapiae Experimentalis* 56.1 (2008): 63–68, doi:10.1007/s00005-008-0006-5.

42. Christoffer van Tulleken et al., "Open Water Swimming as a Treatment for Major Depressive Disorder," *BMJ Case Reports* 2018 (2018), doi:10.1136/bcr-2018-225007.

43. P. Šrámek et al., "Human Physiological Responses to Immersion into Water of Different Temperatures," *European Journal of Applied Physiology* 81, n° 5 (2000): 436–42.

44. Wouter van Marken Lichtenbelt e Patrick Schrauwen, "Implications of Nonshivering Thermogenesis for Energy Balance Regulation in Humans," *American Journal of Physiology–Regulatory, Integrative and Comparative Physiology* 301, n° 2 (2011): R285–96.

45. P. Šrámek et al., "Human Physiological Responses to Immersion into Water of Different Temperatures," *European Journal of Applied Physiology* 81, n° 5 (2000): 436–42.

46. Wouter van Marken Lichtenbelt et al., "Healthy Excursions Outside the Thermal Comfort Zone," *Building Research & Information* 45, n° 7 (2017): 819–27; Mark J.W. Hanssen et al., "Short-Term Cold Acclimation Improves Insulin Sensitivity in Patients with Type 2 Diabetes Mellitus," *Nature Medicine* 21, n° 8 (2015): 863.

47. Gregory N. Bratman et al., "Nature Experience Reduces Rumination and Subgenual Prefrontal Cortex Activation," *Proceedings of the National Academy of Sciences* 112, n° 28 (2015): 8567–72.

48. Tatsuo Watanabe et al., "Green Odor and Depressive-Like State in Rats: Toward an Evidence-Based Alternative Medicine?" *Behavioural Brain Research* 224, n° 2 (2011): 290–96.

49. MaryCarol Rossiter Hunter, "Urban Nature Experiences Reduce Stress in the Context of Daily Life Based on Salivary Biomarkers," *Frontiers in Psychology* 10 (2019): 722.

50. Pascal Imbeault, Isabelle Dépault e François Haman, "Cold Exposure Increases Adiponectin Levels in Men," *Metabolism* 58. n° 4 (2009): 552–59.

51. Arnav Katira e Peng H. Tan, "Evolving Role of Adiponectin in Cancer-Controversies and Update," *Cancer Biology & Medicine* 13, n° 1 (2016): 101.

52. Juhyun Song e Jong Eun Lee, "Adiponectin as a New Paradigm for Approaching Alzheimer's Disease," *Anatomy & Cell Biology* 46, n° 4 (2013): 229–34, doi:10.5115/acb .2013.46.4.229.

53. Tanjaniina Laukkanen et al., "Sauna Bathing Is Inversely Associated with Dementia and Alzheimer's Disease in Middle-Aged Finnish Men," *Age and Ageing* 46, n° 2 (2016): 245–49.

54. Vienna E. Brunt et al., "Passive Heat Therapy Improves Endothelial Function, Arterial Stiffness and Blood Pressure in Sedentary Humans," *Journal of Physiology* 594, n° 18 (2016): 5329–42.

55. Joy Hussain e Marc Cohen, "Clinical Effects of Regular Dry Sauna Bathing: A Systematic Review," *Evidence-Based Complementary and Alternative Medicine* 2018: 1857413, doi:10.1155/2018/1857413.

56. Małgorzata Żychowska et al., "Effects of Sauna Bathing on Stress-Related Genes Expression in Athletes and Non-athletes," *Annals of Agricultural and Environmental Medicine* 24, n° 1 (2017): 104–7.

57. Minoru Narita et al., "Heterologous μ-opioid Receptor Adaptation by Repeated Stimulation of κ-opioid Receptor: Up-regulation of G-protein Activation and Antinociception," *Journal of Neurochemistry* 85, n° 5 (2003): 1171–79.

58. Barbara A. Maher et al., "Magnetite Pollution Nanoparticles in the Human Brain," *Proceedings of the National Academy of Sciences* 113, n° 39 (2016): 10797–801.

59. Xin Zhang, Xi Chen e Xiaobo Zhang, "The Impact of Exposure to Air Pollution on Cognitive Performance," *Proceedings of the National Academy of Sciences* 115, n° 37 (2018): 9193–97.

60. Mafalda Cacciottolo et al., "Particulate Air Pollutants, APOE Alleles and Their Contributions to Cognitive Impairment in Older Women and to Amyloidogenesis in Experimental Models," *Translational Psychiatry* 7, n° 1 (2017): e1022.

61. Jia Zhong et al., "B-vitamin Supplementation Mitigates Effects of Fine Particles on Cardiac Autonomic Dysfunction and Inflammation: A Pilot Human Intervention Trial," *Scientific Reports* 7 (2017): 45322.

Notas De Referência **255**

62. Xiang-Yong Li et al., "Protection Against Fine Particle-Induced Pulmonary and Systemic Inflammation by Omega-3 Polyunsaturated Fatty Acids," *Biochimica et Biophysica Acta (BBA)—General Subjects* 1861, n° 3 (2017): 577–84.

63. Isabelle Romieu et al., "The Effect of Supplementation with Omega-3 Polyunsaturated Fatty Acids on Markers of Oxidative Stress in Elderly Exposed to PM(2.5)," *Environmental Health Perspectives* 116, n° 9 (2008): 1237–42.

64. David Heber et al., "Sulforaphane-Rich Broccoli Sprout Extract Attenuates Nasal Allergic Response to Diesel Exhaust Particles," *Food & Function* 5, n° 1 (2014): 35–41.

65. Patricia A. Egner et al., "Rapid and Sustainable Detoxication of Airborne Pollutants by Broccoli Sprout Beverage: Results of a Randomized Clinical Trial in China," *Cancer Prevention Research* 7, n° 8 (2014): 813–23, doi:10.1158/1940–6207. CAPR-14–0103.

66. Fabricio Pagani Possamai et al., "Antioxidant Intervention Compensates Oxidative Stress in Blood of Subjects Exposed to Emissions from a Coal Electric-Power Plant in South Brazil," *Environmental Toxicology and Pharmacology* 30, n° 2 (2010): 175–80.

4: LEVANTE A B**** DO SOFÁ

1. Steven F. Lewis e Charles H. Hennekens, "Regular Physical Activity: Forgotten Benefits," *American Journal of Medicine* 129, n° 2 (2016): 137–38.

2. Christian von Loeffelholz e Andreas Birkenfeld, "The Role of Non-exercise Activity Thermogenesis in Human Obesity," *Endotext [Internet]*, MDText.com, Inc., 2018.

3. Theodore B. Vanltallie, "Resistance to Weight Gain During Overfeeding: A NEAT Explanation," *Nutrition Reviews* 59, n° 2 (2001): 48–51.

4. James A. Levine, Norman L. Eberhardt e Michael D. Jensen, "Role of Nonexercise Activity Thermogenesis in Resistance to Fat Gain in Humans," *Science* 283, n° 5399 (1999): 212–14.

5. Lionel Bey e Marc T. Hamilton, "Suppression of Skeletal Muscle Lipoprotein Lipase Activity During Physical Inactivity: A Molecular Reason to Maintain Daily LowIntensity Activity," *Journal of Physiology* 551.Pt.2 (2003): 673–82, doi:10.1113/ jphysiol .2003.045591.

6. M. R. Taskinen e E. A. Nikkilä, "Effect of Acute Vigorous Exercise on Lipoprotein Lipase Activity of Adipose Tissue and Skeletal Muscle in Physically Active Men," *Artery* 6, n° 6 (1980): 471–83.

7. Sophie E. Carter, et al., "Regular Walking Breaks Prevent the Decline in Cerebral Blood Flow Associated with Prolonged Sitting," *Journal of Applied Physiology* 125.3 (2018): 790–98.

8. Ira J. Goldberg et al., "Regulation of Fatty Acid Uptake into Tissues: Lipoprotein Lipaseand CD36-Mediated Pathways," *Journal of Lipid Research* 50 Suppl. (2009): S86–90, doi:10.1194/jlr.R800085-JLR200.

9. Justin R. Trombold et al., "Acute High-Intensity Endurance Exercise Is More Effective Than Moderate-Intensity Exercise for Attenuation of Postprandial Triglyceride Elevation," *Journal of Applied Physiology* 114, n° 6 (2013): 792–800.

10. Francesco Zurlo et al., "Low Ratio of Fat to Carbohydrate Oxidation as Predictor of Weight Gain: Study of 24-h RQ ," *American Journal of Physiology-Endocrinology and Metabolism* 259, n° 5 (1990): E650–57.

11. Joana Araújo, Jianwen Cai e June Stevens, "Prevalence of Optimal Metabolic Health in American Adults: National Health and Nutrition Examination Survey 2009–2016," *Metabolic Syndrome and Related Disorders* 17.1 (2019): 46–52.

12. Gian Paolo Fadini et al., "At the Crossroads of Longevity and Metabolism: The Metabolic Syndrome and Lifespan Determinant Pathways," *Aging Cell* 10, n° 1 (2011): 10–17.

13. Hidetaka Hamasaki et al., "Daily Physical Activity Assessed by a Triaxial Accelerometer Is Beneficially Associated with Waist Circumference, Serum Triglycerides, and Insulin Resistance in Japanese Patients with Prediabetes or Untreated Early Type 2 Diabetes," *Journal of Diabetes Research* 2015 (2015).

14. Elin Ekblom-Bak et al., "The Importance of Non-exercise Physical Activity for Cardiovascular Health and Longevity," *British Journal of Sports Medicine* 48, n° 3 (2014): 233–38.

15. Bernard M. F. M. Duvivier et al., "Minimal Intensity Physical Activity (Standing and Walking) of Longer Duration Improves Insulin Action and Plasma Lipids More Than Shorter Periods of Moderate to Vigorous Exercise (Cycling) in Sedentary Subjects When Energy Expenditure Is Comparable," *PLOS ONE* 8, n° 2 (2013): e55542.

16. Carter et al., "Regular Walking Breaks."

17. Ernest R. Greene, Kushum Shrestha e Analyssa Garcia, "Acute Effects of Walking on Human Internal Carotid Blood Flow," *FASEB Journal* 31, n° 1 Suppl. (2017): 840–23.

18. Chun Liang Hsu et al., "Aerobic Exercise Promotes Executive Functions and Impacts Functional Neural Activity Among Older Adults with Vascular Cognitive Impairment," *British Journal of Sports Medicine* 52, n° 3 (2018): 184–91.

19. Aron S. Buchman et al., "Physical Activity, Common Brain Pathologies, and Cognition in Community-Dwelling Older Adults," *Neurology* 92, n° 8 (2019): e811–22.

20. Mark A. Hearris et al., "Regulation of Muscle Glycogen Metabolism During Exercise: Implications for Endurance Performance and Training Adaptations," *Nutrients* 10, n° 3 (2018): 298, doi:10.3390/nu10030298.

21. Brad Jon Schoenfeld e Alan Albert Aragon, "How Much Protein Can the Body Use in a Single Meal for Muscle-Building? Implications for Daily Protein Distribution," *Journal of the International Society of Sports Nutrition* 15, n° 1 (2018): 10.

22. Alan Albert Aragon e Brad Jon Schoenfeld, "Nutrient Timing Revisited: Is There a Post-exercise Anabolic Window?" *Journal of the International Society of Sports Nutrition* 10, n° 1 (2013): 5.

23. Ibid.

24. George A. Brooks, "Cell–Cell and Intracellular Lactate Shuttles," *Journal of Physiology* 587.Pt.23 (2009): 5591–600, doi:10.1113/jphysiol.2009.178350.

25. Patrizia Proia et al., "Lactate as a Metabolite and a Regulator in the Central Nervous System," *International Journal of Molecular Sciences* 17, n° 9 (2016): 1450, doi:10.3390 /ijms17091450.

26. Laurel Riske et al., "Lactate in the Brain: An Update on Its Relevance to Brain Energy, Neurons, Glia and Panic Disorder," *Therapeutic Advances in Psychopharmacology* 7, n° 2 (2016): 85–89, doi:10.1177/2045125316675579.

27. Proia et al., "Lactate as a Metabolite."

28. Margaret Schenkman et al., "Effect of High-Intensity Treadmill Exercise on Motor Symptoms in Patients with de Novo Parkinson's Disease: A Phase 2 Randomized Clinical Trial," *JAMA Neurology* 75, n° 2 (2018): 219–26.

29. Jenna B. Gillen et al., "Twelve Weeks of Sprint Interval Training Improves Indices of Cardiometabolic Health Similar to Traditional Endurance Training Despite a Fivefold Lower Exercise Volume and Time Commitment," *PLOS ONE* 11, n° 4 (2016): e0154075.

30. Robert Acton Jacobs et al., "Improvements in Exercise Performance with High-Intensity Interval Training Coincide with an Increase in Skeletal Muscle Mitochondrial Content and Function," *Journal of Applied Physiology* 115, n° 6 (2013): 785–93.

31. Masahiro Banno et al., "Exercise Can Improve Sleep Quality: A Systematic Review and Meta-Analysis," *PeerJ* 6 (2018): e5172, doi: 10.7717/peerj.5172.

32. Joseph T. Flynn et al., "Clinical Practice Guideline for Screening and Management of High Blood Pressure in Children and Adolescents," *Pediatrics* 140, n° 3 (2017): e20171904.

33. Jeff D. Williamson et al., "Effect of Intensive vs. Standard Blood Pressure Control on Probable Dementia: A Randomized Clinical Trial," *JAMA* 321, n° 6 (2019): 553–61.

34. Lisa A. Te Morenga et al., "Dietary Sugars and Cardiometabolic Risk: Systematic Review and Meta-Analyses of Randomized Controlled Trials of the Effects on Blood Pressure and Lipids," *American Journal of Clinical Nutrition* 100, n° 1 (2014): 65–79.

35. Tessio Rebello, Robert E. Hodges e Jack L. Smith, "Short-Term Effects of Various Sugars on Antinatriuresis and Blood Pressure Changes in Normotensive Young Men," *American Journal of Clinical Nutrition* 38, n° 1 (1983): 84–94.

36. Huseyin Naci et al., "How Does Exercise Treatment Compare with Antihypertensive Medications? A Network Meta-Analysis of 391 Randomised Controlled Trials Assessing Exercise and Medication Effects on Systolic Blood Pressure," *British Journal of Sports Medicine* (2018): 53, (2018): 859–69.

37. Eric D. Vidoni et al., "Dose-Response of Aerobic Exercise on Cognition: A Community-Based, Pilot Randomized Controlled Trial," *PLOS ONE* 10, n° 7 (2015): e0131647, doi:10.1371/journal.pone.0131647.

38. Lin Li et al., "Acute Aerobic Exercise Increases Cortical Activity During Working Memory: A Functional MRI Study in Female College Students," *PLOS ONE* 9, n° 6 (2014): e99222.

39. Fengqin Liu et al., "It Takes Biking to Learn: Physical Activity Improves Learning a Second Language," *PLOS ONE* 12, n° 5 (2017): e0177624.

40. Felipe B. Schuch et al., "Are Lower Levels of Cardiorespiratory Fitness Associated with Incident Depression? A Systematic Review of Prospective Cohort Studies," *Preventive Medicine* 93 (2016): 159–65.

41. Ioannis D. Morres et al., "Aerobic Exercise for Adult Patients with Major Depressive Disorder in Mental Health Services: A Systematic Review and Meta-Analysis," *Depression and Anxiety* 36, n° 1 (2019): 39–53.

42. Brett R. Gordon et al., "Association of Efficacy of Resistance Exercise Training with Depressive Symptoms: Meta-Analysis and Meta-Regression Analysis of Randomized Clinical Trials," *JAMA Psychiatry* 75, n° 6 (2018): 566–76.

43. Brett R. Gordon et al., "The Effects of Resistance Exercise Training on Anxiety: A Meta-Analysis and Meta-Regression Analysis of Randomized Controlled Trials," *Sports Medicine* 47, n° 12 (2017): 2521–32.

44. Friederike Klempin et al., "Serotonin Is Required for Exercise-Induced Adult Hippocampal Neurogenesis," *Journal of Neuroscience* 33, n° 19 (2013): 8270–75.

45. Kristen M. Beavers et al., "Effect of Exercise Type During Intentional Weight Loss on Body Composition in Older Adults with Obesity," *Obesity* 25, n° 11 (2017): 1823–29, doi:10.1002/oby.21977.

46. Emmanuel Stamatakis et al., "Does Strength-Promoting Exercise Confer Unique Health Benefits? A Pooled Analysis of Data on 11 Population Cohorts with All-Cause, Cancer, and Cardiovascular Mortality Endpoints," *American Journal of Epidemiology* 187, n° 5 (2017): 1102–12.

47. Yorgi Mavros et al., "Mediation of Cognitive Function Improvements by Strength Gains After Resistance Training in Older Adults with Mild Cognitive Impairment: Outcomes of the Study of Mental and Resistance Training," *Journal of the American Geriatrics Society* 65, n° 3 (2017): 550–59.

48. Ivan Bautmans, Katrien Van Puyvelde e Tony Mets, "Sarcopenia and Functional Decline: Pathophysiology, Prevention and Therapy" *Acta Clinica Belgica* 64, n° 4 (2009): 303–16.

49. Monique E. Francois et al., "'Exercise Snacks' Before Meals: A Novel Strategy to Improve Glycaemic Control in Individuals with Insulin Resistance," *Diabetologia* 57, n° 7 (2014): 1437–45.

50. Brad J. Schoenfeld et al., "Influence of Resistance Training Frequency on Muscular Adaptations in Well-Trained Men," *Journal of Strength & Conditioning Research* 29, n° 7 (2015): 1821–29.

51. Laura D. Baker et al., "Effects of Growth Hormone–Releasing Hormone on Cognitive Function in Adults with Mild Cognitive Impairment and Healthy Older Adults: Results of a Controlled Trial," *Archives of Neurology* 69, n° 11 (2012): 1420–29, doi:10.1001 /archneurol.2012.1970.

52. Gabrielle Brandenberger et al., "Effect of Sleep Deprivation on Overall 24 h GrowthHormone Secretion," *Lancet* 356, n° 9239 (2000): 1408.

53. Johanna A. Pallotta e Patricia J. Kennedy, "Response of Plasma Insulin and Growth Hormone to Carbohydrate and Protein Feeding," *Metabolism* 17.10 (1968): 901–8.

54. Helene Nørrelund, "The Metabolic Role of Growth Hormone in Humans with Particular Reference to Fasting," *Growth Hormone & IGF Research* 15, n° 2 (2005): 95–122.

55. Rachel Leproult e Eve Van Cauter, "Effect of 1 Week of Sleep Restriction on Testosterone Levels in Young Healthy Men," *JAMA* 305, n° 21 (2011): 2173–4, doi:10.1001 /jama.2011.710.

56. Flavio A. Cadegiani e Claudio E. Kater, "Hormonal Aspects of Overtraining Syndrome: A Systematic Review," *BMC Sports Science, Medicine & Rehabilitation* 9, n° 14 (2017), doi:10.1186/s13102-017-0079-8.

57. Nathaniel D. M. Jenkins et al., "Greater Neural Adaptations Following High- vs. LowLoad Resistance Training," *Frontiers in Physiology* 8 (2017): 331.

5: MUNDO TÓXICO

1. Robert Dales et al., "Quality of Indoor Residential Air and Health," *CMAJ: Canadian Medical Association Journal* 179, n° 2 (2008): 147–52, doi:10.1503/cmaj.070359.

2. "Bisphenol A (BPA)," *National Institute of Environmental Health Sciences*, U.S. Department of Health and Human Services, www.niehs.nih.gov/health/topics/ agents/sya-bpa/index.cfm; Buyun Liu et al., "Bisphenol A Substitutes and Obesity in US Adults: Analysis of a Population-Based, Cross-Sectional Study," *Lancet, Planetary Health* 1.3 (2017): e114–22, doi:10.1016/S2542–5196(17)30049–9.

3. Rachael Beairsto, "Is BPA Safe? Endocrine Society Addresses FDA Position on Commercial BPA Use," *Endocrinology Advisor*, 24 de outubro de 2018, www.

260 ▶ VIDA GENIAL

endocrinologyadvisor .com/home/topics/general-endocrinology/is-bpa-safe--endocrine-society-addresses-fda -position-on-commercial-bpa-use/.

4. Subhrangsu S. Mandal, ed., *Gene Regulation, Epigenetics and Hormone Signaling*, vol. 1 (TK: John Wiley & Sons, 2017).

5. Julia R. Varshavsky et al., "Dietary Sources of Cumulative Phthalates Exposure Among the US General Population in NHANES 2005–2014," *Environment International* 115 (2018): 417–29.

6. Kristen M. Rappazzo et al., "Exposure to Perfluorinated Alkyl Substances and Health Outcomes in Children: A Systematic Review of the Epidemiologic Literature," *International Journal of Environmental Research and Public Health* 14, n° 7 (2017): 691, doi:10.3390 /ijerph14070691; Gang Liu et al., "Perfluoroalkyl Substances and Changes in Body Weight and Resting Metabolic Rate in Response to Weight-Loss Diets: A Prospective Study," *PLOS Medicine* 15, n° 2 (2018): e1002502, doi:10.1371/journal.pmed.1002502.

7. Ying Li et al., "Half-Lives of PFOS, PFHxS and PFOA After End of Exposure to Contaminated Drinking Water," *Occupational and Environmental Medicine* 75, n° 1 (2018): 46–51.

8. Katherine E. Boronow et al., "Serum Concentrations of PFASs and Exposure-Related Behaviors in African American and Non-Hispanic White Women," *Journal of Exposure Science & Environmental Epidemiology* 29, n° 2 (2019): 206.

9. Patricia Callahan e Sam Roe, "Big Tobacco Wins Fire Marshals as Allies in Flame Retardant Push," chicagotribune.com, 21 de março de 2019, www.chicagotribune.com/ct-met-flames-tobacco-20120508-story.html.

10. Julie B. Herbstman et al., "Prenatal Exposure to PBDEs and Neurodevelopment," *Environmental Health Perspectives* 118, n° 5 (2010): 712–19.

11. Carla A. Ng et al., "Polybrominated Diphenyl Ether (PBDE) Accumulation in Farmed Salmon Evaluated Using a Dynamic Sea-Cage Production Model," *Environmental Science & Technology* 52, n° 12 (2018): 6965–73.

12. Sumedha M. Joshi, "The Sick Building Syndrome," *Indian Journal of Occupational and Environmental Medicine* 12, n° 2 (2008): 61–64, doi: 10.4103/0019–5278.43262.

13. P. D. Darbre et al., "Concentrations of Parabens in Human Breast Tumours," *Journal of Applied Toxicology* 24, n° 1 (2004): 5–13.

14. Damian Maseda et al., "Nonsteroidal Anti-inflammatory Drugs Alter the Microbiota and Exacerbate *Clostridium difficile* Colitis While Dysregulating the Inflammatory Response," *mBio* 10, n° 1 (2019): e02282–18, doi:10.1128/mBio.02282–18.

15. Mats Lilja et al., "High Doses of Anti-inflammatory Drugs Compromise Muscle Strength and Hypertrophic Adaptations to Resistance Training in Young Adults," *Acta Physiologica* 222, n° 2 (2018): e12948.

16. Dominik Mischkowski, Jennifer Crocker e Baldwin M. Way, "From Painkiller to Empathy Killer: Acetaminophen (Paracetamol) Reduces Empathy for Pain," *Social Cognitive and Affective Neuroscience* 11, n° 9 (2016): 1345–53.

17. Claudia B. Avella-Garcia et al., "Acetaminophen Use in Pregnancy and Neurodevelopment: Attention Function and Autism Spectrum Symptoms," *International Journal of Epidemiology* 45, n° 6 (2016): 1987–96.

18. C. G. Bornehag et al., "Prenatal Exposure to Acetaminophen and Children's Language Development at 30 Months," *European Psychiatry* 51 (2018): 98–103.

19. John T. Slattery et al., "Dose-Dependent Pharmacokinetics of Acetaminophen: Evidence of Glutathione Depletion in Humans," *Clinical Pharmacology & Therapeutics* 41, n° 4 (1987): 413–18.

20. Xueya Cai et al., "Long-Term Anticholinergic Use and the Aging Brain," *Alzheimer's & Dementia* 9, n° 4 (2013): 377–85, doi:10.1016/j.jalz.2012.02.005.

21. Shelly L. Gray et al., "Cumulative Use of Strong Anticholinergics and Incident Dementia: A Prospective Cohort Study," *JAMA Internal Medicine* 175, n° 3 (2015): 401–7, doi:10.1001/jamainternmed.2014.7663.

22. Ghada Bassioni et al., "Risk Assessment of Using Aluminum Foil in Food Preparation," *International Journal of Electrochemical Science* 7, n° 5 (2012): 4498–509.

23. Clare Minshall, Jodie Nadal e Christopher Exley, "Aluminium in Human Sweat," *Journal of Trace Elements in Medicine and Biology* 28, n° 1 (2014): 87–88.

24. Pranita D. Tamma e Sara E. Cosgrove, "Addressing the Appropriateness of Outpatient Antibiotic Prescribing in the United States: An Important First Step," *JAMA* 315, n° 17 (2016): 1839–41.

25. Jordan E. Bisanz et al., "Randomized Open-Label Pilot Study of the Influence of Probiotics and the Gut Microbiome on Toxic Metal Levels in Tanzanian Pregnant Women and School Children," *mBio* 5, n° 5 (2014): e01580–14.

26. Les Dethlefsen et al., "The Pervasive Effects of an Antibiotic on the Human Gut Microbiota, as Revealed by Deep 16S rRNA Sequencing," *PLOS Biology* 6, n° 11 (2008): e280, doi:10.1371/journal.pbio.0060280.

27. Tsepo Ramatla et al., "Evaluation of Antibiotic Residues in Raw Meat Using Different Analytical Methods," *Antibiotics* 6.4 (2017): 34, doi:10.3390/antibiotics6040034; Khurram Muaz et al., "Antibiotic Residues in Chicken Meat: Global Prevalence, Threats, and Decontamination Strategies: A Review," *Journal of Food Protection* 81, n° 4 (2018): 619–27.

28. Marcin Barański et al., "Higher Antioxidant and Lower Cadmium Concentrations and Lower Incidence of Pesticide Residues in Organically Grown Crops: A Systematic Literature Review and Meta-Analyses," *British Journal of Nutrition* 112, n° 5 (2014): 794–811.

262 ▶ VIDA GENIAL

29. Jotham Suez et al., "Post-antibiotic Gut Mucosal Microbiome Reconstitution Is Impaired by Probiotics and Improved by Autologous FMT," *Cell* 174, n° 6 (2018): 1406–23.

30. Ruth E. Brown et al., "Secular Differences in the Association Between Caloric Intake, Macronutrient Intake, and Physical Activity with Obesity," *Obesity Research & Clinical Practice* 10, n° 3 (2016): 243–55.

31. Tetsuhide Ito e Robert T. Jensen, "Association of Long-Term Proton Pump Inhibitor Therapy with Bone Fractures and Effects on Absorption of Calcium, Vitamin B12, Iron, and Magnesium," *Current Gastroenterology Reports* 12, n° 6 (2010): 448–57, doi:10.1007/s11894-010-0141-0.

32. Elizabet saes da Silva et al., "Use of Sunscreen and Risk of Melanoma and Nonmelanoma Skin Cancer: A Systematic Review and Meta-Analysis," *European Journal of Dermatology* 28, n° 2 (2018): 186–201; Leslie K. Dennis, Laura E. Beane Freeman e Marta J. VanBeek, "Sunscreen Use and the Risk for Melanoma: A Quantitative Review," *Annals of Internal Medicine* 139, n° 12 (2003): 966–78; Michael Huncharek e Bruce Kupelnick, "Use of Topical Sunscreens and the Risk of Malignant Melanoma: A MetaAnalysis of 9067 Patients from 11 Case-Control Studies," *American Journal of Public Health* 92, n° 7 (2002): 1173–77.

33. Cheng Wang et al., "Stability and Removal of Selected Avobenzone's Chlorination Products," *Chemosphere* 182 (2017): 238–44.

34. Murali K. Matta et al., "Effect of Sunscreen Application Under Maximal Use Conditions on Plasma Concentration of Sunscreen Active Ingredients: A Randomized Clinical Trial," *JAMA* 321, n° 21 (2019): 2082–91.

35. Naoki Ito et al., "The Protective Role of Astaxanthin for UV-Induced Skin Deterioration in Healthy People—A Randomized, Double-Blind, Placebo-Controlled Trial," *Nutrients* 10, n° 7 (2018): 817, doi:10.3390/nu10070817.

36. Rui Li et al., "Mercury Pollution in Vegetables, Grains and Soils from Areas Surrounding Coal-Fired Power Plants," *Scientific Reports* 7, n° 46545 (2017).

37. Nicholas V. C. Ralston et al., "Dietary Selenium's Protective Effects Against Methylmercury Toxicity." *Toxicology* 278.1 (2010): 112–123.

38. Philippe Grandjean et al., "Cognitive Deficit in 7-Year-Old Children with Prenatal Exposure to Methylmercury," *Neurotoxicology and Teratology* 19, n° 6 (1997): 417–28.

39. Ondine van de Rest et al., "APOE ε4 and the Associations of Seafood and Long--Chain Omega-3 Fatty Acids with Cognitive Decline," *Neurology* 86, n° 22 (2016): 2063–70.

40. Martha Clare Morris et al., "Association of Seafood Consumption, Brain Mercury Level, and APOE ε4 Status with Brain Neuropathology in Older Adults," *JAMA* 315, n° 5 (2016): 489–97, doi:10.1001/jama.2015.19451.

41. Jianghong Liu et al., "The Mediating Role of Sleep in the Fish Consumption–Cognitive Functioning Relationship: A Cohort Study," *Scientific Reports* 7, n° 1 (2017): 17961; Joseph R. Hibbeln et al. "Maternal Seafood Consumption in Pregnancy and

Neurodevelopmental Outcomes in Childhood (ALSPAC Study): An Observational Cohort Study." *The Lancet* 369.9561 (2007): 578–585.

42. Maria A. I. Åberg et al., "Fish Intake of Swedish Male Adolescents Is a Predictor of Cognitive Performance," *Acta Paediatrica* 98, n° 3 (2009): 555–60.

43. Margaret E. Sears et al., "Arsenic, Cadmium, Lead, and Mercury in Sweat: A Systematic Review," *Journal of Environmental and Public Health* 2012, n° 184745 (2012), doi:10.1155/2012/184745.

44. T. T. Sjursen et al., "Changes in Health Complaints After Removal of Amalgam Fillings," *Journal of Oral Rehabilitation* 38, n° 11 (2011): 835–48, doi:10.1111/j.1365-2842 .2011.02223.x.

45. R. C. Kaltreider et al., "Arsenic Alters the Function of the Glucocorticoid Receptor as a Transcription Factor," *Environmental Health Perspectives* 109, n° 3 (2001): 245–51, doi:10.1289/ehp.01109245

46. Frederick M. Fishel, *Pesticide Use Trends in the United States: Agricultural Pesticides*, University of Florida IFSAS Extension, http://edis.ifas.ufl.edu/pi176.

47. Isioma Tongo e Lawrence Ezemonye, "Human Health Risks Associated with Residual Pesticide Levels in Edible Tissues of Slaughtered Cattle in Benin City, Southern Nigeria," *Toxicology Reports* 3, n° 2 (2015): 1117–35, doi:10.1016/j.toxrep.2015.07.008.

48. Wissem Mnif et al., "Effect of Endocrine Disruptor Pesticides: A Review," *International Journal of Environmental Research and Public Health* 8, n° 6 (2011): 2265–303, doi:10.3390/ijerph8062265.

49. Carly Hyland et al., "Organic Diet Intervention Significantly Reduces Urinary Pesticide Levels in U.S. Children and Adults," *Environmental Research* 171 (2019): 568–75.

50. Julia Baudry et al., "Association of Frequency of Organic Food Consumption with Cancer Risk: Findings from the NutriNet-Santé Prospective Cohort Study," *JAMA Internal Medicine* 178, n° 12 (2018): 1597–606; Luoping Zhang et al., "Exposure to Glyphosate-Based Herbicides and Risk for Non-Hodgkin Lymphoma: A Meta--analysis and Supporting Evidence," *Mutation Research/Reviews in Mutation Research* (2019).

51. Timothy Ciesielski et al., "Cadmium Exposure and Neurodevelopmental Outcomes in U.S. Children," *Environmental Health Perspectives* 120, n° 5 (2012): 758–63, doi:10.1289 /ehp.1104152.

52. Marcin Barański et al., "Higher Antioxidant and Lower Cadmium Concentrations and Lower Incidence of Pesticide Residues in Organically Grown Crops: A Systematic Literature Review and Meta-analyses," *British Journal of Nutrition* 112, n° 5 (2014): 794–811.

53. Rodjana Chunhabundit, "Cadmium Exposure and Potential Health Risk from Foods in Contaminated Area, Thailand," *Toxicological Research* 32, n° 1 (2016): 65–72, doi: 10.5487/TR.2016.32.1.065.

54. "New Study Finds Lead Levels in a Majority of Paints Exceed Chinese Regulation and Should Not Be on Store Shelves," *IPEN*, ipen.org/news/new-study-finds-lead-levels-majority-paints-exceed-chinese-regulation-and-should-not-be-store.

55. "Lead in Food: A Hidden Health Threat," Environmental Defense Fund, EDF Health, 15 de junho, 2017.

56. "Health Effects of Low-Level Lead Evaluation," National Toxicology Program, National Institute of Environmental Health Sciences, U.S. Department of Health and Human Services, ntp.niehs.nih.gov/pubhealth/hat/noms/lead/index.html.

57. Olukayode Okunade et al., "Supplementation of the Diet by Exogenous Myrosinase via Mustard Seeds to Increase the Bioavailability of Sulforaphane in Healthy Human Subjects After the Consumption of Cooked Broccoli," *Molecular Nutrition & Food Research* 62, n° 18 (2018): 69 1700980.

58. J. W. Fahey et al., "Broccoli Sprouts: An Exceptionally Rich Source of Inducers of Enzymes That Protect Against Chemical Carcinogens," *Proceedings of the National Academy of Sciences of the United States of America* 94, n° 19 (1997): 10367–72, doi:10.1073 /pnas.94.19.10367.

59. Michael C. Petriello et al., "Modulation of Persistent Organic Pollutant Toxicity Through Nutritional Intervention: Emerging Opportunities in Biomedicine and Environmental Remediation," *Science of the Total Environment* 491–492 (2014): 11–16, doi:10.1016 /j.scitotenv.2014.01.109.

60. K. D. Kent, W. J. Harper e J. A. Bomser, "Effect of Whey Protein Isolate on Intracellular Glutathione and Oxidant-Induced Cell Death in Human Prostate Epithelial Cells," *Toxicology in Vitro* 17, n° 1 (2003): 27–33.

6: PAZ DE ESPÍRITO

1. Michael G. Gottschalk e Katharina Domschke, "Genetics of Generalized Anxiety Disorder and Related Traits," *Dialogues in Clinical Neuroscience* 19, n° 2 (2017): 159–68; Falk W. Lohoff, "Overview of the Genetics of Major Depressive Disorder," *Current Psychiatry Reports* 12, n° 6 (2010): 539–46, doi:10.1007/s11920-010-0150-6.

2. Andrea H. Weinberger et al., "Trends in Depression Prevalence in the USA from 2005 to 2015: Widening Disparities in Vulnerable Groups," *Psychological Medicine* 48, n° 8 (2018): 1308–15.

3. Conor J. Wild et al., "Dissociable Effects of Self-Reported Daily Sleep Duration on High-Level Cognitive Abilities," *Sleep* 41, n° 12 (2018), doi:10.1093/sleep/zsy182.

4. Esther Donga et al., "A Single Night of Partial Sleep Deprivation Induces Insulin Resistance in Multiple Metabolic Pathways in Healthy Subjects," *Journal of Clinical Endocrinology & Metabolism* 95, n° 6 (2010): 2963–68.

5. Jerrah K. Holth et al., "The Sleep-Wake Cycle Regulates Brain Interstitial Fluid Tau in Mice and CSF Tau in Humans," *Science* 363, n° 6429 (2019): 880–84.

Notas De Referência **265**

6. Thomas J. Moore e Donald R. Mattison, "Adult Utilization of Psychiatric Drugs and Differences by Sex, Age, and Race," *JAMA Internal Medicine* 177, n° 2 (2017): 274–75.

7. Seung-Schik Yoo et al., "The Human Emotional Brain without Sleep—A Prefrontal Amygdala Disconnect," *Current Biology* 17.20 (2007): R877–78.

8. Haya Al Khatib, S. V. Harding, J. Darzi e G. K. Pot. "The Effects of Partial Sleep Deprivation on Energy Balance: A Systematic Review and Meta-Analysis." *European Journal of Clinical Nutrition* 71, n° 5 (2017): 614; Jenny Theorell-Haglöw et al., "Sleep Duration is Associated with Healthy Diet Scores and Meal Patterns: Results from the Population-Based EpiHealth Study." *Journal of Clinical Sleep Medicine* (2019).

9. Tony T. Yang et al., "Adolescents with Major Depression Demonstrate Increased Amygdala Activation," *Journal of the American Academy of Child and Adolescent Psychiatry* 49, n° 1 (2010): 42–51.

10. Yoo et al., "The Human Emotional Brain Without Sleep."

11. Eti Ben Simon e Matthew P. Walker, "Sleep Loss Causes Social Withdrawal and Loneliness," *Nature Communications* 9, n° 3146 (2018).

12. Seung-Gul Kang et al., "Decrease in fMRI Brain Activation During Working Memory Performed after Sleeping Under 10 Lux Light," *Scientific Reports* 6, n° 36731 (2016).

13. Brendan M. Gabriel e Juleen R. Zierath, "Circadian Rhythms and Exercise—Re--setting the Clock in Metabolic Disease," *Nature Reviews Endocrinology* 15, n° 4 (2019): 197–06.

14. Behnood Abbasi et al., "The Effect of Magnesium Supplementation on Primary Insomnia in Elderly: A Double-Blind Placebo-Controlled Clinical Trial," *Journal of Research in Medical Sciences: The Official Journal of Isfahan University of Medical Sciences* 17, n° 12 (2012): 1161–69.

15. Cibele Aparecida Crispim et al., "Relationship Between Food Intake and Sleep Pattern in Healthy Individuals," *Journal of Clinical Sleep Medicine* 7, n° 6 (2011): 659–64, doi:10.5664/jcsm.1476.

16. Adrian F. Ward et al., "Brain Drain: The Mere Presence of One's Own Smartphone Reduces Available Cognitive Capacity," *Journal of the Association for Consumer Research* 2, n° 2 (2017): 140–54.

17. Ji-Won Chun et al., "Role of Frontostriatal Connectivity in Adolescents with Excessive Smartphone Use," *Frontiers in Psychiatry* 9, n° 437 (2018): doi:10.3389/fpsyt.2018.00437.

18. Melissa G. Hunt et al., "No More FOMO: Limiting Social Media Decreases Loneliness and Depression," *Journal of Social and Clinical Psychology* 37, n° 10 (2018): 751–68.

19. Matteo Bergami et al., "A Critical Period for Experience-Dependent Remodeling of Adult-Born Neuron Connectivity," *Neuron* 85, n° 4 (2015): 710–17.

266 ▶ VIDA GENIAL

20. Jennifer E. Stellar et al., "Positive Affect and Markers of Inflammation: Discrete Positive Emotions Predict Lower Levels of Inflammatory Cytokines," *Emotion* 1, n° 2 (2015): 129.

21. Norman C. Reynolds Jr. e Robert Montgomery, "Using the Argonne Diet in Jet Lag Prevention: Deployment of Troops Across Nine Time Zones," *Military Medicine* 167, n° 6 (2002): 451–53.

22. Andrew Herxheimer e Keith J. Petrie, "Melatonin for the Prevention and Treatment of Jet Lag," *Cochrane Database of Systematic Reviews* 2 (2002).

23. Enzo Tagliazucchi et al., "Increased Global Functional Connectivity Correlates with LSD-Induced Ego Dissolution," *Current Biology* 26, n° 8 (2016): 1043–50.

24. Julie Scharper, "Crash Course in the Nature of Mind," *Hub*, 1° de setembro de 2017, hub.jhu.edu/magazine/2017/fall/roland-griffiths-magic-mushrooms-experi-ment-psilocybin-depression/.

25. Tanja Miller e Laila Nielsen, "Measure of Significance of Holotropic Breathwork in the Development of Self-Awareness," *Journal of Alternative and Complementary Medicine* 21, n° 12 (2015): 796–803.

26. Mette Sørensen et al., "Long-Term Exposure to Road Traffic Noise and Incident Diabetes: A Cohort Study," *Environmental Health Perspectives* 121, n° 2 (2013): 217–22, doi:10.1289/ehp.1205503.

27. Manfred E. Beutel et al., "Noise Annoyance Is Associated with Depression and Anxiety in the General Population—The Contribution of Aircraft Noise," *PLOS ONE* 11, n° 5 (2016): e0155357, doi:10.1371/journal.pone.0155357.

28. Ivana Buric et al., "What Is the Molecular Signature of Mind-Body Interventions? A Systematic Review of Gene Expression Changes Induced by Meditation and Related Practices," *Frontiers in Immunology* 8, n° 670 (2017), doi:10.3389/fimmu.2017.00670.

29. Nicola S. Schutte e John M. Malouff, "A Meta-Analytic Review of the Effects of Mindfulness Meditation on Telomerase Activity," *Psychoneuroendocrinology* 42 (2014): 45–48.

30. Julia C. Basso et al., "Brief, Daily Meditation Enhances Attention, Memory, Mood, and Emotional Regulation in Non-experienced Meditators," *Behavioural Brain Research* 356 (2019): 208–20.

31. Ibid.

32. David R. Kille, Amanda L. Forest e Joanne V. Wood, "Tall, Dark, and Stable: Embodiment Motivates Mate Selection Preferences," *Psychological Science* 24, n° 1 (2013): 112–14.

33. Cigna, "Cigna's U.S. Lonliness Index," https://www.multivu.com/players/English/8294451-cigna-us-loneliness-survey/.

34. American Psychological Association, "So Lonely I Could Die," 5 de agosto, 2017, https:// www.apa.org/news/press/releases/2017/08/lonely-die.

7: JUNTANDO TUDO

1. Miao-Chuan Chen, Shu-Hui Fang e Li Fang, "The Effects of Aromatherapy in Relieving Symptoms Related to Job Stress Among Nurses," *International Journal of Nursing Practice* 21, n° 1 (2015): 87–93.

2. Alessio Fasano, "Zonulin and Its Regulation of Intestinal Barrier Function: The Biological Door to Inflammation, Autoimmunity, and Cancer," *Physiological Reviews* 91, n° 1 (2011): 151–75.

3. Gitanjali M. Singh et al., "Estimated Global, Regional, and National Disease Burdens Related to Sugar-Sweetened Beverage Consumption in 2010," *Circulation* 132, n° 8 (2015): 639–66.

4. Anallely López-Yerena et al., "Effects of Organic and Conventional Growing Systems on the Phenolic Profile of Extra-Virgin Olive Oil," *Molecules* 24, n° 10 (2019): 1986.

5. Michele Drehmer et al., "Total and Full-Fat, but Not Low-Fat, Dairy Product Intakes Are Inversely Associated with Metabolic Syndrome in Adults," *Journal of Nutrition* 146, n° 1 (2015): 81–89.

6. Alpana P. Shukla et al., "Effect of Food Order on Ghrelin Suppression," *Diabetes Care* 41, n° 5 (2018): e76–77, doi:10.2337/dc17-2244.

7. Nathalie Pross, "Effects of Dehydration on Brain Functioning: A Life-span Perspective," *Annals of Nutrition and Metabolism* 70 Supl.1 (2017): 30–36.

8. Song Yi Park et al., "Association of Coffee Consumption with Total and Cause-Specific Mortality Among Nonwhite Populations," *Annals of Internal Medicine* 167, n° 4 (2017): 228–35.

9. Elizabeth A. Thomas et al., "Usual Breakfast Eating Habits Affect Response to Breakfast Skipping in Overweight Women," *Obesity* 23, n° 4 (2015): 750–59, doi:10.1002/oby.21049.

10. Elizabeth F. Sutton et al., "Early Time-Restricted Feeding Improves Insulin Sensitivity, Blood Pressure, and Oxidative Stress Even Without Weight Loss in Men with Prediabetes," *Cell Metabolism* 27, n° 6 (2018): 1212–21, doi:10.1016/j.cmet.2018.04.010.

11. Renata Fiche da Mata Gonçalves, et al., "Smartphone Use While Eating Increases Caloric Ingestion," *Physiology & Behavior* 204 (2019): 93–99.

FONTES

Junte-se à The Cortex, Uma Comunidade para Geniais no Facebook

http://maxl.ug/thecortex

Você precisa de clareza? Ou quer apenas se conectar? O primeiro lugar onde você deve ir é a comunidade "The Cortex". Eu criei essa comunidade privada no Facebook para aqueles que estão vivenciando suas próprias jornadas de saúde para compartilhar dicas, truques, receitas, pesquisas e muito mais. Muitos ali são experientes e estão vivendo a Vida Genial, enquanto outros estão apenas começando. Entre e apresente-se! [conteúdo em inglês]

Assista ao Meu Documentário, *Bread Head*

www.breadheadmovie.com

Minha história está documentada em meu filme, *Bread Head*, o primeiro e único documentário de longa-metragem exclusivamente sobre a prevenção da demência, porque as mudanças começam no cérebro décadas antes do primeiro sintoma de perda de memória. Acesse o site para apoiar o filme, assista ao trailer, inscreva-se para receber alertas de exibição e tornar-se um ativista *Bread Head*. [conteúdo em inglês]

Assine Minha Newsletter Oficial

www.maxlugavere.com

Você quer ter pesquisas selecionadas entregues diretamente na sua caixa de entrada? Minha newsletter é a forma pela qual eu compartilho regularmente artigos de pesquisa (com resumos fáceis de ler), entrevistas improvisadas e outros petiscos facilmente digeríveis projetados para melhorar sua vida. Não tem spam, e você pode cancelar a qualquer momento. [conteúdo em inglês]

Sugestões de Produtos
http://maxl.ug/TGLresources

Você quer saber quais são meus óculos bloqueadores de luz azul favoritos? E o curso de meditação online que eu recomendo? Novos filtros de ar ou de água que chegaram ao mercado? Ou talvez uma opção de sal melhor? (Nada disso me surpreenderia depois de ler este livro). Ao longo dos anos, fiquei amigo de muitos fabricantes de produtos e, como resultado, acabei experimentando muitos desses itens.

Lá você pode conferir minhas recomendações dos produtos a que faço alusão nesse livro (e ganhar descontos exclusivos). Qualquer coisa que eu recomende é algo que eu já examinei e uso pessoalmente. [conteúdo em inglês]

Recursos de Pesquisa

Uma das principais maneiras de garantir que você está recebendo informações de confiança é certificar-se de que os lugares nos quais você está procurando são confiáveis e atuam o mais próximo possível da prática científica. Estas são as únicas fontes que eu recomendo para buscar e selecionar pesquisas científicas:

ScienceDaily
www.sciencedaily.com

Esse site republica os comunicados de imprensa das universidades, que geralmente acompanham as publicações. Ele reúne pesquisas de várias disciplinas diferentes, e muitas vezes você pode encontrar coisas boas rolando a página para baixo até "Health News", ou clicando em "Health" na barra de menu na parte superior.

Nota: comunicados de imprensa de universidades não são necessariamente perfeitos, mas eles são um ótimo ponto de partida e geralmente fornecem links para as pesquisas discutidas. A leitura do comunicado de imprensa e do estudo publicado pode o ajudar a aprender a interpretar pesquisas. E os comunicados geralmente são as próprias fontes que os jornalistas usarão para escrever seus artigos. Então, em essência, esse site leva você direto à fonte! [conteúdo em inglês]

Medical Xpress
www.medicalxpress.com

Esse site faz o mesmo que o ScienceDaily, mas é exclusivamente voltado para medicina e saúde. [conteúdo em inglês]

EurekAlert!
www.eurekalert.org

Esse site é semelhante às duas fontes anteriores — ele publica comunicados de imprensa — mas é administrado pela Associação Americana para o Avanço da Ciência, que publica a revista *Science*. [conteúdo em inglês]

PubMed
www.ncbi.nlm.nih.gov/pubmed

Ao pesquisar, uso frequentemente o PubMed. Uma maneira de usar o Google para pesquisar no PubMed é adicionar "site: nih.gov" em sua pesquisa no Google. Por exemplo, "Alzheimer insulina site: nih.gov" pesquisará no site do NIH (o site raiz, que inclui o PubMed) todos os artigos que mencionam Alzheimer e insulina. [conteúdo em inglês]

Contate-me

Entre em contato comigo para palestras e treinamentos, ou apenas para dizer oi!

www.maxlugavere.com

info@maxlugavere.com

instagram.com/maxlugavere

facebook.com/maxlugavere

twitter.com/maxlugavere

[Conteúdo dos sites ou perfis em inglês]

ÍNDICE

A

ácido alfa-linolênico 47
ácido docosaexaenoico 26
ácido eicosapentaenoico 26
ácido esteárico 25
ácido linoleico 28
adaptação cruzada 91
adiponectina 97
aeróbica 116
AINE 153
  aspirina 152
  ibuprofeno 152
  naproxeno 152
alelo ApoE4 106, 119
Alimentos Geniais 220
  Bebidas 221
  Chocolate amargo 221
  Ervas, temperos e condimentos 221
  Frutas com baixo teor de açúcar 221
  Legumes 221
  Legumes de raiz sem amido 221
  Nozes e sementes 221
  Óleos e gorduras 221
  Proteínas 221
  Soja orgânica fermentada 221
alimentos processados 217
ansiedade 6
antiácidos 179
  hipocloridria 161
  SCBID 161
antibióticos 157
  C. difficile 157
  ciprofloxacino 157
  Lactobacillus rhamnosus 157
anticolinérgicos 154
  acetilcolina 154

anti-inflamatórios 11
ApoE4 105
arsênico 167
  sistema glicocorticoide 167
artrite reumatoide 85
aterosclerose 28
atividade física sem exercício 110
autismo 70
autofagia 24, 57, 70
autoimunidade 83

B

barreira hematoencefálica 10, 104, 124
bebidas açucaradas 218
bem-estar 110
beta-amiloide 115
betacaroteno 47, 48
biogênese mitocondrial 120
bioquímica do cérebro 125
Bryan College 44

C

caçadores-coletores 64
cádmio 170
cálcio 43
câncer de mama 63
caquexia 74
carga alostática 91
células adiposas 28
células cerebrais 7
cérebro 23
  memória vulnerável 23
cetonas 23
chumbo 171
colesterol alto 27
compostos plásticos 140

bisfenóis 140
ftalatos 140
comprometimento cognitivo leve 122
coquetel bioquímico 56
córtex pré-frontal subgenual 96
cortisol 65
Cortisol 138
crescimento neurotrófico 97
curcumina 67

D

deficiências nutricionais 51, 218
demência 7
dendritos 126
depressão 6
  pseudodemência 181
desreguladores endócrinos 139
diabetes tipo 1 72
dietilestilbestrol 141
dinorfina 103
disfunção metabólica 219
distração digital 10
doença arterial coronariana 102
Doença de Alzheimer 102
doença estigmatizante 85
doenças autoimunes 14, 83
doenças cardíacas 12
doenças metabólicas 114
dopamina 36
drogas anticolinérgicas 154
  Alprazolam 155
  Aripiprazol 155
  Cetirizin 155
  Cetirizina 155
  Ciclobenzaprina 155
  Difenidramina 155
  Dimenidrinato 155
  Doxilamina 155
  Loratadina 155
  Oxibutinina 155
  Paroxetina 155
  Quetiapina 155
  Ranitidina 155

E

epidemia de estresse 6
esclerose lateral amiotrófica 79
esclerose múltipla 72, 83
estado pós-prandial 113
estresse crônico 6, 65

estresse oxidativo 23, 105
estresse térmico 92
Estrogênio 138
exercício aeróbico 100, 116

F

fator neurotrófico derivado do cérebro
  125
ferro 43
fisetina 67
fitoquímicos 220
FOMO 189
fósforo 43
ftalatos 140

G

genes 5
genoma 120
Gerhard Johannes Mulder 36
glândula pituitária 53
glicina 41
glicogênio 116
gliconeogênese 39
gordura branca 95
gordura marrom 95
gorduras hidrogenadas 30
gorduras saturadas 25
gorduras trans 29
Grelina 138
gurus do fitness 18

H

hemocromatose hereditária 147
hidroxivitamina D 81
HIIT 120
hiperpalatabilidade 17
hipertensão 122
hiponatremia 33
hormônio do crescimento 132
hormônios 138

I

inflamação 28
insulina 21
  hiperinsulinemia 21
Insulina 138
ionoma 43
ISRS 124

Índice 275

J

jejum 67
jejum intermitente 75
John F. Kennedy 6
junk foods 218

K

karoshi 96

L

Leptina 138
lesão cerebral traumátic 119
limiar de lactato 119
linfócito regulador T 84
lipase lipoproteica 111
lipoproteínas 28, 36, 112
líquido cefalorraquidiano 40
locus coeruleus 93
lúpus 85
luteína 46

M

magnésio 29
magnetita 104
medicamentos antidepressivos 80
melanoma 89
melanopsina 53
melatonina 56
mercúrio 164
metabolismo 10
metabolismo anaeróbico 116
mídias sociais 13
millennial 2
monofosfato de adenosina 67
mTOR 70
mundo moderno 6

N

neurodegeneração 37
neurogênese 126
neuroplasticidade 23, 70
neurotoxicidade 13
neurotransmissor 23
  BDNF 23
  GABA 23
nitrito de sódio 219
norepinefrina 92, 102
núcleo supraquiasmático 53, 75

O

obesidade 57
ômega-3 105
óxido nítrico 82

P

parabenos 151
  metilparabeno 151
  propilparabeno 151
paracetamol 153
pesticidas 168
  glifosato 168
placas amiloides 104
plantas 174
  Dracena 174
  Falsa-seringueira 174
  Ficus alii 174
  Hera 174
  Lírio da paz 174
  Palmeira camedórea bambu 174
  Palmeira-de-jardim 174
  Palmeira-ráfis 174
  Samambaia-americana 174
  Tamareira anã 174
PM2,5 104
poluentes industriais 13
Pontuação de Carboidratos 224
Pontuação de Carboidratos Pessoal 211
problemas de saúde 5
processos enzimáticos 29
produtos químicos 6
proteína 36
proteína quinase 67
proteínas FOXO 69
proteínas tau 104
protetores solares químicos 162
  avobenzona 162
  octocrileno 163
  oxibenzona 162
psiquiatria 11

Q

quimioterapia 73

R

rapamicina 70
resveratrol 67
riboflavina 43
ritmo circadiano 53

S

saciedade 11
saúde metabólica 57
serotonina 36
síndrome do edifício doente 150
síndrome metabólica 113
síntese hepática 68
sistema cardiovascular 62
sistema endócrino 132, 139
sistema imunológico 28
sobrecarga alostática 91
sobrepeso 6
sono 182
  grelina 184
  leptin 184
  melatonina 186
  sistema glinfático 183
  Sleep Cycle 186
stent 4
sucos digestivos 61

T

TDAH 140
tecido adiposo 57, 65
telômeros 86

tempeh 40
termogênese induzida 39
termogênese sem tremores 95
Testosterona 138
Tireoide 138
transtorno afetivo sazonal 77
triptofano 124

V

válvula de Huxley 194
vitamina A 47
vitamina B 105
vitamina B2 43
vitamina C 43
vitamina D3 81
vitamina E 46, 106
vitamina K2 87
vitiligo 85
VO2 máximo 118

Z

zeaxantina 46

SOBRE O AUTOR

Max Lugavere é cineasta, jornalista de saúde e ciência e autor do livro best-seller do *New York Times Alimento para o Cérebro: Proteja seu Cérebro e Torne-se Mais Inteligente, Feliz e Produtivo*, que foi publicado em oito idiomas até o momento. É diretor do filme *Bread Head*, o primeiro documentário sobre prevenção da demência por meio de dieta e estilo de vida, e também é o apresentador do *podcast* de saúde nº 1 do iTunes *The Genius Life*.

Lugavere aparece regularmente nos programas *The Dr. Oz Show*, *The Rachael Ray Show* e *The Doctors*. Ele já colaborou com publicações e mídias como *Medscape*, *Vice*, *Fast Company*, CNN e *Daily Beast*; foi destaque no *NBC Nightly News*, no *Today Show* e no *Wall Street Journal*. Ele é um palestrante requisitado internacionalmente e já deu palestras no South by Southwest, na Academia de Ciências de Nova York, no Biohacker Summit de Estocolmo, na Suécia, e em muitos outros eventos.

EDITORA ALAÚDE

CONHEÇA OUTROS LIVROS

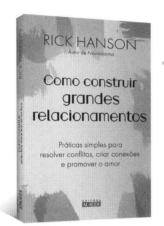

50 MANEIRAS DE MELHORAR SUA INTERAÇÃO COM OS OUTROS EM CASA E NO TRABALHO.

Relacionamento Saudável

Autoajuda

Fundamentado na ciência do cérebro e na psicologia clínica, mas permeado pela sabedoria ancestral das práticas contemplativas, *Como construir grandes relacionamentos*, oferece 50 habilidades fundamentais, entre as quais: como se convencer de que você realmente merece ser bem tratado, como se comunicar efetivamente, como permanecer centrado para que os conflitos não o abalem demais e como ver o bem nos outros (mesmo quando eles dificultam).

SE FOSSE FAZER APENAS UMA COISA PARA TRANSFORMAR SUA SAÚDE, O QUE SERIA?

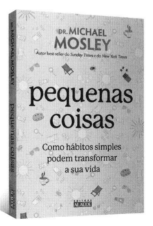

Transformação Pessoal

Vida Fitness

Todos queremos maneiras rápidas e fáceis de melhorar nossa saúde, mas quando se trata de dieta, condicionamento físico e bem-estar, pode ser difícil separar os fatos dos modismos. Dr. Mosley traz à luz pequenas coisas que você pode introduzir em sua rotina diária que terão um grande impacto em sua saúde mental e física.

Todas as imagens são meramente ilustrativas.

Este livro foi impresso nas oficinas gráficas da Editora Vozes Ltda.,
Rua Frei Luís, 100 – Petrópolis, RJ.